약력 유혜미

성형외과 전문의. BIO성형외과 대표원장.
보건복지부 인증 성형외과 전문의로서, 기능의학 기반 다이어트,
최소침습성형 리프팅, 성형 부작용 회복 치료를 전문으로 한다.

- 대한성형외과학회, 최소침습성형연구회(MIPS), 대한성형외과의사회 연수강좌, APS 국제성형외과 학술대회,대한성형외과학회보톡스필러 실연구회 등에서 강연
- 독일 프랑크푸르트 MERZ 연구소, 영국 옥스포드 Radiesse 프로그램 등 해외 학술무대 발표
- 『닥터쵸코 3050 다이어트』 전자책 저자
- MBN, JTBC, tvN, SBS 등 방송 다수 출연
- 대한성형외과학회 학술지 Archives of Plastic Surgery, Archives of Craniofacial Surgery 논문 발표
- 위클리피플 신지식인 포럼 공로패, 한국경제협업협회 공로장 수상

저속노화
다이어트의 정석

저속노화
다이어트의 정석

유혜미 지음

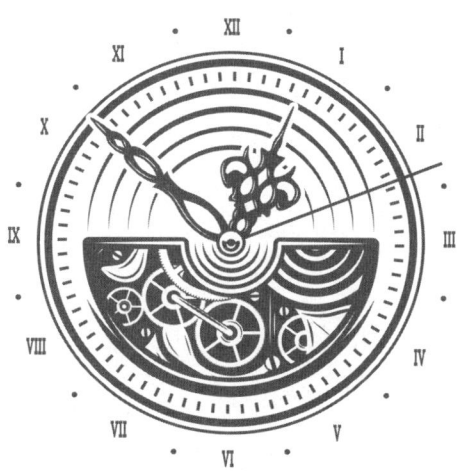

모티브

차례

프롤로그 - 거울 속 내가 낯설어질 때, 리셋은 시작된다 • 8

PART 1
노화의 시작점은 얼굴이 아닌 내장지방과 대사 저하이다

1장. 뱃살이 나보다 먼저 늙는다 • 14
2장. 안 먹는데 살이 찐다면, 대사가 멈춘 것이다 • 17
3장. 체중은 빠졌는데, 얼굴이 꺼졌다 • 46
4장. 늦게 자는 날은 유독 붓는다 • 55
5장. 물을 안 마시면 살찐다 • 72

PART 2

단기 유행 다이어트의 함정을 피하는, 프레스티지 감량법

6장. 탄수화물만 끊는 다이어트가 감기를 부른다 • 88

7장. 아침식사가 하루의 식욕을 결정한다 • 100

8장. 식사 순서가 세포 나이를 바꾼다
 — 먼저 먹는 음식이 노화를 멈춘다 • 107

9장. 간헐적 단식이 간헐적 폭식으로 이어지는 이유
 — 회복 없는 단식의 덫 • 115

10장. 위고비를 쓰더라도 얼굴은 지켜야 한다
 — 무너지지 않고 빠지는 의학 다이어트의 조건 • 123

PART 3

가속감량 + 저속노화

11장. 성격 급한 의사가 선택한 저속노화 가속감량 • 136

12장. 가속감량을 도와주는 첫번째 지방살인도구 CGM • 145

13장. 매일 전자레인지 돌릴 때, 내 몸도 함께 1+1으로 돌려라 • 165

14장. 걷기 운동은 못 걷는 노인이 해야 '운동'이다
 — 안 하던 행동이 진짜 운동이다 • 175

15장. 아무것도 안 먹었는데 혈당이 오르는 이유
 — 채식 위주 식단이 건강을 해치는 순간 • 183

16장. 내가 살찐 건 의지부족이 아니라 뇌가 고장났기 때문이다
 — 알콜중독, 도박중독 ,그리고 설탕중독 위고비로 치료하다 • 196

17장. 가슴은 남기고 뱃살만 빠지게 하려면
 — 무너지지 않고 감량하는 법 • 216

PART 4

나이 들어도 뇌도, 얼굴도, 스타일도 되돌릴 수 있다

18장. 노화는 유전이 아니다
    — 후성 유전학이 바꾸는 내 나이의 속도 • 230

19장. 가속 다이어트로 뇌가 노화되기 전에 젊어지는 법
    — 깨어나는 집중력과 뉴로 리듬 • 254

20장. 생각이 굳으면 얼굴도 굳는다 — 멈춰 있는 뇌가 가장 빨리 늙는다
    — 나이가 들수록 예체능을 잘해야 멋지다 • 265

21장. 외모는 멋부림이 아니라 수련이다
    — 꾸준한 관리가 만든 얼굴의 힘 • 274

22장. 120세를 살아도 지치지 않는 리듬 만들기
    — 프레스티지 인생 설계법 • 286

에필로그 - 삶은 하루하루 나를 조각하는 예술이다 • 319

프롤로그

거울 속 내가 낯설어질 때, 리셋은 시작된다

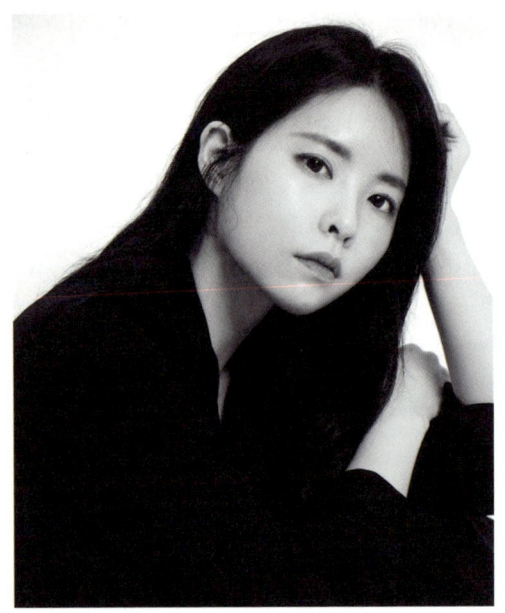

건강하게 오래 살고 싶다. 예뻐지고 싶다.

이 두 가지는 따로 존재하는 게 아니라, 사실은 하나의 마음이다. 나는 성형외과 의사이자, 건강과 체형을 다루는 라이프스타일 메이커다.

진료실에는 다양한 사람들이 찾아온다. 어떤 이는 얼굴에 노화가 찾아왔다며 리프팅을 원하고, 어떤 이는 아무리 운동해도 빠지지 않는 복부 지방 때문에 답답함을 토로한다. 겉모습이든, 체중이든 결국 그들의 바람은 이렇게 요약된다. '더 젊고 가볍고, 아름다운 상태로 돌아가고 싶다.' 그 마음을 나는 안다. 왜냐하면, 나 역시 그 마음으로 이 길을 걸어왔기 때문이다.

하루에도 수십 명의 얼굴과 몸을 만지며 내가 알게 된 진실은 이렇다. 진짜 문제는 '나이'가 아니라 '속도'이다. 나이가 들수록, 노화와 살이 붙는 속도가 점점 가속화된다. 하지만 반대로, 그 속도를 '저속'으로 되돌릴 수만 있다면 얼굴은 남기고 살만 빼는 것도 가능하다.

이 책에서 말하는 '저속노화 다이어트'는 단순한 다이어트가 아니다. 칼로리를 줄이고 운동을 많이 해서 체중계 숫자만 줄이는 방식은 오히려 위험하다. 나는 '저속노화 가속감량' 다이어트를 통해 "비만의 불편한 늪에서 빠르게 탈출해, 요요 없이 여유있게 남은 인생을 건강하고 예쁜 몸으로 즐기는 법"을 알려주고자 한다. 볼살이 꺼지고 인상이 피곤해지고 근육이 빠지는 다이어트는 잘못된 감량이다. 눈가가 퀭해지고 생리가 끊기는 감량은 건강을 해치는 전략이다.

이 다이어트는 다음 질문에서 출발한다. 왜 어떤 사람은 살을 빼도 얼굴은 그대로일까? 왜 어떤 다이어트는 살이 빠질수록 사람이 초라해질까? 살을 빼도 얼굴은 탱탱하게, 몸은 젊게 만드는 방법은 없을까? 저속노화는 하고 싶은데 살이 많이 찐 상태로는 계속 가속이 붙으려고 한다.

나는 이 질문에 대한 해답을 찾기 위해 수년간 환자를 치료했고, 국내외 다이어트 논문과 생리학, 항노화 연구, 실전 노하우를 모두 모아 '저속노화 가속감량 다이어트'라는 시스템을 정리했다.

저속노화는 단순히 생물학적 나이를 늦추는 개념이 아니다. 그것은 '덜 늙는 법'이 아니라 '덜 소모되는 삶의 전략'이다. 반대로, 가속감량은 우리가 감정적으로든 물리적으로든 너무 빨리 달려버린 상태 — 살이 찌고, 일에 치이고, 나이보다 더 늙어 보이는 그 과속의 순간에서 벗어나기 위한 집중의 기술이다. 나는 먼저 가속감량으로 나를 회복시키고, 그 후에 저속노화의 리듬을 타며 여유 있게 살아가고자 한다. 빠르게 회복한 몸과 느긋하게 설계된 삶. 이것이야말로 내가 발견한 '진짜 아름다운 시간표'이다.

이 책은 다음과 같은 사람을 위해 쓰여졌다.
- 살은 빼고 싶은데 얼굴이 할머니처럼 꺼질까봐 두려운 사람
- 식욕을 조절하지 못하고 매번 무너지는 사람
- 복부비만이나 내장지방이 늘어난 중년의 남녀
- 이미 여러 다이어트를 해봤지만 요요와 탈모로 지친 사람
- 의학적 근거와 실천법이 함께 담긴 체계적 다이어트를 원하는 사람
- 살 뺀 이후, 요요 없는 건강한 삶을 살고 싶은 사람

이 책의 구성은 다음과 같다.
1부는 노화의 시작점이 얼굴이 아닌 내장지방과 대사 저하임을 설명한다.

2부는 단기 유행 다이어트의 함정을 피하는, 프레스티지 감량법을 제안한다.

3부는 실제로 2달 10kg이상 감량을 해내는 가속 전략을 다룬다.

4부는 체중 뿐 아니라 얼굴과 인생을 젊게 되돌리는 리턴에이징 기술이다.

마지막 에필로그에서는 삶의 리듬을 지키며 예쁘고 오래 사는 법을 함께 정리한다.

나는 믿는다. 노화는 피할 수 없지만, 그 속도는 조절할 수 있다. 이 책이 당신의 속도를 늦추고, 삶의 방향을 다시 잡는 전환점이 되길 바란다.

PART 1

노화의 시작점은 얼굴이 아닌
내장지방과 대사 저하이다

1장
뱃살이 나보다 먼저 늙는다

사진 속 나는 멀쩡한데, 어느 순간부터 배가 먼저 튀어나오기 시작했다. 몸이 늙기 시작했다는 사실은 뱃살에서 가장 먼저 느껴진다. 얼굴 주름보다 먼저 찾아오는 건, 바로 복부의 두터움이다.

당신보다 먼저 늙는 건, 배다.

많은 사람이 노화는 얼굴에서부터 시작된다고 믿는다. 거울을 보며 주름, 눈꺼풀, 팔자주름에 민감하게 반응한다. 하지만 의학적으로, 진짜 노화는 복부와 내장지방에서 먼저 시작된다. 왜 그런 것일까?

내장지방은 단순히 저장창고가 아니다. 렙틴, 아디포넥틴, 염증 유발 물질 등을 분비하는 호르몬 장기다. 이 내장지방이 염증을 유발하면서 몸 전체 대사가 늙기 시작한다. 실제로 중년 여성의 내장지방 증가 속도는 폐경 이후 2배로 가속된다. 단순히 "살이 찐다"는 표현은 너무 가볍다. 정확히 말하자면, 지방이 늙는다고 해야 한다.

젊은 지방세포는 작고 민첩하며, 에너지 저장과 방출에 유연하다. 하지만 나이 들수록 지방세포는 커지고, 뻣뻣해지고, 염증 유전자가 활성화된다. 지방이 늙으면 대사도 늙고, 얼굴도 같이 무너진다.

다이어트 클리닉에서 자주 듣는 말이 있다.

"살이 빠지니까 얼굴이 초췌해졌다."

"팔자 주름이 깊어졌다."

하지만 진짜 이유는 너무 늦게 다이어트를 시작했기 때문이다. 이미 복부 내장지방이 고도화되고, 지방세포 노화가 진행된 상태에서 살을 뺄 경우, 얼굴까지 지지력을 잃고 꺼지게 된다. 복부비만 여성은 피부 속 콜라겐 농도가 더 빠르게 감소한다. 지방의 노화가 얼굴의 노화를 앞당기는 것이다.

내장지방은 염증성 사이토카인을 분비하여 기억력, 집중력, 기분조절에 영향을 준다. 복부비만과 우울감, 수면장애는 강한 상관관계를 가진다. 지방이 늘어날수록 행동의 리듬과 의욕도 떨어진다. 배가 나오는 건 단순한 외형의 문제가 아니다. 삶의 텐션과 방향을 결정하는 '속도 조절기'가 망가진 것이다.

42세 여성 CEO는 바쁜 일정 속에서 스트레스를 먹는 걸로 푸는 습관을 들였다. 늘어난 건 몸무게가 아니라 복부였고, 자존감과 에너지가 바닥을 쳤다. 정밀 체성분 분석 결과, 내장지방 레벨이 12단계 중 10단계에 해당했다. 그녀는 대사 회복을 목표로 수면, 식사 순서, 단백질 루틴, 수분 섭취를 재정비했고, 3개월 만에 체중 -6.4kg, 복부둘레 -8cm, 내장지방 레벨 5단계로 떨어졌다. 무엇보다 달라진 건 얼굴이었다. 볼살은 그대로인데, 배는 줄고 눈이 반짝였다.

　뱃살은 단순한 체형의 문제가 아니다. 그건 몸속 장기의 노화, 생체리듬의 무너짐, 감정의 균형이 흔들리는 전체 시스템의 경고음이다. 노화는 배에서부터 시작된다. 그리고 젊음도, 배에서 다시 시작할 수 있다.

뱃살 노화 체크리스트

☐ 얼굴은 그대로인데, 배만 나온다
☐ 똑같이 먹는데 점점 배가 불어난다
☐ 복부가 단단하고 눌러도 들어가지 않는다
☐ 잦은 스트레스성 폭식 후 배가 심하게 붓는다
☐ 기분 저하, 무기력, 수면장애가 동반된다

3개 이상 해당된다면 지금 당장 내장지방 리셋이 필요한 상태다.

··· 마무리 한 마디 ···

뱃살은 단순한 체형의 문제가 아니다. 그건 당신 몸속 장기의 노화, 생체리듬의 무너짐, 그리고 감정의 균형이 흔들리는 전체 시스템의 경고음이다. 노화는 배에서부터 시작된다. 그리고 젊음도, 배에서 다시 시작할 수 있다.

2장

안 먹는데 살이 찐다면, 대사가 멈춘 것이다

"점심도 굶고, 저녁은 샐러드만 먹었는데 체중이 늘었다."

"하루 800칼로리도 안 먹는데 왜 살이 찌는 걸까?"

이런 말은 진료실에서 매일같이 듣는 이야기이다. 당신만이 이상하다고 생각하며 하고 있는 말이 아니다.

적게 먹고 있는데도 살이 찐다면, 그것은 먹은 음식 때문이 아니다. 대사가 멈춘 상태에서 몸이 생존 모드로 들어섰기 때문이다.

우리 몸의 기본 연료 시스템인 기초대사량은 체온을 유지하고, 심장을 뛰게 하고, 세포를 회복시키는 데 사용된다. 하지만 스트레스, 수면 부족, 단백질 부족, 무리한 소식(小食) 등이 반복되면 기초대사량은 점차 줄어든다.

기초대사량이 줄어든 상태에서 적게 먹으면, 몸은 위기를 감지하고 생존을 위해 지방을 더 저장하려 한다. 이 말을 잘 기억해야 한다. 마치 혹한기를 앞둔 동물이 에너지를 축적하듯이 말이다. 이때 살이 찌는 것은 폭식 때문이 아니라, 몸이 살아남기 위해 전략적으로 지방을 저장하는 것이다.

특히 여성은 남성보다 더 민감하게 이 시스템의 영향을 받는다. 스트레스가 많거나 생리 주기가 흔들리는 경우, 코르티솔과 인슐린의 균형이 깨지면서 지방은 복부에 더 잘 축적된다. 탄수화물을 먹지 않아도, 단백질이 부족하고 수면이 불안정하면 대사는 멈추며, 몸은 점점 차갑고 피곤해진다.

표: 대사 저하 상태의 특징

항목	변화
기초대사량	1,400 → 1,000kcal 이하
체온	36.5도 → 35.8도 이하
생리	불규칙 또는 무생리
수면	얕고 자주 깨는 수면
감정	무기력, 식욕 폭주, 불안감

이럴 땐 더 굶을 것이 아니라, 내 몸의 기초를 다시 세워야 한다. 단백질을 충분히 먹고, 수면 시간을 확보하고, 하루 30분 이상 걷는 루틴을 만들어야 한다. 특히 아침 단백질은 낮의 식욕 조절에 결정적인 영향을 미친다.

실제 사례를 보자. 38세 여성은 겉보기엔 마른 체형이었다. 키 160cm

에 51kg. 하지만 체성분 분석 결과, 내장지방이 많고 근육량이 낮았다. 하루 800kcal도 안 되는 식사와 간헐적 단식을 반복한 결과였다. 적게 먹는 다이어터들의 몸을 보면 비슷하다. 깡마른 몸에 팔다리가 가늘다.

이제 솔루션을 주었고 실천하기 시작했다.

그녀는 단백질 섭취를 체중×1.5g으로 늘리고, 잠을 7시간 이상 자는 루틴을 만들었다. 2개월 후, 체중은 유지했지만 기초대사량은 올라갔고, 얼굴빛이 달라졌다. 무엇보다 "굶지 않고도 내 몸이 돌아오는 느낌"이라는 말을 남겼다.

몸은 복잡한 기계가 아니다. 회복력이 있는 생명체이다. 필요한 영양을 충분히 공급하면 스스로 복구하는 능력을 지녔다.

2025년의 트렌드는 이제 '극단'이 아닌 '회복'이다. 저탄고지도, 1일 1식도 더 이상 대중적이지 않다. 대신 루틴과 밸런스, 그리고 회복력이 있는 삶이 건강과 미용의 키워드로 떠오르고 있다.

대사가 멈춘 몸은 다시 살아날 수 있다. 속도가 아니라 방향이 중요한 때이다.

존 가드너(john Gardner)는 말했다. "병들어 있는 조직은 대부분 자신의 결함을 보지 못한다. 그들은 문제를 해결 못해서가 아니라, 문제 자체를 파악하지 못하기 때문에 고통을 겪고 있다."

이 말은 내가 살아오면서 너무나 뼈져리게 느낀 교훈이다. 공부를 못하면 공부량만 늘리려고 했다. 살이 찌면 적게만 먹고 많이 운동하려고만 했다. 잘못된 패러다임을 가진 채 수학적으로만 생각했다. 중세시대에는 환자들의 피 속에 악한 것이 들어 있으면 피를 빼야 건강해진다고 생각해서 사혈(bloodketting)을 했다. 얼마나 일차원적인 생각인가.

사혈을 얼마나 안 아프고 빠르게 잘 하느냐만 열심히 파고 든다면 완전히 방향을 못잡고 속도만 내고 있는 셈이다.

다이어트도 마찬가지이다. 많이 먹어서 살찐 것이니 적게 먹어야 한다는 생각으로 열심히 파고 들어가니, 완전히 방향을 잃고 매일 적게 먹으면서 피마른 사람처럼 골아가는 것이다.

대사 복구를 위한 4가지 키워드

1. 단백질 - 회복의 재료를 먼저 넣어라

내가 4년 전, 살면서 처음 제대로 된 다이어트를 성공했을 때 내 식단은 단백질을 신경써서 챙겨 먹는 것이었다. 한번도 단백질에 대한 생각을 하며 먹은 적이 없었다. 헬스장에서 남자들이 먹는 보충제는 보기만 해도 별로였다. '왜 저런 걸 먹지?'라는 생각이 들 정도로 맛도 없고 이상해 보였다. 하지만 용기를 갖고 먹기 시작했다. 그 때 필라테스 선생님이 단백질 드링크를 추천해주셔서 그대로 주문해서 먹었다. 그 제품 이름은 머슬팜의 combat 이었다. 초코맛을 해외직구로 구매해서 1년간 먹었다. 먹다 질린 이후에 다양한 단백질 음료와 보충제를 매일 먹는 것이 요요없이 지내는 내 비밀 중 하나이다.

아무리 좋은 설계도를 가져도 재료가 없으면 집을 지을 수 없다. 몸도 마찬가지다. 회복하려면 먼저 재료가 있어야 한다. 그 재료가 바로 단백질이다.

단백질은 우리가 먹는 음식 속에서 아미노산이라는 형태로 흡수되어 근육, 피부, 호르몬, 효소, 심지어 면역세포까지 만들어낸다. 특히 수면 중 분비되는 성장호르몬은 단백질이 있어야만 '재생 명령'을 실행할 수 있다.

단백질이 부족하면 회복도 없다. 피부가 푸석해지고, 머리카락이 쉽게 빠지고, 생리 주기가 흐트러지고, 살을 빼려 해도 근육부터 빠지고, 대사는 점점 느려진다.

다이어트를 하면서 머리가 한 움큼씩 빠진다면 내가 적게만 먹지 않았는지 뒤돌아 생각해 봐야 한다. 단백질과 영양제를 바로 챙겨먹어야 한다.

"살을 빼기 전에, 먼저 단백질을 챙겨라." 이 말은 이제 미용이 아니라 생존에 가까운 조언이다.

하루에 필요한 단백질은 체중(kg) x 1~1.5g, 그리고 가장 중요한 타이밍은 아침이다. 아침 단백질이 하루의 식욕, 인슐린 반응, 근육 유지, 지방 소모까지 좌우한다.

많은 사람들이 다이어트를 시작하면 가장 먼저 줄이는 것이 '식사량'이다. 특히 아침은 거르기 쉽다. 그런데, 미국 임상영양학회지에 실린 한 연구는 이런 습관이 오히려 근육을 빼앗아간다고 말한다.

연구 요약 박스 1

논문 제목: The Role of Protein in Weight Loss and Maintenance
출처: American Journal of Clinical Nutrition, 2015
연구: 단백질 섭취가 체중 감량과 유지에 미치는 영향을 다수의 무작위 대조 연구를 통해 분석함.

> **결과**: 총 섭취 열량 중 단백질 비율을 25~30%로 높이면, 식욕 억제 호르몬은 증가하고, 식욕 촉진 호르몬은 감소하며, 요요 없이 체중 유지 가능성이 높아짐.

이 연구는 체중 감량 중인 211명의 성인을 대상으로 진행되었는데, 그중 일부는 단백질이 풍부한 아침 식사를, 나머지는 평소대로 식사했다. 실험은 12주 동안 이어졌고, 모든 참가자들은 체중 감량을 위해 동일한 칼로리 제한과 운동을 병행했다.

결과는 흥미로웠다. 아침에 단백질을 충분히 먹은 그룹은 체중은 줄면서도 근육은 거의 잃지 않았다. 반면 아침을 가볍게 먹거나 건너뛴 그룹은 체중은 줄었지만 근육도 함께 줄어들었다. 즉, 몸은 마르긴 했지만 힘을 잃은 것이다. 다이어트를 시키다보면 살을 잘 빠지는데 기운도 빠지고 힘이 없는 경우들이 생긴다. 인바디를 해보면 근육이 빠졌지만, 지방은 오히려 올랐다. 이럴 때에는 단백질을 한끼에 몰아먹기 보다는 아침,점심, 저녁에 고르게 나눠먹을수록 근육 보존에 아주 유리해진다. 전략적으로 먹어야 한다는 말이다.

왜 이런 차이가 생겼을까? 아침부터 단백질을 공급해주면, 몸은 근육을 지키려고 한다. 하루의 첫 식사는 몸에게 '오늘도 움직일 준비가 되어 있다'는 신호이기 때문이다. 반대로 아침을 굶으면 몸은 저장된 근육조차 분해해 에너지로 쓰게 된다.

단백질이 풍부한 아침은 포만감을 오래 유지시켜, 점심이나 저녁에 폭식하지 않도록 돕는다. 쉽게 말해, 아침에 고단백 식사를 챙긴 사람들은 하루 종일 식욕도 더 잘 조절할 수 있었던 것이다.

요약하자면 이렇다. "살을 빼면서 근육을 지키고 싶다면, 아침 단백질이 당신의 가장 든든한 아군이다." 그리고 그 시작은 거창할 필요가 없다. 계란, 닭가슴살 몇 조각, 콩 한 컵 — 그 한 숟가락이 오늘 당신의 몸을 다시 설계하기 시작하는 순간이 된다.

나는 초등학생 딸의 식사를 준비해주고 출근하느라 아침이 매우 분주하다. 대신 나의 식사는 단백질 드링크 한잔과 방탄커피이다. 단백질 드링크를 여러 맛을 골고루 맛보면서 아침을 단순히 먹는다. 그러면 오전에 배고프지도 않고 입맛이 당기지도 않는다.

아침을 굶을 때 근육은 조금씩 분해 되고, 하루종일 식욕이 오르게 된다. 아침을 망치면 하루를 망친다.

2. 수면 - 자정 전에 자고, 최소 6~7시간 깊은 잠을 자라.

아침에 눈을 떴을 때 이유 없이 피곤한 날이 있다. 아무 일도 없었는데, 그냥 아무 의욕이 없고 말수가 줄고, 눈 밑은 푸석해져 있다. 피부가 아니라 '사람' 자체가 건조해진 느낌. 그럴 땐 나는 거울을 보며 이렇게 중얼거린다. "어젯밤에, 내가 나를 회복시키는 데 실패했구나."

잠은 단순히 '쉬는 시간'이 아니다. 내가 나에게 주는 가장 강력한 선물이다. 잘 자는 사람은 그 자체로 빛이 난다. 어떤 시술도, 어떤 화장품도 대체할 수 없는 내면의 생기를 지닌다. 반대로, 아무리 관리해도 수면이 엉켜 있으면 얼굴은 흐려진다.

나는 진료실에서 매일 얼굴을 본다. 단순히 '예쁜가'보다는, 그 얼굴이 "버티고 있는 얼굴인가, 회복되고 있는 얼굴인가"를 본다. 그리고 나는 점점 더 확신하게 된다. "자외선보다 더 무서운 건, 잠 못 자는 삶이다."

지인의 남편은 밤마다 야간 근무를 한다. 나는 걱정스레 물었다. "그렇게 밤을 새우면, 얼굴도 늙고, 몸도 자주 아플 텐데…" 그러자 그녀는 웃으며 대답했다. "괜찮아요. 햇빛은 안 보니까, 피부는 오히려 좋아요."

그 말이 머릿속을 맴돌았다. 맞다, 자외선은 피부를 늙게 만든다. 하지만 수면 부족은 피부만이 아니라, 뇌와 장기와 마음까지 무너지게 만든다.

과학적으로도 수면은 단순한 '에너지 충전'이 아니다. 깊은 잠에 들면 글림프 시스템(Glymphatic system)이라는 뇌 청소 시스템이 작동하여 낮 동안 쌓인 노폐물을 씻어낸다. 밤에 잠들지 않으면, 뇌는 청소되지 않고 부유물로 가득 찬다. 그 결과, 다음 날 우리는 무기력해지고, 작은 일에도 화가 나고, 실수가 많아지고, 사람을 피하게 된다. 뇌가 감정 정리를 못한 날의 아침은, 늘 피곤하고 뾰족하다.

나는 종종 환자들에게 이렇게 말한다. "잠을 잘 자야 얼굴이 젊어집니다." 그러면 그들은 반신반의하며 웃는다. "그럼 그냥 자면 예뻐져요?" 나는 대답한다. "네, 그게 진짜입니다."

실제로 수면 시간이 5시간 이하인 환자들 중에는 아무리 운동하고 식단을 잘 지켜도 살이 빠지지 않거나, 얼굴이 자꾸 붓고, 기분이 가라앉는 경우가 많다. 하지만 단 일주일만이라도 밤 11시 전에 잠들고, 7시간 이상 깊은 잠을 자게 되면 그들의 말이 달라진다. "신기하게 별 거 안 했는데, 얼굴 붓기도 빠지고, 기분도 확 좋아졌어요."

노화란 사실 '햇빛의 흔적'이 아니라 '깊지 못한 수면의 흔적'일 수 있다. 밤마다 회복되지 않은 뇌, 재생되지 못한 근육, 제대로 청소되지 못한 장기는 천천히 몸 전체의 '생기'를 떨어뜨린다.

그리고 우리는 모르게 이렇게 말하게 된다.

"요즘 왜 이렇게 기운이 없지…?"

나는 잠을 단순한 수면이라고 생각하지 않는다. 잠은 내가 나를 복구시키는 창조적인 행위이다. 피부만이 아니라, 자존감도, 통찰력도, 면역력도 잠을 통해 복원된다. 잠자는 능력이 회복력의 수준을 결정한다.

잠을 못 자는 사람은 쉽게 늙지 않는다. 그들은 이미 조금씩 자신을 잃어가고 있다. 기억력, 감정 조절력, 집중력, 인내심…그리고 나중엔, 그 모든 걸 "내 나이쯤 되면 원래 그래"라고 착각한다.

수면은 나이 드는 속도를 조절할 수 있는 유일한 시간이다.

크림을 바르기 전에, 고가의 화장품을 사기 전에, 나는 오늘도 스스로에게 묻는다. "나는 오늘 나에게 7시간의 선물을 줄 수 있을까?"

그 선물은 화장이 아니라 회복이고, 시술이 아니라 '리듬'이며, 노화를 늦추는 가장 단순하고 강력한 약이다.

그리고 이렇게 마무리한다. "내 얼굴은, 내가 잘 때 만들어진다."

우리는 늘 '운동을 해야 살이 빠진다'고 배운다. 땀을 흘려야, 몸을 움직여야, 칼로리가 소모된다고 믿는다. 하지만 정작 가장 조용한 시간, 당신이 눈을 감고 깊이 자고 있는 그 순간 — 그때야말로 진짜 변화가 시작된다.

잠자는 동안, 뇌에서는 성장호르몬이 분비된다. 이 호르몬은 아이들을 키우는 데만 쓰이지 않는다. 성인에게는 회복과 재생, 지방분해를 맡는다. 자는 동안 피부는 촉촉해지고, 세포는 조용히 복구되고, 근육은 강화된다. 그리고 믿기 어려울지도 모르지만, 지방도 타기 시작한다.

아침에 일어나 체중계를 올라가 본 적이 있을 것이다. 전날 밤, 아무것도 먹지 않고 잘 자고 일어난 아침은 유독 몸이 가볍다. 체중도 줄어 있다. 어떤 날은 무려 0.8kg까지 빠져 있기도 하다. 그건 단순히 '배가 고파서'가 아니다. 실제로 지방이 분해되고, 수분이 배출되고, 뇌에서 포도당이 사용되고 있기 때문이다.

우리 몸은 자는 동안에도 쉬지 않는다. 뇌는 꿈을 꾸고, 기억을 정리하며, 정리되지 않은 감정을 분류한다. 이때 뇌는 당을 사용한다. 혈당이 떨어지면, 간에서는 **글리코겐(당저장소)**를 끌어다 써서 뇌를 유지한다. 동시에 수면 중 우리는 호흡, 피부 증발, 땀 등을 통해 하루 평균 0.5~1kg의 수분을 자연스럽게 배출한다.

그러니 아침 체중이 가장 낮은 건, 우연이 아니다. 몸은 자는 동안 조용히 정리되고 있다. 말하자면, 매일 밤 당신의 몸은 '정리정돈 모드'에 들어가는 것이다.

그런데 만약 잠들기 직전에 라면을 먹었다면? 혹은 밤 11시 넘어서 과일을 먹고, 물을 잔뜩 마셨다면? 아침에 거울 앞에 선 당신은 금세 알아차릴 것이다. 눈이 붓고, 턱이 무거워 보이며, 몸도 부어 있다. 몸은 회복보다 '처리'를 하느라 바빴고, 정작 중요한 재생과 정돈은 놓쳐버렸다.

나는 환자들에게 이렇게 말한다. "다이어트는 운동과 식단보다, 수면이 먼저입니다."

밤늦게까지 핸드폰을 붙들고 있거나, 일에 치여 새벽에야 잠드는 삶. 그건 단순히 '피곤한' 하루가 아니라, 회복 없는 하루다. 당신의 몸은 지금, 재생할 기회를 잃고 있다.

그리고 중요한 사실 하나. 노화는 햇빛보다 불면에서 더 빠르게 시작된다.

빛은 피부를 늙게 만들지만, 잠 부족은 세포 전체를 낡게 만든다. 잠들기 전에 라이트를 끄는 것이 아니라, 당신 안의 회복 스위치를 켜는 것. 그것이 바로 수면의 진짜 역할이다.

잠은 그냥 쉬는 시간이 아니다. 사실 우리는 잠든 동안 정말 많은 일을 한다.

밤이 되면 우리 몸은 간에서 IGF-1이라는 작은 열쇠를 만들어낸다. 이 열쇠는 몸 안의 모든 세포를 두드려 깨우고, 우리 몸 구석구석에 있는 작은 에너지 공장들을 돌아가게 한다. 이 공장은 우리가 먹은 음식을, 특히 지방을 에너지로 바꾸는 일을 한다.

잠든 사이 몸은 더 이상 당을 주 에너지원으로 쓰지 않는다. 대신 지방을 꺼내 쓰기 시작한다. 마치 냉장고에 있던 오래된 재료를 꺼내서 새로운 음식을 만드는 것처럼 말이다. 낡고 오래된 지방을 꺼내서 활기찬 에너지로 바꾸는 것이다.

뿐만 아니라 IGF-1은 면역 세포를 깨워 우리 몸을 튼튼하게 지켜주고, 하루 동안 지친 피부나 상처 난 세포를 조용히 회복시킨다.

생각해보자. 우리가 깊이 잠든 그 시간에, 몸은 조용히 지방을 꺼내 에너지로 바꾸고, 피부를 회복시키고, 면역을 높이고 있었다.

그래서 잠을 못 잔 다음 날이면 몸이 유독 무거운 거다. 그날 밤, 몸은 할 일을 못 했기 때문이다.

이제는 알것이다. 잠은 '그냥 휴식'이 아니라 '몸이 자신을 정리하고 회복하는 시간'이라는 걸.

우리 몸은 밤마다 기적처럼 스스로를 회복시키고 있다. 우리가 할 일은 아주 간단하다. 그저 방해하지 말고, 잘 자기만 하면 된다.

잠을 줄이면 더 많은 일을 할 수 있다고 생각하지만, 사실 우리가 줄이는 건 '젊음의 시간'이다.

잠을 안 자는 시간이 길어질수록, 우리 몸은 천천히 늙어간다. 보이지 않는 세포들이 조금씩 상처받고, 에너지 공장은 점점 문을 닫고, 피부의 탄력도 조금씩 잃어간다.

반대로 생각해보자. 충분한 잠을 잔다는 건 몸 안에 있는 젊음의 스위치를 매일 밤 눌러주는 셈이다. 대사 공장이 돌아가고, 세포는 회복되고, 피부는 다시 생기를 얻는다.

결국, 잠을 잘 자는 게 바로 '저속노화 다이어트'의 진짜 시작이다. 깊고 좋은 잠은 나이가 천천히 들어가는 가장 확실한 비결이다.

다이어트를 할 때 음식과 운동만 챙기고, 정작 '잠'은 제일 나중으로 생각하는 사람이 많다. 하지만 몸은 먹는 만큼 자는 것도 중요하게 생각한다. 특히 깊은 잠, 즉 깊은 회복이 일어나는 수면 단계에서 몸은 조용히 지방을 태우고, 손상된 근육을 회복하며, 성장호르몬을 분비한다.

연구 요약 박스 2

논문명: Age-related changes in slow wave sleep and REM sleep and relationship with growth hormone and cortisol levels in healthy men
출처: Journal of the American Medical Association (JAMA), 2000
연구 인원 및 국가: 미국 시카고대학, 16명 건강한 남성 (16-25세 8명, 36-50세 8명)
핵심 수치: 깊은 수면(SWS)은 약 80% 감소했고, 성장호르몬(GH) 분비량도 최대 75%까지 감소함

미국 시카고대학교의 연구팀은 이 성장호르몬과 수면의 관계를 보

기 위해 건강한 남성 16명을 대상으로 실험을 했다. 젊은 그룹(16~25세)과 중년 그룹(36~50세)으로 나눠서 수면 중 뇌파와 혈액 속 호르몬 수치를 측정했다. 그러자 놀라운 결과가 나왔다.

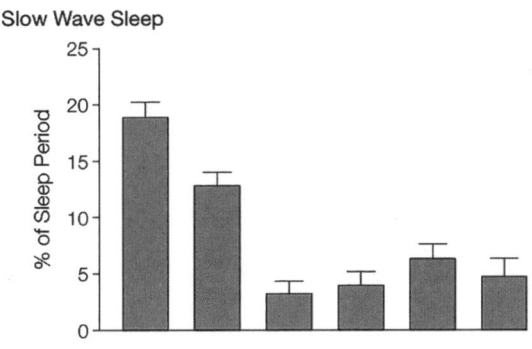

나이가 든 그룹은 깊은 수면(SWS)의 양이 무려 80% 줄었고, 이와 동시에 성장호르몬 분비량도 최대 75%까지 감소한 것이다.

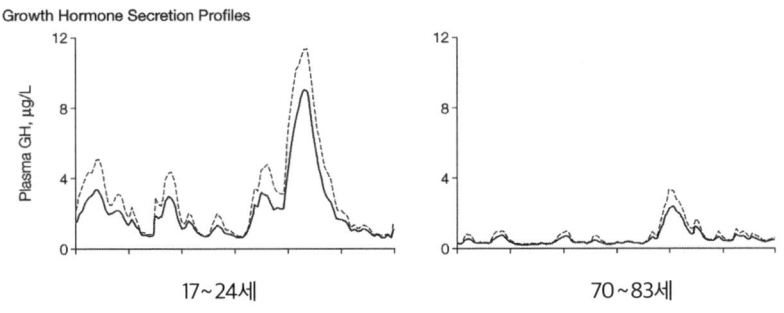

단순히 늦게 자서 그런 게 아니었다. 같은 시간 동안 자도, 나이가 들면 잠의 '깊이'가 얕아지면서 지방을 태우는 시스템 자체가 느려지는 것

이었다.

깊은 수면은 마치 몸속에 있는 지방을 태우는 야간 공장이다. 이 공장이 밤마다 조용히 돌아가야 지방이 연소되고, 피부도 회복되며, 면역 기능도 유지된다. 하지만 이 공장이 멈추면, 아무리 식단을 잘해도 살이 안 빠지고 몸이 부어 있다. 밤새 일하지 못한 공장이 낮에도 피곤함을 남긴다. 그래서 아무리 열심히 운동을 해도, 수면이 부족하면 다음 날 근육통만 심해지고 붓기만 남는다.

게다가 수면 부족은 식욕까지 건드린다. 잠이 부족하면 배고픔을 유발하는 호르몬(그렐린)은 늘고, 포만감을 느끼게 해주는 호르몬(렙틴)은 줄어든다. 그래서 밤을 새우거나 푹 못 자면 단 것이 당기고 자제력이 떨어지는 것이다. 이런 현상이 반복되면 지방은 늘고, 근육은 줄고, 식단 조절은 갈수록 어려워진다.

나 역시 수면과 부기의 관계를 환자들과 상담할 때 자주 이야기한다. 잠을 잘 자면 인바디에서 수분, 내장지방, 체지방 수치까지 달라지는데, 그걸 모르고 식단만 고치려 하면 '왜 나는 안 빠지지?'라는 좌절만 남는다. 수면은 몸이 아무것도 하지 않는 시간이 아니라, 몸이 가장 적극적으로 회복하고 재설계하는 시간이다.

요약하자면 이렇다. "잠이 줄면, 지방은 더 쌓이고, 호르몬은 흐트러지며, 회복력은 떨어진다." 그리고 그 변화는 아주 작은 습관에서 시작된다. 자기 전 카페인을 끊고, 휴대폰을 멀리하고, 11시 전에 눕는 것. 그 작은 루틴이 몸속 지방 공장을 다시 돌리는 스위치가 된다.

어려운 용어 쉽게 풀기

- **SWS (Slow Wave Sleep):** '느린 파동 수면'이라 불리는 깊은 수면 단계로, 이때 성장호르몬이 가장 많이 분비되고 몸이 진짜로 회복되는 시간이다.
- **성장호르몬 (GH, Growth Hormone):** 아이들만 필요한 호르몬이 아니다. 성인에게는 지방을 분해하고, 근육을 지키고, 피부와 장기 회복까지 돕는 회복 호르몬이다.
- **코르티솔 (Cortisol):** 스트레스를 받을 때 올라가는 호르몬. 수치가 높아지면 체지방 증가와 면역력 저하, 수면 장애를 유발할 수 있다.
- **그렐린 / 렙틴:** 그렐린은 배고픔을 느끼게 하는 호르몬, 렙틴은 배부름을 느끼게 하는 호르몬이다. 외우면 좀더 수월한데 냉장고를 털어서 먹는 식욕많은 욕심쟁이 그렘린을 상상하면 이해가 쉽다. 수면 부족은 이 둘의 균형을 무너뜨려 폭식하게 만든다.

연구 요약 박스 3

논문명: Effects of acute sleep loss on leptin, ghrelin, and adiponectin in adults with healthy weight and obesity: A laboratory study
출처: Obesity (Silver Spring), 2023
DOI: 10.1002/oby.23616
연구 설계 및 대상:
- 미국 일리노이대학, UCLA 등 연구팀이 주관한 다기관 연구
- 평균 연령 24.9세의 건강한 성인 남녀 44명 (남성 24명, 여성 20명) 대상
- 참가자들은 동일한 식단을 섭취하며, ①하룻밤 충분히 수면을 취한 그룹 vs. ②하룻밤 수면을 제한한 그룹(총 수면 시간 약 4시간)으로 나누어 비교

측정 호르몬 및 주요 결과:
- 렙틴 (Leptin) - 포만감을 느끼게 하는 호르몬
    → 수면 부족 시, 혈중 렙틴 농도 평균 18.6 ng/mL
    → 17.3 ng/mL로 7% 감소

→ 뇌에 배가 부르지 않다는 신호를 더 자주 보내게 됨
- 그렐린 (Ghrelin) - 배고픔을 유도하는 호르몬
  → 수면 부족 시, 혈중 그렐린 농도 평균 741.4 pg/mL
  → 839.4 pg/mL로 13% 증가
  → 배고픔을 더 자주 느끼고, 고탄수화물 음식을 선호하게 됨

핵심 메시지:
단 하루의 수면 부족만으로도 뇌의 '식욕 조절 호르몬' 균형이 무너진다.
포만감 신호는 줄어들고, 배고픔 신호는 강화되어 지속적인 과식과 체중 증가의 위험을 높이는 대사 혼란 상태에 빠진다.
이는 단기 수면 부족이라도 반복될 경우, 비만으로 이어지는 호르몬적 악순환의 시작이 될 수 있다.

우리가 충분히 잠들지 못하면 몸은 단순히 피곤함을 느끼는 것을 넘어, 마치 비상사태에 돌입한 듯 에너지 대사와 식욕 조절 시스템에 큰 변화를 겪는다. 스웨덴 웁살라 대학교 등 여러 기관의 연구진이 진행하여 권위 있는 학술지 'Obesity'에 실린 이 연구는 **건강 체중 및 비만 성인 44명(평균 연령 24.9세, 여성 20명 포함)**을 대상으로 하룻밤 완전 수면 박탈이 식욕 조절 호르몬에 미치는 영향을 성별과 체중 그룹별로 심층 분석했다. 마치 두 그룹의 참가자들이 하룻밤은 밤새고, 다음 밤은 평소처럼 자며 몸속 변화를 관찰하듯 정밀한 실험실 연구를 진행했다.

그 결과, 잠이 부족해지면 우리의 몸에서는 '식욕 브레이크'와 '식욕 가속 페달'의 균형이 깨진다는 사실이 발견됐다.

- **(A 그래프)렙틴 (좋은 포만감 호르몬):** 잠을 충분히 잤을 때 평균 18.6ng/mL였던 렙틴 수치가, 밤을 새고 나니(검정바) 평균 17.3ng/mL로 약 7% 정도 뚝 떨어졌다. 이는 마치 배부르다는 신호를 보내는 스위치가 약해지는 것과 같다.

- **(B 그래프)그렐린 (나쁜 배고파 호르몬):** 반대로 잠을 잤을 때는 평균 741.4pg/mL 였던 그렐린 수치가, 잠을 못 자니(검정바) 평균 839.4pg/mL로 약 13%나 확 늘어났다. 이는 '배고프다'는 신호를 더 강하게 외치는 것과 같다.

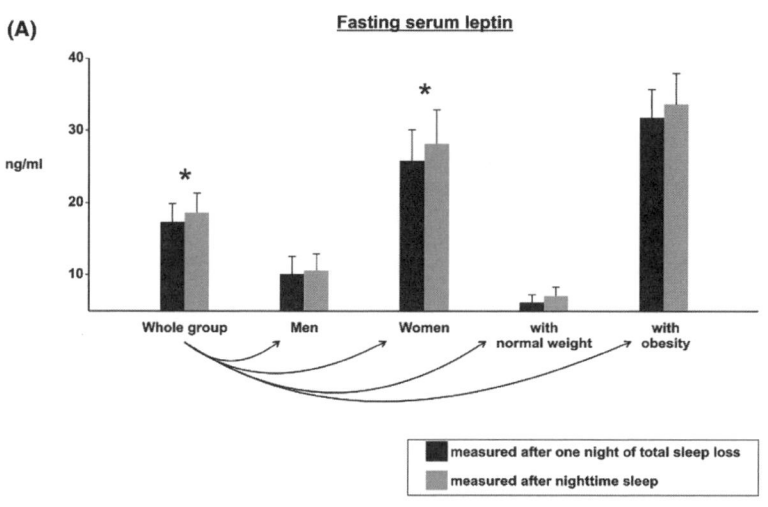

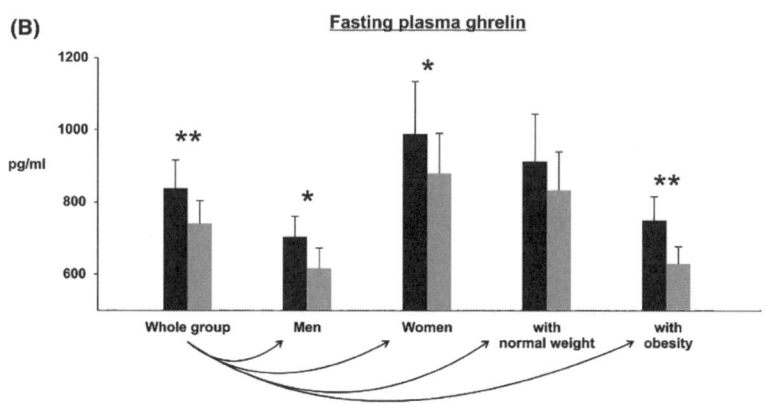

즉, 잠이 부족하면 브레이크는 약해지고 가속 페달은 더 세게 밟히는 격이 되어, 평소보다 식욕이 마구 솟구치고 끊임없이 무언가 먹고 싶어

지는 상태가 되는 것이다.

또한, 이 연구에서는 성별과 체중 그룹별 특이점도 발견되었다. 렙틴과 아디포넥틴(지방 대사 관련 호르몬)의 변화는 여성(women)에게서 더 뚜렷하게 나타났고, 그렐린 증가는 비만 참가자에게서 더 강하게 나타났다. 이는 개인의 특성에 따라 수면 부족이 식욕에 미치는 영향이 다를 수 있음을 시사한다.

이 연구는 급성 수면 부족이 식욕 조절 호르몬에 즉각적이고 부정적인 영향을 미치며, 이러한 호르몬 변화가 장기간 지속될 경우 체중 증가를 촉진할 수 있음을 강력히 경고한다. 따라서 건강한 체중을 유지하고 싶거나 만성 질환을 예방하고 싶다면, 단순히 먹는 양이나 운동량만 신경 쓸 것이 아니라 '충분하고 질 좋은 수면'이야말로 가장 강력한 무기가 된다. 잠은 단순히 쉬는 시간을 넘어, 우리 몸의 대사를 조절하고 건강을 지키는 핵심적인 생체 활동인 것이다.

우리는 잠잘 때 아무것도 하지 않는다고 생각한다. 하지만 몸은 그 순간에도 조용히, 아주 정교하게 일하고 있다. 그중 하나가 바로 '지방 연소'다. 미국 임상영양학저널에 실린 연구에 따르면, 사람은 자는 동안에도 꽤 많은 에너지를 소모하는데, 그 에너지의 대부분은 지방에서 나온다. 정확히는 수면 중 소비되는 에너지의 60~70%가 지방 연소를 통해 만들어진다.

깊은 수면 단계에서는 지방이 연료로 더 많이 쓰이고, 꿈을 꾸는 REM 수면 단계에서는 포도당 사용이 늘어난다. 쉽게 말해, 잠이 깊을수록 지방을 더 많이 태우는 구조다. 이것은 다이어트 관점에서 꽤 중요한 메시지를 담고 있다. 우리는 깨어 있을 때만 살이 빠진다고 생각하지만, 실제로는 잠들어 있는 동안에도 지방은 조용히 타고 있는 것이다.

밤늦게까지 활동하고, 수면 시간이 부족하거나 얕은 잠만 잔다면, 이 에너지 소비의 구조는 완전히 무너진다. 탄수화물 대사가 많아지고, 지방은 덜 쓰이게 된다. 반대로, 일찍 자고 깊은 수면을 충분히 확보하면, 몸은 밤새 지방을 연료로 쓰며 스스로를 회복하고 정비한다.

나는 환자들에게 말한다. "잘 자기만 해도 지방은 타고 있습니다." 아무것도 하지 않아도, 좋은 잠이 체중 감량의 시작이 될 수 있다. 요요 없이 천천히 살이 빠지고 싶은가? 그렇다면 일주일만 일찍 자보라 권한다. 잠이 바뀌면, 아침에 붓기부터 달라지고, 식욕도 조절된다. 잠을 줄이면서 살을 빼려는 시도는 결국 폭식이나 요요로 되돌아온다.

조용히 누워 자는 것, 하지만 몸 안에서는 기초대사와 지방 연소가 동시에 일어나는 가장 '에너지 효율 좋은 다이어트'의 시간이다.

어려운 용어 쉽게 풀기

- **REM 수면**: 꿈을 꾸는 얕은 수면 단계로, 뇌가 활발히 움직이며 포도당을 주로 에너지로 사용한다.
- **깊은 수면 (SWS)**: 성장호르몬 분비와 지방 연소가 활발한 깊은 회복 단계의 수면.
- **에너지 대사 (Metabolism)**: 몸이 생명을 유지하기 위해 영양소를 에너지로 바꾸는 작용.
- **기초대사율**: 아무것도 하지 않아도 소모되는 기본 에너지. 수면 중에도 이 수치에 따라 지방이 사용된다.

3. 물 - 지방을 태우는 가장 조용한 스위치

물은 그냥 마시는 게 아니라, 몸에 시동을 거는 행위다. 많은 사람들이 물을 과소평가한다. 하지만 대사에 관여하는 거의 모든 반응은 수분이 있어야만 작동한다.

물을 마시면 위장이 자극을 받아 움직이고, 림프 순환이 시작되고, 세포 내 미토콘드리아가 깨어난다. 특히 아침 공복에 마시는 물 한 잔은 체온을 높이고, 기초대사량을 끌어올리는 '몸의 스타트 버튼'이다.

밤새 잃은 수분을 채워주는 것도 중요하다. 수면 중에도 우리는 호흡, 땀, 피부 증발로 최대 1kg 가까운 수분을 잃는다. 이를 보충하지 않으면 대사 효율은 줄고, 얼굴은 붓고, 지방은 덜 탄다.

"물을 안 마시고 다이어트를 한다는 건, 벽돌 없이 집 짓겠다는 것과 같다."

연구 요약 박스 4

논문명: Influence of water drinking on resting energy expenditure in overweight children
출처: International Journal of Obesity, 2011
연구 대상 및 설계:
- 독일 Saarland 대학 연구진이 진행
- 평균 체중 초과 아동 21명을 대상으로 실험 설계
- 실험 전: 기초 대사 상태(REB) 측정
- 실험 중: 아이들에게 체중 1kg당 찬물 10ml (약 500ml, 4도씨 물) 마시게 함
- 이후 66분 동안 에너지 소비량(REE)을 정밀 측정

핵심 결과:
- 물을 마신 직후 10분간은 오히려 대사량이 떨어짐
- 그러나 14분 이후부터 점차 대사량 상승 시작
- 평균적으로 57분 시점에는 에너지 소비량이 25% 증가

- 총 40분 이상 지속된 열 발생 효과 관찰됨

의의:
단순히 물을 마시는 행위도 신체가 체온을 유지하기 위해 에너지를 소비하도록 만들며, 이는 별도의 운동 없이도 기초 대사량을 일시적으로 높이는 전략이 될 수 있음. 특히 체중 조절 중인 아동에게 하루 물 섭취 루틴을 만드는 것은 생활 속 실천 가능한 대사 조절 방법이 될 수 있음. 이 연구는 "물을 마시는 행위 자체가 '소비하는 행동'이 될 수 있다"는 대사학적 근거를 제공함.

내용 요약

물 한 잔이 아이들의 체중 감량에도 도움이 될까? 이스라엘 연구팀은 과체중 아동 21명을 대상으로 특별한 실험을 진행했다. 아이들에게 **자신의 체중 1kg당 찬물 10ml (총 4도짜리 물)**을 마시게 하고, 마시기 전후로 66분 동안 기초대사량(REB, Resting Energy Expenditure)을 측정한 것이다. 이 연구에서는 실험 참가자들에게 약 4도 정도의 차가운 물을 500ml 마시게 한 후, 그들의 기초대사율 변화를 관찰했다.

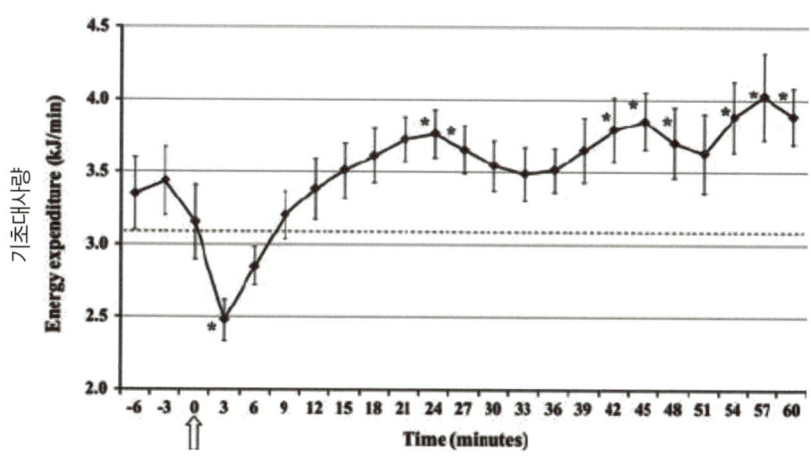

처음에는 예상치 못한 일이 벌어졌다. 물을 마신 직후 3분간은 오히려 대사량이 살짝 떨어졌기 때문이다. 하지만 그 직후부터는 상승 곡선을 그리기 시작했고, 24분부터는 baseline을 넘어서는 뚜렷한 상승세를 보였다. 특히 57분 시점에는 대사량이 무려 25%나 증가했고, 이 효과는 40분 넘게 이어졌다.

그렇다면 이 정도 변화가 실제 체중 감량에 의미가 있을까? 연구진은 실험을 통해 이런 사실을 도출해냈다. 만약 아이가 하루 권장 수분량을 매일 지키면서 찬물을 마신다면, 연간 약 1.2kg의 체중을 더 감량할 수 있다는 것이다. 아이에게 '물 좀 더 마셔'라고 말하는 것이 단지 건강에 좋은 말이 아니라, 지속 가능한 체중 관리 전략이 될 수 있다는 뜻이다.

특히 이 연구는 아동기 비만이 평생 건강에 영향을 줄 수 있다는 점에서 큰 의미가 있다. 칼로리를 제한하거나 운동을 강요하지 않고도, 수분 섭취만으로 아이의 기초대사를 올려줄 수 있다는 사실. 그리고 그 효과는 단지 수치의 변화만이 아니라, 아이의 지속적인 에너지 균형 개선으로 이어진다.

이제는 성인뿐 아니라 아이들에게도 '물 한 잔의 힘'을 알려줘야 할 때다. 물은 무료이고, 부작용도 없으며, 습관만 들이면 누구나 할 수 있는 가장 쉬운 메타볼릭 스위치다.

그러니 아침에 일어나자마자 냉장고에서 찬물 한 잔을 따라 마시는 습관을 만들어보자. 이 작은 습관 하나가 하루 내내 몸이 사용하는 에너지를 크게 늘릴 수 있다. 살을 빼는 것이 어렵게만 느껴졌다면, 오늘부터 찬물 한 잔의 힘을 믿어보자.

🔶 어려운 용어 쉽게 풀기

- **기초대사량 (Resting Energy Expenditure, REE):** 우리 몸이 가만히 있을 때도 생명을 유지하기 위해 쓰는 에너지.
- **kJ (킬로줄):** 에너지의 단위. 우리가 흔히 아는 칼로리(calorie)의 국제 표준 단위다. 1kcal = 약 4.2kJ
- **10ml/kg:** 체중 1kg당 물 10ml 섭취. 예를 들어, 30kg 아이는 300ml를 마시는 것.

4. 심장을 뛰게하라 — 대사는 움직일 때 깨어난다

몸은 움직일 때 살아있다. 가만히 앉아만 있으면, 몸은 천천히 꺼져가는 촛불처럼 활력을 잃어간다. 하루 종일 앉아서 일하다가 갑자기 일어섰을 때, 다리가 무겁고 온몸이 뻐근한 느낌.

그건 몸이 한참 동안 잠들어 있던 상태였기 때문이다.

걷기는 물론 좋은 습관이지만, 솔직히 말하자면 걷기는 우리가 나이가 많이 들어서 다른 운동을 못하게 되었을 때 해야 하는 운동이다. 걷기만으로는 지방도 크게 흔들리지 않고, 심장도 별로 빨리 뛰지 않는다. 그저 관성처럼 천천히 흘러갈 뿐이다.

발이 지상에서 떨어져야 지방도 몸에서 떨어진다. 눕고 걷고하는 걸로는 지방이 빠지긴 어렵다. 달리기를 하거나, 짧게 뛰어오르거나, 아니면 적어도 계단 하나를 올라가면서라도 몸이 위로 상승해서 움직여야 한다. 그래야 안 쓰던 근육이 깨어나고, 심장이 뛰기 시작한다. 역학적으로는 위치에너지와 운동에너지가 함께 사용되어야 한다는 것이다.

사실 운동과 건강 면에서는 앉아서 다리만 돌리는 것보다 직접 서서

달리는 것이 좋다. 달리면서 척추에 적당한 수직 방향의 진동을 주며 혈액과 산소를 공급할 수 있기 때문이다.

우리의 몸은 뛸 때 수직 방향, 아래 위로 힙(hip)이 굽혀졌다 펴졌다 하는 flexion, extension 운동을 하게 된다. 그러면 골반에서 척추를 연결하고 있는 장요근(psoas muscle)이 크게 움직이게 되면서 꼬리뼈와 골반뼈 주변의 염증과 피로 물질이 쌓이는 휴지통(Waste box)이 비워진다.

장요근은 몸의 여러 장기와 연결되어 있다. 장기 주변의 근막, 인대, 관절, 그리고 골반과 장요근은 서로 묶여져 있는 모습을 하고 있다. 결국 이 말은 소화 기능, 영양분은 흡수하고 필요 없는 성분들은 걸러주는 방광 기능, 면역기능을 책임지는 림프절, 그리고 생식기 능 등이 다 이 골반에 있다는 것이다. 이 부분은 꼬리뼈와 골반뼈 주변의 여러가지 유해한 물질들이 축적되는 우리 몸의 휴지통 같은 존재이다. 이 Waste box

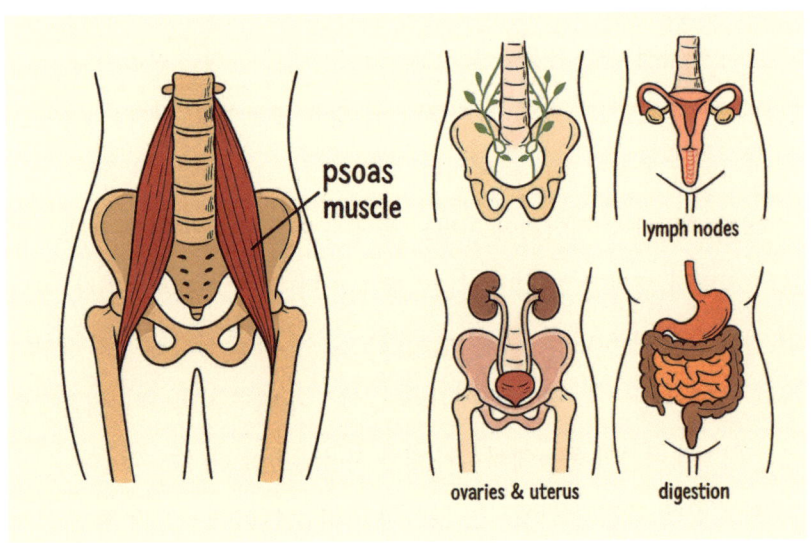

를 일본에서는 영혼이 들어 있다고도 이야기한다.

장요근은 우리가 천천히 걷고 있을 때는 거의 움직이지 않는다. 마치 조용히 잠든 고양이처럼, 웅크리고 기다릴 뿐이다. 그러나 우리가 달리기 시작하는 순간, 장요근은 잠에서 깨어난다. 허벅지와 엉덩이 근육이 단단히 수축되었다가 길게 이완되는 그 리듬 속에서, 장요근도 깊이 작동하기 시작하는 것이다

같은 시간 운동을 해도 살짝만 뛰어주면 걷는 것보다 훨씬 더 많은 에너지가 소모된다. 단지 칼로리만의 문제가 아니다. 달리기는 땅을 디디고 밀어내는 그 짧은 순간, 골반이 회전하면서 몸통을 좌우로 비틀고, 반대쪽 다리 근육에까지 에너지를 전달한다. 말하자면, 한쪽 다리로만 뛰는 것이 아니라 전신의 협업이 일어나는 운동이다.

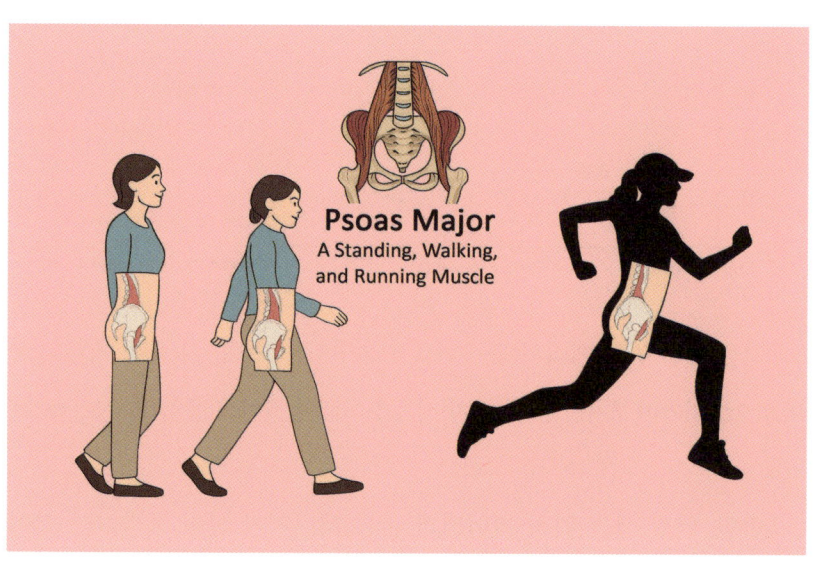

걷기와 달리기는 에너지를 쓰는 방식 자체가 다르다.

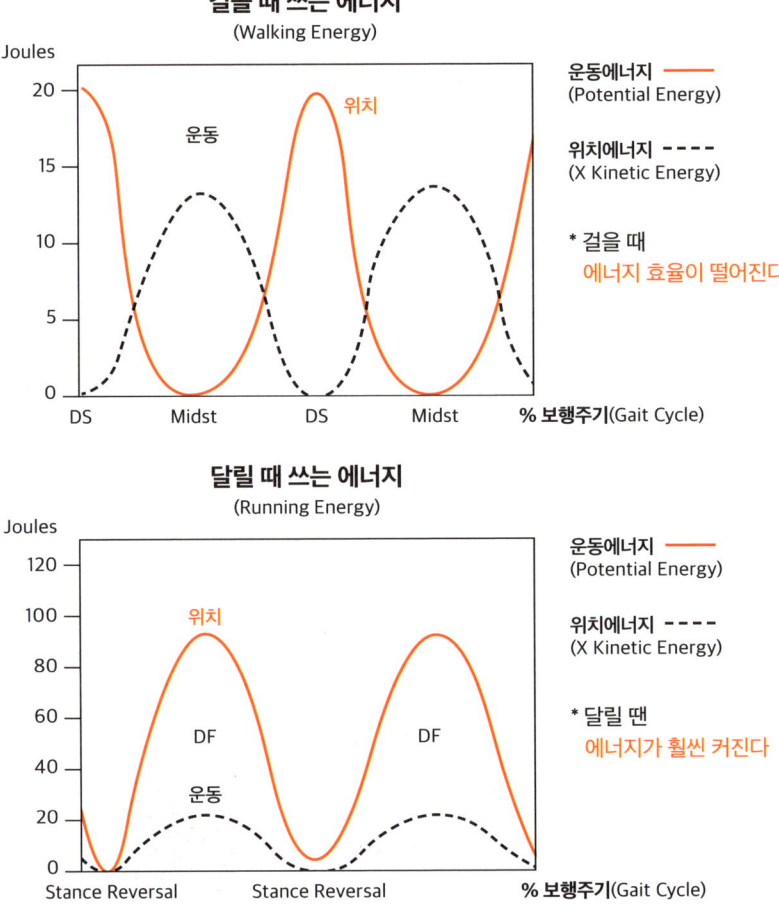

걸을 때는 위치 에너지(몸이 위로 올라가며 생기는 힘)와 운동 에너지(몸이 앞으로 나가며 생기는 힘)가 마치 시계추처럼 번갈아 작용한다. (Niccostiff, 2020)

반면, 달릴 때는 위치 에너지와 운동 에너지가 같이 올라갔다 같이 떨어진다. 이때 몸이 튕겨 오르듯 뛰어오를 때, 두 에너지가 함께 쌓이고, 땅에 닿을 때 그 에너지가 근육과 인대, 힘줄 안에 저장된다.

여기서 신체는 아주 똑똑한 두 가지 전략을 쓴다. 첫째, 힘줄이 스프링처럼 에너지를 저장했다가, 다시 뛸 때 되돌려준다.

둘째, 근육 간 협력 작용이다. 앞허벅지 근육(대퇴직근)과 뒤허벅지 근육(햄스트링)은 뛰는 동작에서 동시에 늘어났다 줄어들며 에너지를 교환한다 (Tottori et al., 2020).

달릴 때, 대퇴직근(Rectus femoris)과 햄스트링(Biceps femoris)이 공중에 떠 있는 찰나에 동시에 늘어났다 수축되는 다이내믹한 협응이 일어난다. 이런 상호작용은 지방을 태우고 대사를 올리는 데 핵심 역할을 한다. 근육의 길이가 이만큼 늘어나려면 뛰어야 한다.

그래서 나는 늘 워킹패드에서도 살짝 뛰는 운동을 즐겼다.

내 몸이 살아나는 리듬은 '뛰는 순간'에 가장 확실하게 느껴졌다. 조용히 걷는 것도 좋지만, 한 번쯤은 가볍게 공중에 떠보는 것. 그것이 뇌도, 근육도, 대사도 깨어나게 한다.

특히 짧고 강렬한 운동, 즉 고강도 인터벌 운동(HIIT)을 하면, 운동이 끝난 뒤에도 몇 시간씩이나 대사가 높게 유지된다. 마치 엔진이 꺼졌어도 여전히 뜨거운 자동차처럼 말이다. 이런 상태를 '운동 후 초과 산소 소비(EPOC)'라고 하는데, 몸이 운동 후에도 계속해서 지방을 태우게 하는 놀라운 현상이다.

그런데 여기서 중요한 건, 반드시 힘들게 운동해야 하는 건 아니라는 거다. 그저 매일 10분에서 20분이라도 심장이 평소보다 빠르게 뛰는 자극만 줘도 된다. 그 짧은 자극이 몸속의 대사 엔진을 다시 켜고, 지방을 연소시키는 버튼이 된다.

기억하자.

"움직이지 않으면 지방도 가만히 있는다. 심장이 뛰는 순간, 당신의 대사도 뛰기 시작한다."

연구 요약 박스 5

논문명: Excess post-exercise oxygen consumption after HIIT
출처: Journal of Sports Science, 2013
연구 설계 및 대상:
- 성인 남녀 참가자들을 두 그룹으로 나누어 실험
  ① 일반 유산소 운동 그룹
  ② 고강도 인터벌 트레이닝(HIIT: High-Intensity Interval Training) 그룹
- 두 그룹 모두 같은 총 운동 시간을 수행하도록 설계
- 운동 종료 후 **산소 소비량(EPOC)**을 비교 측정

EPOC: 운동 후에도 계속되는 과잉 산소 소비 현상

핵심 결과:
- 운동 직후 회복 상태에서 HIIT 그룹의 산소 소비량이 일반 유산소 그룹보다 유의하게 높음
- 그 효과는 운동 종료 후 24~36시간까지 지속되기도 함
- 이는 체내 에너지 시스템이 지방을 태우며 회복하는 데 더 많은 산소와 에너지를 사용했기 때문
- 특히 운동 후 안정 시 기초대사량이 증가되며, 지방 연소가 장시간 지속되는 대사 이점이 관찰됨

의의:
이 연구는 단순히 '운동 중 소비 칼로리'보다 운동 후 대사 반응이 중요하다는 점을 강조한다. 특히 바쁜 현대인에게 짧고 강한 운동이 긴 시간의 저강도 운동보다 더 큰 대사적 효과를 줄 수 있음을 입증한 사례이다. 고강도 인터벌 운동은 단시간 안에 심박수를 끌어올리고, 운동이 끝난 뒤에도 계속 지방을 태우는 '사후 효과'를 극대화하는 전략이 될 수 있다.

내용 요약

이 연구는 참가자들을 두 그룹으로 나눠서 실험했다. 한 그룹은 일반

적인 저강도 운동을, 다른 그룹은 고강도 인터벌 운동(HIIT)을 했다. 재미있게도 HIIT 그룹은 운동이 끝난 후에도 몸이 계속해서 평소보다 더 많은 산소를 소비하며 지방을 태웠다. 마치 운동이 끝났는데도 몸이 '아직 운동 중인 것처럼' 계속 움직이는 상태였던 것이다. 그 효과는 최대 24시간까지 지속됐다.

쉽게 말하면, 짧고 강하게 운동하면 하루 종일 앉아서 쉬어도 몸은 계속 지방을 태우고 있다는 뜻이다. 운동을 끝낸 후에도 우리 몸은 지방 연소를 멈추지 않았다.

내 몸의 대사력 자가 진단 체크리스트
- ☐ 이전보다 살이 잘 안 빠진다
- ☐ 똑같이 먹는데도 체중이 늘고 있다
- ☐ 손발이 차고, 기력이 떨어진다
- ☐ 수면 시간이 부족하거나 수면의 질이 낮다
- ☐ 얼굴이 붓고, 식욕 조절이 안 된다

3개 이상 해당된다면 지금은 더 굶을 때가 아니라, 내 몸을 살릴 때이다.

··· 마무리 한 마디 ···

지금 당신은 살이 찌고 있는 게 아니다. 몸이 스스로를 지키기 위해 멈춘 상태일 뿐이다.
체중계를 보며 자책하지 말고, 이제부터는 대사계를 들여다보자. 몸은 다시 돌아올 수 있다. 속도가 아닌 방향이 중요하다.

3장

체중은 빠졌는데, 얼굴이 꺼졌다

"살은 빠졌는데, 사람들이 '너 어디 아프냐'고 물어요." "원래 볼살이 많았던 건 아니었는데, 이번엔 진짜 훅 꺼졌어요."

체중은 줄었지만, 거울 속 내 얼굴은 어딘가 아파 보인다. 살이 빠졌다는 기쁨보다, 초췌해 보인다는 말이 먼저 들려올 때, 그것은 단순한 다이어트가 아니라 회복이 필요한 감량이다.

1. 얼굴이 꺼지는 진짜 이유

많은 사람들이 다이어트를 하면 얼굴부터 빠진다고 걱정한다. 나도 그랬다. 몸은 좋아졌는데 사진 속 얼굴은 피곤하고 힘들어 보였다. 사실 이건 단순히 살이 빠져서 그런 게 아니다.

첫째, 근육이 빠져서 그렇다. 얼굴에는 피부를 지탱해주는 미세한 근육들이 있다. 특히 씹는 행동이 줄어들면 턱 근육이나 관자 근육부터 줄어든다. 그러면 피부를 단단히 잡고 있던 구조물이 무너지면서 얼굴은 서서히 처지기 시작한다. 팔자주름과 입가 주름은 깊어지고, 옆모습을 찍어보면 울퉁불퉁한 할머니 같은 라인이 드러난다. 요새 들어 위고비를 혼자 맞으면서 살은 잘 빼지만 몸뿐만 아니라 얼굴 근육까지 빠지는 경우가 너무 많다.

둘째, 얼굴의 지방층이 얇아지기 때문이다. 몸에서 지방을 꺼내 쓸 때 가장 빨리 쓰이는 지방은 바로 피부 바로 아래에 있는 '피하지방'이다. 볼이나 팔뚝, 허벅지 같은 부위는 혈류가 좋아서 지방이 빠르게 소모된다. 그래서 다이어트를 시작하면 가장 먼저 얼굴이 홀쭉해진다.

셋째, 콜라겐이 무너지기 때문이다. 피부를 탄탄하게 받쳐주는 섬유인 콜라겐은 급격한 다이어트가 시작되면 빠르게 손상된다. 콜라겐이 무너지면 피부 탄력이 떨어지고 주름이 생기면서, 노화가 갑자기 빨라진다.

마지막으로, 수분이 부족해지기 때문이다. 탄수화물이 줄어들면 수분도 같이 빠져나간다. 그래서 다이어트를 하면 붓기가 줄면서 살이 빠진 것처럼 보이지만, 실제로는 피부의 수분 보유력이 떨어져서 피부가 건조하고 푸석푸석해진다.

얼굴이 꺼지는 건 단순한 살의 문제가 아니라 얼굴을 지탱하던 구조가 무너진 것이다. 얼굴은 단순히 지방이 아니라 지켜야 하는 구조이다.

2. 볼살은 단순한 지방이 아니다

사람들은 얼굴살을 흔히 '찌면 빠지는 살'로 생각한다. 하지만 얼굴은 그렇게 단순한 구조가 아니다. 얼굴은 피부와 지방, 근막과 근육, 그리고 골격까지 함께 어우러진 복합적인 구조이다.

다이어트를 시작하면 이 복합적인 구조가 가장 먼저 흔들린다. 광대뼈 아래, 관자놀이, 턱선 아래의 볼륨은 쉽게 꺼지고, 한번 꺼지면 쉽게 되돌아오지 않는다. 얼굴이 한 번 무너지면 무너진 텐트처럼 복구가 어렵다.

그래서 "나이보다 더 늙어 보인다"는 말을 듣게 되는 것이다. 얼굴의 볼륨은 단순히 살이 아니라 지켜야 하는 젊음의 틀이다.

"얼굴살은 나이를 먹을수록 지켜야 하는 살이다."

3. 꺼진 얼굴을 되돌릴 수 있을까?

얼굴살이 빠졌다고 다시 살을 찌우면 해결될까? 아니다. 필요한 것은 얼굴의 지지 구조 복원이다.

- 단백질 보충 → 근육과 콜라겐 회복
- 수면 개선 → 성장호르몬 분비 증가로 피부 및 재생력 향상
- 혈당 안정 → 피하지방 대사 안정화, 인슐린 저항성 완화
- 미세 전류 자극 or 리프팅 마사지 → 근막 자극 및 순환 개선
- 피부 회복 시기 확보 → 체중 유지 후 2~3주 이상 회복기간 확보
- 콜라겐부스터 시술 -> 노화된 콜라겐을 다시 건강하게 생성시키는 섬유모세포를 자극 시켜서 피부탄력을 젊게 돌려준다.

최근 미용의학에서도 다이어트 후 리프팅 치료의 수요가 증가하는

이유는, 바로 이러한 구조적 변화 때문이다. 얼굴의 '빠짐'은 단순한 미용 이슈가 아니라, 건강한 감량을 위한 중요한 기준이다.

4. 실제 사례: 36세 여성의 '얼굴을 지킨 감량'

36세 여성이 있었다. 그녀는 다이어트를 위해 위고비 주사를 맞았다. 식욕은 확실히 줄었지만, 그녀는 걱정이 많았다. '혹시 얼굴이 꺼지면 어떡하지? 볼살이 빠지면 나이 들어 보이진 않을까?' 하는 걱정이었다.

하지만 그녀는 현명하게 감량을 했다. 매끼 단백질을 의식적으로 챙겼다. 자신의 몸무게의 1~1.5배의 단백질을 하루동안 먹었고, 영양제도 매일 잊지 않고 챙겼다. 단지 먹기만 한 것이 아니라, 식사 전 혈당을 측정하고 음식에 점수를 매겨 가며 먹었다. 정제 탄수화물을 줄이면서도 피부를 위해 비타민 C와 B군, 그리고 물을 하루 2~3리터씩 꼭 마셨다.

그 결과는 놀라웠다. 몸무게는 줄었지만 얼굴은 전혀 꺼지지 않았다. 주변 사람들이 그녀를 볼 때마다 말했다. "살이 너무 예쁘게 빠졌네. 얼굴이 하나도 안 상했어." 스스로도 대만족이었다. 그녀의 얼굴엔 여전히 탄력과 윤기가 넘쳤고, 볼륨감도 그대로 유지됐다.

그녀는 위고비를 맞으면서도 근육과 얼굴을 잃지 않고 아름답게 감량한 좋은 사례가 되었다. 그녀가 이렇게 성공할 수 있었던 이유는 단순하다. 얼굴은 무조건 빼는 것이 아니라, '지켜야 하는 살'이라는 것을 알고 있었기 때문이다.

5. 얼굴은 지방이 있어야 하는 곳이다

우리는 흔히 다이어트를 하면 온몸의 살이 다 빠지길 바란다. 하지만 얼굴은 그렇게 생각하면 안 된다. 얼굴은 지켜야 하는 영역이다.

복부, 엉덩이, 허벅지는 빼야 할 지방이다.

볼, 관자, 눈 밑은 반드시 남겨야 할 지방이다.

이 두 영역을 구분하지 못하면, 감량 후에 사람들로부터 "살 빠졌는데 더 나이 들어 보이네?" 하는 말을 듣게 될 것이다. 그러니 꼭 기억해두자.

"얼굴살은 뺄 살이 아니라, 지킬 살이다."

이것이야말로 아름답고 현명한 감량을 위한 가장 중요한 원칙이다.

6. 자기 테스트: 나는 얼굴 꺼짐 위험군일까?

☐ 다이어트 후 사람들에게 '피곤해 보인다'는 말을 자주 듣는다

☐ 볼살보다 광대가 먼저 드러나는 체형이다

☐ 단백질보다 탄수화물 위주 식사를 한다

☐ 체중이 급격히 줄었고 수면 시간도 부족하다

☐ 현재 위고비 혹은 식욕억제제를 사용 중이다

3개 이상 해당된다면, 얼굴 꺼짐 예방 루틴을 적극 실천할 시점이다.

7. 얼굴 꺼짐을 예방하는 다이어트 루틴

- 아침 단백질 섭취 (달걀, 두유, 두부, 고기 등)
- 하루 30분 이상 약간 숨차게 뛰는 유산소 - 땀이 나는가 보다는 심장이 뛰고 숨이 차는가가 중요하다.
- 주 2회 이상 7시간 이상 숙면 확보
- 식사 순서 지켜 혈당 급등 피하기 - 무조건 야채부터 먹기
- 연속혈당측정기를 모니터링하면서 자신만의 식단을 구성하기.

- 미세전류 마사지 or 근육 자극 루틴(매일 웃는 표정 30회씩)
- 체중이 아닌 얼굴을 기준으로 다이어트 상태 점검
- 물 2~3리터 꼭 먹기
- 영양제 우습게 보지 말고 매일매일 잘 챙겨먹기(Vit B, Vit C, 항산화영양제나 항산화 수액을 맞는 것도 큰 도움이 된다.)

8. 정면의 자존감, 얼굴을 지켜라

예쁘게, 젊게, 활기차게 감량해야 진짜 성공이다. 얼굴은 당신의 첫인상이자, 자존감의 정면이다. 얼굴이 길어지면 사람은 더 나이 들어 보인다. 성형외과에서는 얼굴의 중안면부 중간에 있는 코가 길면 '롱 노즈(long nose)'라 하며 노안으로 본다. 코가 길고, 턱이 처지며, 중안면이 길어질수록 얼굴은 피곤하고 나이 든 인상을 준다. 반대로 짧고 탄력 있는 코, 단정한 윤곽은 얼굴을 더 젊고 건강하게 보이게 한다.

만약 다이어트를 했는데 얼굴이 길어지고, 광대는 도드라지고, 턱이 뾰족해져 '땅콩형 얼굴'이 되었다면, 그건 지방이 빠진 게 아니라, 근육과 생기가 빠진 것이다.

몸은 슬림하게 줄여도, 얼굴은 동그랗고 건강하게 지켜야 한다.

그게 바로 저속노화 다이어트의 핵심이다.

9. 얼굴 꺼짐을 막는 다이어트 루틴

다이어트를 하면서 가장 먼저 꺼지는 곳이 얼굴이라는 걸 알게 된 순간, 사람들은 당황한다. '얼굴이 먼저 빠질 줄은 몰랐어요.' 하지만 사실 이것은 흔한 일이다. 그리고, 막을 수 있다.

얼굴은 단순히 지방 덩어리가 아니라 피부, 근육, 지방, 수분, 콜라겐, 생기가 한데 어우러진 아주 섬세한 입체 구조이다. 그래서 감량을 하더라도 그 구조를 지키면서 줄여야 한다.

당신이 예쁘게 감량하고 싶다면, 몸은 줄이되 얼굴은 지키는 루틴을 반드시 가져야 한다. 얼굴이 무너지면 자존감도 같이 꺼진다. 얼굴은 감량의 결과가 아니라, 감량의 기준이 되어야 한다.

얼굴을 지켜주는 9가지 루틴

1. 아침에 단백질부터 먹기

단백질은 피부와 근육, 콜라겐의 재료이다. 달걀, 닭가슴살, 두유, 두부 등으로 하루를 시작하라.

2. 30분 이상 약간 숨차게 뛰기

유산소는 꼭 필요하지만, 얼굴살이 너무 빠지지 않게 강도는 조절하는 것이 좋다.

3. 숙면 확보하기

주 2회 이상은 반드시 7시간 이상 자야 한다. 성장호르몬은 밤 10시 ~ 새벽 2시 사이에 가장 많이 나온다.

4. 혈당 조절하며 먹기

식사 순서를 지키고, 가능하다면 연속혈당측정기를 활용해 자신의 식단을 직접 설계하라.

5. 근육 자극 루틴 만들기

매일 웃는 표정을 30회씩 따라 해보자. 미세전류 마사지도 근막 자극에 도움이 된다.

6. 체중이 아닌 얼굴을 기준으로 감량 체크하기

숫자보다 중요한 건 인상이다. 무게보다 볼륨을 기준으로 감량 상태를 확인하라.

7. 물 2~3리터는 기본

피부 속 볼륨은 수분에서 나온다. 수분이 없으면 볼도 꺼지고 생기도 사라진다.

8. 영양제를 우습게 보지 말기

비타민 B군, C, 항산화제를 매일 챙겨야 한다. 정기적인 항산화 수액도 탄력 유지에 큰 도움이 된다.

9. 콜라겐과 히알루론산 보충 전략 세우기

콜라겐부스터 시술이나 고품질 보충제를 고려해도 좋다. 피부는 당신이 지키는 만큼 버텨준다.

정면의 자존감, 얼굴을 지켜라

다이어트는 단순히 살을 빼는 일이 아니다. 예쁘게, 젊게, 건강하게 감량하는 것이 진짜 감량이다.

얼굴은 당신의 첫인상이고, 자존감의 정면이다. 얼굴이 꺼지면 자존감도 주저앉는다. 코가 길어지고 턱이 뾰족해지면 사람은 금세 피곤하고 나이 들어 보인다.

만약 다이어트를 했는데 얼굴이 길어졌고, 광대가 튀어나오고, 턱라인이 울퉁불퉁하게 초라해진 '땅콩형 얼굴'이 되었다면, 그건 살이 빠진 게 아니라 생기와 근육이 빠진 것이다.

몸은 슬림하게 줄이되, 얼굴은 동그랗고 건강하게 지켜야 한다. 그것이 저속노화 가속감량 다이어트의 핵심이다.

4장
늦게 자는 날은 유독 붓는다

"내가 멈췄을 때, 몸도 흐름을 멈춘다."

잠을 제대로 자지 못한 다음 날 아침, 거울 앞에서 붓기를 확인할 때마다 "물을 덜 마셔야 하나?"라고 의심하게 된다. 하지만 진짜 원인은 따로 있다. 그건 몸이 밤새 흐르지 못했다는 신호이다.

우리가 자는 동안에는 성장호르몬이 분비되고, 체온이 떨어지며, 세포와 림프는 회복 작업을 시작한다. 하지만 늦게까지 깨어 있거나, 수면의 질이 낮으면 이 정리 작업은 시작조차 하지 못하고, 붓기와 피로만 남긴 채 아침을 맞이한다.

붓기의 정체는 '흐르지 못한 림프'이다

많은 사람이 "물을 마시면 더 붓는다"고 오해한다. 하지만 이는 오래된 상식이다. 실제 붓기의 원인은 수분이 빠져나가지 못한 상태, 즉 림프의 정체이다.

> **림프(lymph)**는 우리 몸을 조용히 흐르는 배수관 같은 존재이다. 혈관이 산소와 영양을 운반하는 길이라면, 림프는 염증물질, 단백질 찌꺼기, 수분, 죽은 세포, 심지어 지방 찌꺼기를 회수한다. 하지만 림프에는 심장처럼 스스로 뛰는 펌프가 없다. 우리가 움직이고, 숨을 쉬고, 잠을 잘 자야만 흐른다.

림프 순환의 열쇠는 허벅지 안에 있다

림프의 가장 큰 순환 경로는 하체에 있다. 특히 허벅지 근육은 림프를 가장 강하게 자극할 수 있는 '근육 펌프'이다. 계단을 오르거나, 런지를 하거나, 쪼그려 앉았다 일어날 때 허벅지 근육은 림프관을 눌렀다 놓았다 하며 속에 갇힌 수분과 노폐물을 짜내듯 흐르게 한다.

의학 교과서인 『Guyton and Hall Textbook of Medical Physiology』는 "림프 순환은 골격근의 수축과 이완에 가장 크게 의존한다. 그중 대퇴부 근육은 전신 림프 흐름의 60% 이상을 담당한다"고 설명한다. 허벅지는 단순히 몸을 지탱하는 구조가 아니라, 몸의 순환을 가동시키는 중심 기둥이다.

> **연구 요약 박스 6**
>
> **논문명:**
> - Lymph flow dynamics in exercising human skeletal muscle as detected by scintigraphy — The Journal of Physiology, 2004
> - Impaired Lymphatic Drainage and Interstitial Inflammatory Stasis in Chronic Musculoskeletal and Idiopathic Pain Syndromes: Exploring a Novel Mechanism — Medical Hypotheses, 2020
>
> **연구 설계 및 핵심 내용:**
> - 첫 번째 연구는 스캔을 통해 사람의 다리 근육에서의 림프 흐름을 실시간으로 추적한 연구이다.
>   - 피험자에게 단순히 10분간 다리를 움직이는 동작만 수행하게 한 결과,
>   - 림프 순환이 무려 6배 이상 증가함이 확인되었고,
>   - 특히 무릎 관절 굴곡과 신전 운동이 림프 순환을 자극하는 데 매우 효과적이었다.
> - 두 번째 연구는 림프 순환이 저하될 경우 생기는 문제를 설명한다.
>   - 림프가 막히면 염증 반응이 해당 조직에 정체되며,
>   - 이로 인해 **특정 부위에 특별한 원인 없이 통증과 피로, 중후감(무거움)**이 유발될 수 있음을 제시했다.
>   - 특히 만성 근골격계 통증 환자에서 이 림프 정체 및 염증 정체가 원인 모를 통증 증후군의 핵심 메커니즘일 수 있다는 가설을 강화했다.
>
> **의의:**
> 림프는 우리 몸의 '보이지 않는 하수도'이다. 움직이지 않으면 흐르지 않고, 흐르지 않으면 노폐물과 염증, 피로물질이 그대로 남아 만성화된다.
> 하루 10분이라도 다리 관절을 굽히고 펴는 움직임을 반복하는 것만으로도, 부종과 피로, 그리고 '막힌 느낌'을 줄일 수 있는 림프 순환의 핵심 처방이 될 수 있다.
> 즉, 림프 순환은 **'얼굴을 위한 마사지를 다리에서 시작해야 하는 이유'**를 설명해준다.

몸이 자꾸 무겁고, 잘 쉬었는데도 피로가 남아있고, 이유 없이 근육통이 생긴다면… 어쩌면 림프가 막힌 신호일 수 있다. 림프는 우리가 흔히 말하는 '붓기'를 조절하는 배수관일 뿐 아니라, 면역과 염증 반응의 흐름까지 조절하는 보이지 않는 순환 시스템이다.

핀란드에서 진행된 한 연구는 단 10분간 다리를 움직이는 것만으로도 림프의 흐름이 평소보다 6배 이상 빨라졌다는 결과를 보여준다. 무릎을 펴고 굽히는 아주 단순한 움직임이었지만, 이 수축이 림프에 강력한 시동을 걸어주었다. 림프는 따로 심장이 없어, 오직 '근육의 움직임'에 의해 밀려나가는 구조이기 때문이다.

그리고 이 림프 흐름이 멈췄을 때 어떤 일이 일어나는지를 보여주는 또 다른 연구도 있다. 2020년 발표된 논문은 림프 정체가 단순한 붓기를 넘어서, 염증이 조직 안에 오래 머물게 만들고, 이로 인해 특별한 원인이 없는 만성 통증과 피로 증후군까지 유발할 수 있다는 가능성을 제시했다. 쉽게 말하면, 움직이지 않으면 림프가 막히고, 림프가 막히면 염증이 쌓이고, 염증이 쌓이면 통증이 고인다.

그래서 나는 아침 진료 전, 늘 의자에서 다리를 들어 올리고, 종아리를 돌리며 림프를 깨운다. 환자들에게도 매시간 정각마다 일어나서 2분씩만 다리를 움직이자고 말한다. 염증을 약으로 다스리려 하기 전에, 림프를 먼저 흐르게 만들어야 한다.

움직임은 면역이다. 림프는 피보다 느리지만, 막히면 더 고통스럽다.

붓기는 위에서 시작되지만, 아래에서 해결된다

붓기를 얼굴만의 문제로 생각하는 사람들이 많다. 눈 밑이 부었다고 냉찜질을 하거나, 얼굴 마사지를 한다. 하지만 림프는 하체에서 시작해 상체로 흐른다. 하체의 림프액 순환이 원활해져야 상체가 빠진다. 허벅지를 움직이지 않으면, 얼굴을 아무리 문질러도 붓기는 빠지지 않는다. 실제로 림프의 흐름은 발끝에서 시작해 종아리 → 허벅지 → 복부 림프절 → 가슴의 정맥각을 거쳐 얼굴까지 순환을 마무리짓는다. 즉, 붓기를 빼고 싶다면 다리부터 움직여야 한다.

붓기를 줄이는 허벅지 루틴 5가지

1. 기상 후 런지 10회

하루 림프 순환을 깨우는 기지개 같은 자극이다.

2. 계단 오르기 하루 3층 이상

가장 자연스러운 하체 순환 운동이다. 엘리베이터 대신 계단은 당신의 림프 펌프를 켜준다.

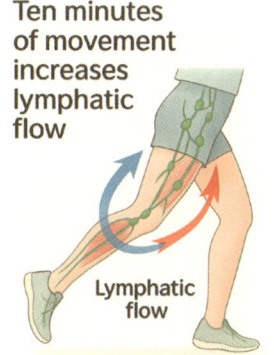

3. 앉았다 일어나기 10회 반복

오랜 앉은 자세 후엔 반드시 실시할 것. 허벅지 압력이 림프를 직접 눌러준다.

4. 1시간에 한 번씩 일어나 걷기

직장인, 학생, 장시간 운전하는 사람들에게 특히 중요하다. 정체된 림프는 앉아 있는 시간에 비례해 쌓인다.

5. 잠들기 전 무릎 펴기 스트레칭 3분

다리 부종과 수면 중 림프 정체를 줄여주는 마무리 루틴이다.

흐르는 몸이 가벼운 몸이다

붓기는 나를 움직이지 못하게 한다. 흠뻑 젖은 스펀지 같은 몸은 무겁고, 피로하고, 의욕도 떨어진다. 그러다 보면 먹지 않아도 살이 찌는 것 같고, 물만 마셔도 몸이 붇는 것 같다.

하지만 그건 몸이 멈춰 있었기 때문이다. 움직이지 않으면 림프는 흐르지 않고, 흐르지 않으면 몸은 스스로를 정리하지 못한다.

몸은 말하고 있다. "흘러줘, 나를 다시 움직여줘."

그 말을 들어주는 사람이 저속노화 가속감량 다이어트를 할 수 있는 사람이다.

왜 라면을 먹으면 붓는가?

"전 라면만 먹으면 다음 날 얼굴이 퉁퉁 붓던데요." 진료실에서 정말 많이 듣는 말이다. 사실 나도 그런 날이 있다. 야간 진료를 하고 집에 와서 아무 생각 없이 라면을 끓여 먹고 잤더니, 다음 날 아침 거울 속 내 얼굴은 내가 아니었다.

대체 왜 라면은 그렇게 붓게 만들까? 그 이유는 단순하다. 짜기 때문만은 아니다.

짜고, 탄수화물이고, 늦은 밤이며, 잠자기 전이라는 여러 붓기의 요인이 한꺼번에 겹쳐 있는 음식이기 때문이다.

라면 한 그릇에는 나트륨이 1,700~2,000mg 이상 들어 있다. 보통 성인의 하루 권장량이 2,000mg이니, 거의 하루치를 한 번에 먹는 셈이다. 나트륨이 몸에 들어오면, 우리 몸은 그 짠기를 중화시키기 위해 수분을 붙잡기 시작한다. 세포 바깥쪽에서 삼투압을 맞추려고 수분을 끌어당기고, 고이게 된다.

이게 바로 붓기다. 물은 많지 않아도, 물이 빠져나가지 못하고 붙들려 있는 상태. 특히 눈가, 얼굴, 손끝처럼 피부가 얇은 곳에 먼저 드러난다.

게다가 라면은 대부분 늦은 밤, 잠자기 직전에 먹는 음식이다. 밤에는 림프 순환이 느려지고, 항이뇨 호르몬의 리듬이 교란되기 쉬운 시간이다. 게다가 면은 고탄수화물이기 때문에 당분 섭취 → 인슐린 상승 → 염분 정체 → 수분 정체까지 이어지는 '붓기의 도미노'가 한밤중에 벌어진다.

라면이 붓게 하는 건 짜서만이 아니라, 몸이 그 짠기를 감당할 준비가 안 된 시간에, 탄수화물과 함께 급하게 들어오기 때문이다.

밤 11시, 라면 한 젓가락은 그 자체로 '붓기의 첫 설계도'가 된다

라면이 너무 땡기는 날, 그래도 덜 붓고 싶다면

라면이 땡기는 날은 있다. 아무리 잘 먹고 잘 자고 운동도 했다 해도, 어느 날은 진짜 이상하게 국물 있는 탄수화물이 간절하다. 그럴 땐 그냥 먹는 것도 방법이다. 다만, 그 다음 날이 두렵지 않도록 먹는 법은 따로 있다.

1. 라면 + 우유? 괜찮다. 단, 미리 마셔라

라면 먹을 때 우유 한 잔을 곁들이면 어쩐지 조금 더 위안이 되는 느낌이다. 그건 단순한 기분이 아니다. 실제로 도움이 된다.

우유는 지방과 단백질을 포함한 완전식품이기 때문에 공복 상태에서 라면만 먹는 것보다 혈당을 천천히 올려준다. 그리고 위에 '쿠션'을 깔아주기 때문에 면발이 위장을 자극하는 걸 완화시킨다.

단, 라면 먹기 전에 먼저 마시는 것이 포인트다. 먼저 한 잔을 마셔 위장을 부드럽게 만든 후, 라면을 먹는 것이 더 낫다. 우유가 속을 보호하고, 염분 흡수를 약간 완화해주는 역할도 한다.

2. 국물은 입만 대고 내려놓는다

진짜 붓기는 국물 속에 있다. 라면 한 그릇에 들어 있는 나트륨은 하루 권장량을 넘긴다. 면은 씹어 넘기지만, 국물은 흡수된다.

배고픈 마음은 면으로 채우고, 얼굴 붓기는 국물을 내려놓음으로써 막는다. 국물을 남기는 용기, 그것이 라면을 대하는 태도다.

3. 먹고 바로 눕지 않는다

가장 흔한 붓기의 실수는 **"라면 → 넷플릭스 → 바로 잠"**이라는 조합이다. 이 흐름이 계속되면 라면은 단순한 야식이 아니라 붓기의 습관이 된다.

라면을 먹은 후엔 찬물 한 컵을 천천히 마시고 가볍게 집안일을 하거나 10분이라도 서 있거나 걷는다. 림프가 흐르게 해야 붓기도 정리된다.

라면은 죄가 없다. 그걸 먹고 어떻게 대처하느냐가 다이어트의 격을 만든다. 우유는 위장을 보호하는 방패고, 물은 붓기를 밀어내는 물청소다. 라면은 가끔 괜찮다. 단, 나를 아는 방식으로 먹는다면.

슬로우 에이징은 밤에 완성된다

"수면은 휴식이 아니라 회춘의 기술이다."

우리는 피곤하다는 이유로 밤마다 늦게까지 깨어 있고, 한밤중엔 스스로에게 간식을 '보상'하며, 정작 아침이 되면 거울 속 부은 얼굴을 탓한다.

"왜 이렇게 부었지?" "물을 줄여야 하나?" 하지만 진짜 원인은 물도, 간식도 아니다. 잠을 제대로 자지 않은 '그 날 밤'이 문제다.

수면 부족은 몸을 저장 모드로 만든다

잠을 덜 자면 신진대사가 느려진다. 렙틴(식욕 억제 호르몬)은 줄고, 그렐린(식욕 자극 호르몬)은 늘어나 아침부터 단 걸 찾고, 자극적인 음식을 먹게 된다.

혈당이 급등하면 인슐린이 분비되고, 그 과정에서 복부에 지방이 저장된다. 즉, 잠을 덜 자는 날일수록 배는 더 나온다.

실제 사례: 붓기와 수면 루틴의 전환

50대 여성 A씨는 "아무리 덜 먹어도 아침마다 얼굴과 배가 너무 부어요. 살도 안 빠져요."라고 말했다. 그녀는 수면 시간이 매일 4~5시간이었고, 밤마다 과자나 빵을 조금씩 먹는 습관이 있었다. 아침은 거르고, 점심은 빵으로 대충 때우고, 결국 저녁에 폭식하는 패턴이었다. 우리는 식단보다 먼저 수면 루틴부터 바꾸었다.

- 자정 이전에 잠자리에 들기
- 스마트폰은 잠들기 1시간 전 꺼두기
- 자기 전 아로마 솔트를 넣은 족욕 루틴 실천하기

이 단순한 실천을 2주간 지속한 뒤, 3주째 되던 날, 그녀는 이렇게 말했다.

"이제는 아침에 눈을 뜰 때 맑고 개운해요." 그녀는 복부둘레가 4cm 줄었고, 붓기는 사라졌으며, 무엇보다 기분이 달라졌다.

슬로우에이징은 낮이 아닌 '밤'에 일어난다

2025년 건강 트렌드 키워드 중 하나는 '슬로우에이징(slow aging)'이다. 이는 단순히 주름을 늦추는 것이 아니라, 몸의 리듬을 회복시키는 라이프스타일 전체를 의미한다.

그 핵심이 바로 수면이다.

젊어지는 공식은 밤에 작동한다

1. 성장호르몬은 자는 동안 분비된다

- 특히 잠든 지 1~2시간 이내, 깊은 잠(Slow-wave sleep) 중
- 이 호르몬은 지방을 분해하고, 근육을 회복하고, 피부에 콜라겐을 만든다
- 아무리 비싼 피부 시술을 받아도, 밤에 못 자면 회복 프로그램은 실행되지 않는다

실제로 밤새 일하고 잠을 자지 않는 사람의 얼굴엔 트러블이 반복되고, 시술 효과도 떨어진다. 잠만 잘 자도, 피부는 스스로 회복된다

2. 자가포식(autophagy)과 DNA 복구 작용도 밤에 활발하다
- 자가포식은 세포 내 '망가진 단백질을 청소하는 시스템'이다
- 공복과 수면 중에 가장 활발히 작동하며,
- 이때 세포는 산화 스트레스에서 회복되고, 노화된 구조가 제거된다
- 자는 동안 몸은 '노화의 흔적'을 지워간다

3. 수면 부족은 염증을 증가시키고, 텔로미어를 단축시킨다

잠이 부족하면 염증성 사이토카인(IL-6, TNF-α 등)이 늘어난다

만성 염증은 대사 장애와 노화를 촉진한다

세포 노화를 막는 '텔로미어'도 짧아지며, 생물학적 나이를 앞당긴다

연구 요약 박스 7

논문명: Short Sleep Duration Is Associated with Shorter Telomere Length in Healthy Men
출처: PLoS One, 2012

> **연구 설계 및 결과:**
> - 연구 참가자들을 수면 시간에 따라 2개 그룹으로 나눔
>   ① 매일 5시간 이하로 자는 그룹
>   ② 매일 7시간 이상 자는 그룹
> - 혈액 샘플을 통해 백혈구 내 텔로미어 길이 측정
> - 그 결과, 수면이 짧은 그룹은 텔로미어 길이가 평균 6% 짧았음
> - 이 차이는 연령, 체중, 건강 습관, 사회적 요인 등으로는 설명되지 않음
>
> **의의:**
> 이 연구는 짧은 수면이 단순한 피로나 집중력 저하를 넘어서, 세포 단위의 노화 지표인 텔로미어 길이까지 단축시킨다는 점을 처음으로 밝혀낸 의미 있는 연구이다. 특히 눈에 보이지 않는 노화가 밤 사이 조용히 축적될 수 있다는 경고이기도 하다.
> 즉, 매일 잠을 덜 자는 습관만으로도 생물학적 노화를 가속화시킬 수 있다는 과학적 근거이며, "수면 부족 = 조기노화"라는 등식을 유전자 수준에서 설명한 연구로 평가된다.

중년 이후 짧은 수면이 '순간의 피로'로 끝나지 않고, 우리 세포의 노화 속도까지 앞당길 수 있다는 사실이 과학적으로 증명되었다. 대표 연구는 중장년층(평균 63세)의 건강한 남성 434명을 대상으로 진행됐는데, 매일 5시간 이하로 자는 남성은 충분히 자는 사람보다 텔로미어 — 세포 나이의 시곗줄이 평균 6%나 짧았다. 놀라운 사실은 이 결과가 나이, 키, 몸무게, 흡연, 우울감 등 어떤 변수에도 영향을 받지 않았다는 것이다.

텔로미어는 세포 분열할 때마다 조금씩 줄어들며, 짧을수록 노화 속도가 빠르다. 잠이 부족하면 우리 몸은 회복과 재생 모드를 멈추고, '통증·염증·스트레스'라는 부담 모드로 들어간다. 결국 잠이 모자라면, 우리 몸은 당장은 괜찮더라도 세포 단계에서 노화가 가속화된다는 이야기다.

우리가 눈으로 보는 것은 몸이지만 사실 그 이면에 여러가지 세포들이 부지런히 일을 하면서 생명력을 증가시키기고 줄이기도 한다. 안 보

이는 것들의 중요성을 깨달아야 한다.

이처럼 잠은 삶의 질뿐 아니라 세포의 시계를 늦추는 핵심 리듬이다. '오늘 밤만 조금 더 자야겠다'가 아니라, '매일 밤 7시간 이상의 수면'이 내 몸의 시계를 느려지게 하는 진짜 처방임을 이 연구는 보여준다.

자기 진단 테스트:
당신은 회복 중인가, 저장 중인가?

1. 아침마다 얼굴이나 손발이 자주 붓는다
2. 자정 이후에 자는 날이 일주일에 3일 이상 있다
3. 밤에 자주 깨거나, 수면의 질이 낮다고 느낀다
4. 늦게 자는 다음 날은 복부가 더 불룩해진다
5. 피곤한 날일수록 군것질이 늘어난다

3개 이상 해당된다면, 지금 당신의 몸은 회복 모드가 아닌 '지방 저장 모드'에 들어가 있다. 이 상태에서 감량은 되지 않고, 붓기와 피로는 반복된다.

수면은 가장 오래된, 그러나 가장 과학적인 회춘의 기술이다

우리는 밤이 되면 피곤해지지만, 몸은 그때부터 본격적인 '복원 작업'을 시작하려 한다.

그걸 허락하지 않는 건, 늘어난 스마트폰 사용 시간이거나, 자기 전

먹는 야식이거나, 혹은 혼자만의 조용한 시간을 포기하지 못하는 감정적 보상이다.

하지만 뇌는 이미 "불 꺼줘"라고 말하고 있었을지 모른다. 정리할 시간도, 비워낼 틈도 없이 그날 하루를 쌓고 또 넘기고 있는 것이다.

수면은 젊음을 되돌리는 가장 확실하고 가장 저렴한 기술이다. 밤 11시 이전에 자는 것. 그 작은 선택이 내일의 붓기를, 내 얼굴의 탄력을, 내 몸의 나이를 바꾸는 가장 근본적인 시동이다.

4단계 수면의 힘

나는 베르나르 베르베르의 '개미'라는 소설을 고등학생 때 읽으면서 그 작가에게 푹 빠져서 모든 책을 다 사서 읽었었다. 그 중 『잠』이라는 책에는 잠과 치유에 관한 상징적인 장면이 등장하는데 아주 인상깊은 내용이 있었다. 잠의 여러 단계에 대한 흥미로운 내용이 나온다.

주인공인 신경생리학자였던 카롤린 클라인 교수는 아홉 살 아들 자크의 건강과 집중력 저하, 학습 부진이 단순한 생활 습관 때문이 아니라고 직감한다.

자크는 늘 기침을 했고, 밤이면 코가 막히고, 수업 시간엔 머리에 돌덩이를 얹은 듯 졸기 일쑤였다. 감기에도 자주 걸리고, 키도 또래보다 작았다.

그녀는 자크가 자는 모습을 유심히 관찰하다가 중요한 사실을 발견한다. 자크는 수면 중 2단계 얕은 잠에서 3단계로는 간신히 넘어가지만, 기억과 회복의 핵심인 4단계 깊은 수면에는 도달하지 못하고 있었던 것이다.

신경 생리학자였던 엄마는 말한다.

"자크가 제대로 잠들었어. 솔방울샘이 세로토닌으로부터 멜라토닌을 만들어 분비하고 있어. 몸의 자연적인 유기화학 작용도 일어나는 중이야. 꿈을 꾸고 몸이 회복되고 있어."

실제로 4단계 수면에서는 몸속 회복 시스템이 본격적으로 작동한다. 성장호르몬이 분비되고, 면역세포가 활성화되며, 낮 동안의 정보가 대뇌 측두엽에 '기억'으로 저장된다.

자크의 뇌 안에서는 뉴런들이 서로 연결되며 붉은 섬유 그물망을 이루고, 미세한 전기 신호들이 감각기관에서 들어온 정보를 '생각'으로, 그리고 '기억'으로 바꿔나간다. 깊은 잠을 자게 된 자크는 놀랍게도 감기에 덜 걸리고, 아침 기침도 멎고, 수업 시간에도 졸지 않았다. 그리고 얼마 지나지 않아, 반에서 1등을 하게 된다.

이 소설은 말한다.

잠은 단순한 쉼이 아니라, 뇌와 몸이 다시 짜이는 시간이며, 진짜 회복과 성장이 일어나는 생물학적 리셋의 순간이라는 것을.

소설 속 자크의 이야기는 상징이 아니다.

오늘 우리가 겪는 '머리가 멍하고, 살이 빠지지 않고, 감기에 자주 걸리는 이유'는 대부분 깊은 잠을 못 자는 데에서 시작된다.

기억력, 면역력, 집중력, 그리고 대사까지―

모두 잠 안에서 만들어진다. 7시간을 잘 자면 개인능력 최고치가 된다. 수면의 질은 먹은 음식의 종류와 직결되고, 수면의 질은 식욕, 근 성장, 면역력, 뇌기능 등 다이어트를 넘어 인생의 모든 면을 개선하는데 매우 중요한 요소이다.

캘리포니아 대학교 샌디에이고 캠퍼스의 정신의학과 다니엘 크립케 교수는 여러 가지 연구를 하면서 110만 명을 추적 조사하였다. 그 결과 8시간보다는 7시간이 건강을 위한 적절한 수면 시간으로 나타났다. 이 연구에서는 하루에 6 ~7시간을 자는 사람들이, 이보다 더 적거나 많이 자는 사람들보다 사망률이 훨씬 낮고 장수하는 것으로 나타났다.

2013년 Frontiers in Human Neuroscience 저널에 실린 연구에도 비슷한 내용이 있다. 약 16만 명의 수면 습관을 분석한 결과, 7시간 정도 잠을 잤을 때 공간 기억력과 수학 등의 인지 능력 테스트에서 최고점을 보였다.

이 연구는 적게 자는 것이 좋다는 것을 말하는 것이 아니다. 만약 8~9시간을 자야 기력을 회복한다는 사람은 7시간 정도의 수면 시간으로 정신이 맑아지는 사람보다는 덜 건강하다는 말이다. 핸드폰 배터리도 성능이 좋을 때에는 충전하고 하룻밤 자고 나면 완충된다. 하지만 오래된 핸드폰은 밤새 충전해도 50%도 안 찬다.

즉, 수면의 양보다는 질이 중요하다는 것이다. 일을 잘하는 사람은 오래 일하는 사람이 아니라 짧은 시간 안에 많은 일을 해내는 사람이다. 잠을 잘 자는 사람은 오래 자는 사람이 아니라 적절한 시간에 충분히 회복되는 질 좋은 잠을 자는 사람이다.

오랫동안 자도 중간중간에 깨면 다음 날이 엄청 피곤하다는 것을 느껴 봤을 것이다. 수면의 질이 좋으려면 밤 11시 부터 새벽 1시 사이에는 반드시 자는 것이 좋다. 이 시간은 자시(子時: 밤 11시~새벽 1시)라고 해서 천지의 기운이 닫히는 때라고 한다. 이때 인체의 에너지 또한 이시간에 거의 소모가 되므로, 이때 휴식을 취하고 자면 수면의 질이 향상된다. 잠을 자는 동안 90분 주기로 발생하는 non-REM 수면과 REM 수면이 번갈아가며 나타나며, 이러한 과정을 통해 몸과 마음이 재충전된다.

이때 조용한 클래식 음악을 듣는 것도 좋은 방법이다. 하드락 음악은 뇌의 활동을 떨어뜨리기 때문에 피하는 것이 좋다.

나는 매일 밤, 자기 전에 에릭사티의 짐노페디 1번을 들으면 바로 꿈나라로 간다. 이것이 수면 루틴이다. 잘 때 항상 틀어놨더니 연말 스포티파이에서 가장 많이 들은 음악으로 짐노페디가 1위로 나왔다.

··· 마무리 한 마디 ···

밤 11시 이후는 붓기만 남고 회복은 사라진다.
밤 11시를 넘기면 림프 순환은 느려지고, 세포는 회복보다 방어에 집중한다.
또한 잘 때 열리는 살 빠지는 천연 호르몬의 비밀 파티는 취소된다.
대사를 깨우고 지방을 태우는 진짜 일은 우리가 자는 동안 몰래 시작된다.
살이 빠지는 기본 시간표는 수면 시간표다.

5장

물을 안 마시면 살찐다

진료실에서 가장 많이 듣는 질문이 있다. "물을 많이 마시면 오히려 더 붓는 것 같아요." "커피나 차를 자주 마시니까 수분 보충은 잘 되고 있는 거 아닌가요?"

그럴 때마다 나는 조용히 웃으며 이렇게 말한다. "아니요, 몸은 지금 물을 더 필요로 하고 있어요."

물은 그냥 수분 보충이 아니다. 지방을 태우는 연료이자, 대사를 켜는 스위치다. 물 한 잔이 없으면, 그 어떤 다이어트도 시작되지 않는다.

수분이 부족한 몸은 살이 빠지지 않는다. 복부는 더 잘 붓고, 체중은 제자리걸음을 한다. 몸이 정체되어 있다는 느낌, 그게 바로 말라버린 대사 상태의 신호다.

더 무서운 건, 수분이 부족하면 식욕까지 폭주한다는 사실이다. 몸은 목이 마르지만, 우리는 그걸 '배고픔'으로 착각한다. 결국 폭식하고, 붓고, 지친다.

그래서 다시, 나는 말한다

"지방을 태우는 건 의지의 문제지만, 그걸 정리해주는 건 물의 몫이에요."

다이어트를 시작했다면, 하루 2리터의 물부터 부지런히 마셔보자. 내 몸이 바뀌려면 내 손이 잡는 것을 바꿔야 한다. 이제 탄산음료가 아니라 생수를 잡아보자. 변화는 거기서부터 시작된다.

효소만 먹는 다이어트, 정말 효과 있을까?

요즘 인스타에서 효소 제품을 많이 볼 수 있다. "먹기만 해도 뱃살이 빠진다", "변이 잘 나온다", "장 청소된다"는 말도 붙는다.

하지만 의사로서 나는 늘 이 부분이 마음에 걸린다. 물이 부족한 상태에서 효소만 먹는다면, 그건 '세제를 넣고 물 없이 세탁기를 돌리는 것'과 같다.

리파아제가 작동하려면 반드시 '물'이 있어야 한다

지방을 태우기 위해선 '리파아제(lipase)'라는 효소가 꼭 필요하다. 이 효소는 간·췌장·지방세포에서 생성되며, 지방산을 잘게 쪼개 연소 가능한 형태로 바꾸는 첫 단계이다.

그런데 이 리파아제는 '수용성'이다. 즉, 체내 수분이 충분해야 제대로 작동한다.

물이 부족하면? 이 효소는 일하지 않는다. 몸은 대사를 멈추고, 지방은 그대로 남는다.

물 없이 효소만 먹는 건 무슨 의미일까?

나는 다이어트를 하면서 효소를 먹지 않았다. 대신 매일 2~3리터의 물, 정해진 루틴의 식사, 단백질, 수면을 지켰다. 몸은 '효소'라는 마법의 단어에 반응하지 않는다. 효소는 단지 "조건이 맞을 때" 작동하는 하나의 도구일 뿐이다. 그 조건이 바로 물, 기초대사, 소화기 건강이다.

그래서 나는 이렇게 말한다. "효소는 도구일 뿐이고, 물이 없으면 그 도구는 봉인된다."

요즘 인스타에서 효소 공구를 보면, 물 한 모금 없이 캡슐만 넘기는 사람들이 있다. 그건 마치 고급세제를 넣고 수도꼭지를 잠가둔 채 세탁기를 돌리는 것과 같다. 기름때가 빠지길 바라는 사람에게 "왜 물을 안 트셨어요?"라고 되묻게 되는 순간이다.

내가 권하는 다이어트는 "조건을 갖추는 다이어트"다. 효소 하나로 살이 빠지지 않는다. 물을 마시고, 자고, 회복할 수 있어야 진짜 변화가 시작된다.

효소 다이어트를 하는 사람들을 보면, 이미 살을 뺀 다음에 효소를 먹으면서 광고를 한다. 그렇게 보면 마치 '효소가 살을 뺀 것처럼' 보이지만, 실은 수면, 수분, 운동이라는 기본 조건이 뒷받침되지 않으면, 그 효소는 몸속에서 '작동을 멈춘 기계'처럼 멈춰 있게 된다.

이건 단지 감각적인 비유가 아니다. 진짜 연구로도 증명된 이야기다.

재밌는 건, **진짜 살이 빠지는 조건은 '효소'가 아니라 '수분 상태'**라는 연구들이 쏟아지고 있다는 점이다.

연구 요약 박스 8

논문명:
1. Water Consumption: Effect on Energy Expenditure and Body Weight Management (2023)
2. Increased Hydration Can Be Associated with Weight Loss (2016)

출처:
- Current Obesity Reports, 12(2), 99-107
- Frontiers in Nutrition, 3, Article 18

핵심 요약:
- 공복에 물 500ml를 마신 실험군은 기초대사량이 24~30% 증가
- 같은 식단에서도 물을 충분히 마신 그룹이 평균 2.2kg 더 감량
- 식전 수분 섭취는 섭취 칼로리를 줄이고, 지방 분해 효소(리파아제) 활성도를 높임
- 수분 부족 상태에서는 지방 대사가 억제되고 다이어트 효과가 떨어진다.

2023년 발표된 한 논문은, 물만 잘 마셔도 하루 기초대사량이 평균 24~30% 증가한다는 결과를 보였다. 실제로 이 연구에서 공복에 물 500ml를 마신 사람들은 단 몇 분 만에 에너지 소비량이 확 올라갔다.

또 다른 연구에서는 식사 전에 물을 마신 사람들이 한 끼 식사에서 평균 75kcal 이상을 덜 섭취했다. 포만감을 미리 채운다는 뜻이다. 그리고 몇 주 뒤, 이들은 같은 식단을 먹은 다른 그룹보다 체중이 2kg 가까이 더 빠졌다.

즉, 몸은 물이 들어와야 효소를 작동시키고, 물이 있어야 지방을 분해할 리파아제를 활성화시키며, 물이 있어야 포만감을 전달하고 물이

있어야 몸속에 쌓인 노폐물과 염증을 씻어낸다.

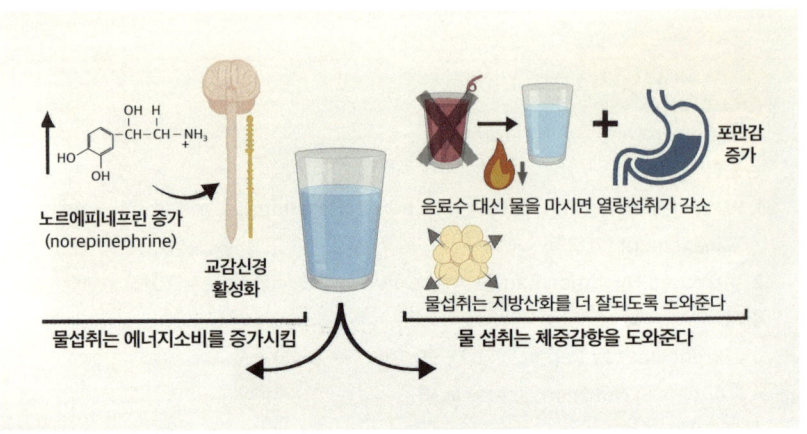

출처: Thornton, S. N. Curr Obesity Reports, 2023, p.104에서 각색.

효소는 조연이다. 진짜 주인공은 물이다.

당신이 진짜 변화를 원한다면, 그 변화는 효소 캡슐이 아닌 투명한 컵 속 한 잔의 물에서 시작된다.

"지방을 태운다는 건, 불을 지르는 일이다"

다이어트를 한다는 건 결국 몸 안에 '지방이라는 땔감'을 태우는 일이다. 하지만 불을 질렀으면, 그 다음엔 연기와 재를 치워야 한다. 그걸 안 하면 어떻게 될까? 방 안엔 매캐한 냄새가 남고, 공기는 탁해진다. 몸도 똑같다.

지방이 분해되면 에너지도 생기지만, 그와 함께 케톤체, 이산화탄소, 수소 이온 같은 산성 노폐물이 함께 따라온다. 이건 '열정 뒤에 남은 피로'와도 같다. 정리되지 않으면, 몸은 탁해지고 피로가 쌓이며, 붓고, 기분까지 가라앉는다.

그 잔재들을 치우는 게 바로 물의 역할이다. 물은 그냥 수분 보충이 아니라, 몸 안 청소를 시작하게 하는 열쇠다.

그래서, 왜 물이 꼭 필요할까?

1. 케톤체는 수용성이다

지방이 연소되면 케톤체가 생긴다. 이건 소변, 땀, 호흡으로 나가야 하는데 물이 없으면 빠져나갈 길이 없다. 그럼 케톤이 피 속에 남고, 두통, 피로감, 구취까지 만들어낸다.

2. 산성 노폐물은 물로 중화된다

수소 이온, 이산화탄소 같은 산성 물질이 쌓이면 몸은 '산성화'되고, 조직 회복이 더뎌진다. 이걸 희석하고 중화시키는 유일한 도구가 바로 물이다.

3. 림프는 움직여야 흐르고, 흐르려면 물이 있어야 한다

림프는 몸속 쓰레기 수거차다. 근데 물이 부족하면 이 수거차는 막히고 멈춘다. 그러면 얼굴이 붓고, 몸이 무겁고, 피곤이 안 풀린다.

결론은 간단하다

"지방을 태운다면, 그만큼 물을 더 마셔야 한다."

당신이 지금 진짜 열심히 다이어트를 하고 있다면,몸속엔 이미 '불이 한 차례 지나갔다'는 뜻이다. 이제 정리할 차례다. 하루 2리터의 물이, 그 연기의 재를 걷어내기 시작할 것이다.

그래서 나는 말한다. 물을 마시지 않고 하는 다이어트는, 불은 지르고 재는 안 치우는 일이다.

하지만 어떤 사람들은 "물을 충분히 마시고, 수면도 챙기고, 식단도 관리했는데 왜 이렇게 피곤하죠?"라고 묻는다.

그럴 때 나는 한 걸음 더 나아가 이렇게 말한다.

"몸이 정리할 힘조차 고갈된 상태일 수도 있어요."

이럴 땐 물만으로 부족할 수 있다. 그때 도움이 될 수 있는 게 바로 태반주사처럼 회복을 도와주는 보조 치료다.

간 해독, 항산화, 염증 정리에 가볍게 손을 보태주는 것. 그 정도 역할로,지친 대사의 마지막 정리를 부드럽게 도와줄 수 있다.

아버지 얼굴빛이 말해준 회복의 힌트

나는 예전엔 태반주사를 그다지 신뢰하지 않았다. 몇 년 전, 아버지께서 병원의 권유로 태반주사를 맞고 오셨을 때도 속으로는 반신반의했다. 그런데 그 주를 지나며, 눈에 띄는 변화가 있었다. 아버지의 얼굴빛이 맑아졌고,칙칙했던 피부톤도 조금씩 밝아졌다. 무엇보다 활기가 생겼다.

"왜 피부가 이렇게 좋아졌지?" 그때는 단순히 신기했지만, 의사로서 공부를 이어오며 이제야 이해하게 되었다. 태반주사의 핵심은 미용이 아니라 회복이었다.

태반주사는 '정리되지 못한 몸'에 대한 보조 도구일 뿐이다

지방을 빠르게 태우는 다이어트가 유행하면서 많은 사람들이 말하지 않는 후유증도 함께 생긴다. 살은 빠졌지만 얼굴은 꺼지고, 피부가 거칠고, 피로감은 줄지 않는 경우가 많다.

지방이 연소되면 케톤체, 활성산소, 유리지방산 같은 노폐물이 쏟아지는데, 이것을 정리하고 비워내야 회복까지 완성되는 다이어트가 된다.

이때 도움이 되는 보조 치료 중 하나가 태반주사이다. 꼭 필요하다는 건 아니지만, 몸이 지치고 회복이 느릴 때, 한 걸음 더 회복 쪽으로 당겨주는 역할은 할 수 있다.

효과를 너무 믿지 말고, 너무 가볍게 보지도 말자

태반주사의 주요 성분은 아미노산, 비타민, 효소, 펩타이드, 성장인자 같은 재생 관련 물질들이다. 이들은 간 기능을 보조하고, 항산화 시스템을 돕고, 자가포식과 회복 작용을 부드럽게 유도한다.

다만 이것만으로 모든 피로가 사라지고, 얼굴이 갑자기 달라질 거라고 기대하는 건 과한 기대다. 오히려 "내가 회복할 여력을 잃었을 때, 거기에 조용히 힘을 보태주는 역할"로 생각하는 게 정확하다.

효소나 해독제 하나로 만성 피로가 사라지리라 믿는 사람도 있다. 하지만 피로는 '마음의 문제'가 아니라 '회복력의 문제'다. 수면도, 수분도, 회복도 없이 해독만 하겠다는 건, 엔진 오일 갈지 않고 장거리 주행만 하겠다는 말과 같다. 중년 이후, 체력이 쉽게 떨어지고 아무리 자도 개운치 않은 이유는 단순히 노화 때문만은 아니다. 몸이 회복할 '연료'를 충분히 공급받지 못하고 있다는 뜻이다. 여기서 말하는 연료란 단순한 당이나 지방이 아니라, 세포 회복에 필요한 단백질, 아미노산, 성장인자, 항산화 물질 같은 것들이다. 그 중에서 최근 눈에 띄는 연구가 있었다.

인태반가수분해물(HPE) 주사에 관한 임상시험이다.

연구 요약 박스 9

논문명: Efficacy and Safety of Human Placental Extract Solution on Fatigue
출처: Evidence-Based Complementary and Alternative Medicine, 2012
연구진: Lee, K.-K., Choi, W.-S., Yum, K.-S., Kim, M.-J 외
연구 방법:
- 315명의 만성 피로 환자를 두 그룹으로 나누어
  - HPE 주사군(인태반가수분해물)
  - 생리식염수 대조군
- 주 1회, 4주간 피하주사 · 피로 척도(CIS), 간 수치, 전신 상태를 평가

결과:
- HPE 주사군: 71.7% 피로 개선
- 대조군: 44.0% 피로 개선
- 통계적 유의성 확보 ($P<0.001$)
- 특별한 부작용 없이 안전성도 입증됨

한국에서 315명의 중장년층 만성 피로 환자를 대상으로 진행된 이 연구는 매주 1회, 4주간 인태반 주사를 맞은 그룹과, 생리식염수를 맞은 대조군을 비교했다. 결과는 명확했다.

- 생리식염수만 맞은 그룹의 피로 회복률은 44%에 그쳤지만,
- 인태반 주사를 맞은 그룹은 71% 이상이 피로 회복을 경험했다.
- 게다가 유의미한 간 기능 개선, 전신 에너지 회복, 수면의 질 향상까지 함께 보고되었다.

피로가 단순히 '쉬지 않아서' 오는 것이 아니라, 회복 물질의 결핍으로 인해 세포의 회복 프로그램 자체가 지연되는 것임을 보여주는 연구였다.

기능의학적으로 보면, 태반주사는 지방을 태운 후 몸에 남는 산화 스트레스와 해독 부담을 완화시켜주는 '회복 보조제'다. 지친 대사를 다시 부드럽게 복원시켜주는 조용한 손길. 그게 바로 태반의 역할이다.

당신의 마음에 닿기를 바라며

살을 빼는 건 정말 어렵다. 하지만 살을 뺀 뒤에도 건강하게 유지하는 일은 그보다 더 어렵다.

나는 진료실에서 그런 순간들을 자주 목격한다. 분명 감량에는 성공했지만, 기분은 가라앉고, 밤엔 잠이 오지 않고, 생리 주기가 흔들리고, 아침에 눈을 떠도 개운하지 않은 날이 계속된다.

그럴 때 나는 이렇게 말해준다. "지방을 태우는 건 시작이었고, 이제는 그걸 정리할 차례예요."

몸은 단지 체중을 줄이는 것보다 회복하고 균형을 되찾는 걸 더 좋아하는 존재다. 칼로리를 줄이고 운동을 늘리는 것도 필요하지만, 회복할 시간을 주지 않으면 어느 순간, 그 몸은 무너진다.

나는 늘 이렇게 믿는다. "몸은 잘 자고, 잘 쉬고, 잘 정리될 때 가장 예뻐진다."

그 회복을 도와주는 첫 번째는 물이다. 그리고 그 뒤를 따라오는 것은 지친 대사를 말없이 끌어 안아주는 회복 분자이다.

태반은 단지 주사가 아니다. "내가 내 몸을 다시 챙기겠다"는 적극적인 시작이며, 조용한 복구의 시간을 내 몸에 주는 것이다.

물을 안 마시는 습관이 만든 붓기

나는 환자들에게 이렇게 말한다. "물 안 마셔서 붓는 사람이 더 많아요."

우리 몸은 수분이 충분하면 "여유로우니까 버려도 되겠다"고 판단하고 자연스럽게 배출한다. 하지만 수분이 부족하면 조금이라도 잃지 않으려고 온몸에 붙잡아 두기 시작한다. 그 결과가 바로 림프 정체, 피부 아래 찌꺼기, 붓기다. 물이 문제가 아니라, '물을 흘려보내지 못한 내 생활 리듬'이 문제이다.

환자 사례: 단지 물을 마신 것만으로도

한 여성 환자는 하루 3잔 이상의 커피를 마시고 정작 물은 500ml도 마시지 않았다. 늘 붓고, 살도 잘 안 빠지며, 만성 피로에 시달렸다. 우리는 커피를 줄이고, 기상 직후 미온수, 식전 물 한 컵, 운동 후 수분 보충 등 하루 2리터의 물 루틴을 시작했다.

한 달 후, 그녀는 얼굴빛이 맑아졌고, 복부 둘레 4cm 감소, 부종과 피로, 변비도 해소되었다.

찬물 vs 미온수, 언제 어떤 물을 마셔야 할까?
― 지방을 태우고 싶다면, 열부터 만들어야 한다

"찬물 마시면 몸에 안 좋지 않나요?" 이 질문을 꽤 자주 듣는다. 하지만 과학은 말한다. "찬물은 대사를 켜는 작은 불꽃이다."

물, 특히 찬물이 다이어트에 도움이 되는 이유는?

그 원리는 단순하면서도 정교하다. 우리 몸은 체온을 항상 일정하게 유지하려는 시스템을 갖고 있다. 그런데 외부에서 찬물이 들어오면, 몸은 이 물을 **체온(약 36.5도)**까지 데우기 위해 에너지를 쓴다. 이게 바로 '냉 자극 유도 열발생(Thermogenesis)'이다.

다이어트를 하겠다고 마음먹으면, 대부분 식단부터 바꾸려 한다. 하지만 대사는 그렇게 쉽게 깨어나지 않는다. 오히려 아주 단순한 변화 하나가, 몸의 리듬을 확실히 바꾼다.

연구 요약 박스 10

논문명: Use of the "Cool Fat Burner" with Cold Water
출처: Journal of Sports Medicine and Physical Fitness, 2019
연구자: Grove, P. E. 외
연구 방법:
- 평균 32세 과체중 성인 14명 대상
- 냉수 섭취 + 쿨링 조끼 착용
- 간접열량측정법으로 에너지 소비, 산소 사용량, 지방 연소율 측정

주요 결과:
- 에너지 소비량 74.6% 증가
- 지방 연소율 20% 이상 증가
- 산소 소비와 호흡 증가 → 대사율 전반 상승

2019년 한 연구에서 과체중 남녀 14명을 대상으로 실험이 진행됐다. 연구진은 참가자들에게 차가운 물을 마시게 하고, 몸을 식히는 쿨링 조끼를 착용하게 한 뒤 대사 변화를 관찰했다. 복잡한 약물이나 운동 없이, 단지 '냉자극' 하나만으로 실험이 이루어진 것이다.

그리고 놀라운 변화가 나타났다. 참가자들의 에너지 소비량은 평상시보다 무려 74.6% 증가했고, 지방을 연료로 쓰는 비율 역시 20% 이상 높아졌다. 호흡량과 산소 소비(VO_2)도 함께 증가했다. 단지 찬 자극을 줬을 뿐인데, 몸은 스스로 지방을 더 태우는 방향으로 연료 시스템을 바꿔버린 것이다.

이 현상은 뇌의 시상하부가 체온을 유지하기 위해 '갈색지방'을 작동시키는 반응에서 비롯된다. 갈색지방은 일반적인 피하지방과는 달리, 열을 내기 위해 칼로리를 소모하는 조직이다. 열을 낸다는 것을 boiling effect 라고 한다. 몸의 보일러를 돌리는 데에 기름이 필요한 것처럼 에너지를 사용하게 되는 것이다. 차가운 물이 몸에 들어오자, 이 열을 만들기 위한 생리적 반응이 활성화되면서 지방을 태우고, 산소를 더 많이 쓰며, 대사 전체가 빨라진 것이다.

중요한 건, 이 모든 변화가 운동 없이도 가능했다는 점이다. 우리가 무심코 넘겼던 '차가운 자극'이 사실은 몸을 다시 움직이게 만드는 열쇠였던 셈이다. 사실 여기에 운동까지 가미된다면 더할 나위 없이 좋은 결과를 보일 것이다.

비유로 풀어보자면…

찬물은 잠든 난로에 불을 지피는 성냥과 같다. 그 불을 붙이면 몸은 자동으로 연료 — 즉, 지방을 태우기 시작한다. 그 원리는 단순하면서도 정교하다. 우리 몸은 체온을 항상 일정하게 유지하려는 시스템을 갖고 있다. 그런데 외부에서 찬물이 들어오면, 몸은 이 물을 **체온(약 36.5도)**까지 데우기 위해 에너지를 쓴다. 바로 '냉 자극 유도 열발생

(Thermogenesis)'이다.

하지만 성냥만 많다고 난로가 따뜻해지지는 않는다. 규칙적인 연소(= 생활 리듬)와 적절한 연료 공급(= 영양)이 같이 있어야 지속 가능한 따뜻함이 유지된다.

실생활에 적용하는 찬물 대사 루틴

시점	행동	효과
아침 기상 직후	찬물 300~500ml	대사 스위치 ON, 지방 연소 자극
운동 전	냉수 한 잔 + 가벼운 스트레칭	심박수 상승, 열 발생 준비
공복 약할 때	미온수로 대체	속 보호, 림프 순환 자극

기능의학적으로 본 해석

냉 자극과 찬물은 교감신경계를 적절히 자극해 지방산을 연소시키고, 갈색지방의 열생산 기능을 가동시키는 자연스러운 대사 전환 유도제로 작용한다.

자기 진단 테스트: 수분 부족 체크

- 하루 1리터도 안 마신다
- 커피나 차를 2잔 이상 마신다
- 아침에 손발이나 얼굴이 붓는다
- 변비가 있고 복부가 더부룩하다
- 입냄새가 나거나 피부가 건조하다
- 눈이나 입술이 자주 마른다

• 피부에 수분 주사를 맞아도 금방 말라버린다

3개 이상 해당된다면, 지금 당신은 '물 부족형 대사 정체' 상태이다.

··· **마무리 한 마디** ···

우리는 양수에서 태어나, 결국 마른 흙으로 돌아간다.
노화는 건조함에서 시작되며, 다이어트가 잘 되지 않는 몸도 대부분 말라비틀어진 대사 기능 때문이다.
살이 빠지지 않는다면 운동보다 먼저, 물부터 충분히 마셔야 한다
— 회복은 언제나 촉촉함에서 시작된다.

PART 2

단기 유행 다이어트의
함정을 피하는,
프레스티지 감량법

6장

탄수화물만 끊는 다이어트가 감기를 부른다

살은 빠졌는데, 왜 이렇게 피곤할까요?

"요즘 밥도 안 먹고 빵도 안 먹는데, 왜 이렇게 피곤하죠?" "살은 분명 빠졌는데, 생리도 끊기고 얼굴빛이 이상해요." "운동도 하는데 감기를 달고 살아요."

진료실에서 가장 자주 듣는 이야기다. 체중계 숫자는 줄었지만, 거울 속 내 모습은 지쳐 있고, 몸은 점점 아프기 시작한다. 당신도 혹시 이런 경험이 있는가?

살은 빠졌는데 자꾸만 감기 기운이 돌고, 몸은 가벼워졌는데 추위에 민감해지고, 기분은 이유 없이 가라앉고, 생리는 몇 달째 나타나지 않는다.

그럴 때 나는 조심스럽게 묻는다. "요즘, 탄수화물은 얼마나 드세요?"

많은 사람들은 다이어트를 시작하면 '탄수화물'부터 끊는다. 쌀밥, 밀가루, 빵, 면 — 이 모든 것들이 살을 찌우는 주범처럼 느껴진다.

"어제는 밥 반 공기도 안 먹었어요." "점심엔 닭가슴살만 먹고, 저녁엔 계란 2개 먹었어요." 그런 식단을 자랑하듯 말하는 환자들을 보며 나는 속으로 걱정한다. '이러다 또 감기에 걸리겠구나.' '또 면역력이 무너지겠구나.'

한 40대 여성 환자가 있었다. 늘 식단을 인증하며 요플레 하나만 먹은 사진을 자랑처럼 보여주었다. "오늘 점심은 요플레 하나 먹었어요!" 말은 당당했지만, 그 눈빛에는 피로가 가득했다. 그녀는 살을 빼기 위해 탄수화물을 철저히 끊었다. 그 결과, 체중은 빠르게 줄었다. 하지만 그와 함께 찾아온 것은 잦은 감기, 허리 통증, 잔병치레였다. 결국 그녀는 잦은 요로감염과 방광염으로 병원을 전전하게 되었다.

또 다른 환자 A씨는 30대 의사였다. 바쁜 병원 근무 속에서도 다이어트에 성공해 5kg을 감량했다. "밥은 거의 안 먹고, 운동은 매일 1시간씩 했어요." 하지만 얼마 지나지 않아 폐렴으로 입원했다. "운동도 하고, 살도 뺐는데 왜 아플까요?" 그는 스스로도 이해하지 못한 채 병상에 누워 있었다.

나는 알고 있었다. 그의 몸이 지금 말하고 있다는 걸. "나는 지켜낼 힘이 없습니다"라고.

"탄수화물만 끊으면 살 빠진다"는 오해

다이어트를 어떻게 했냐고 물어보니 탄수화물을 끊었다고 한다. 단백질 위주의 식단만 했고 근력운동을 많이 했다고 한다.

내가 사람들을 모아서 다이어트 단톡방을 운영할때 아무리 비정제 탄수화물을 꼭 챙겨먹으라고 이야기를 해도 사람들은 자기가 먹는 방식대로 조금씩 먹는다. 그리고 야채먹은 것만 인증사진을 올린다.

좋은 것으로 배를 채워 넣어야 배가 불러서 다른 음식이 안 당기는데, 맛있는 것을 조금씩 먹으니 금방 배고프고 또 먹는다.

그러니 자주 아플 수밖에 없다.

탄수화물은 지방이 아니라 '면역'을 지키는 연료다

우리는 다이어트를 하면서 탄수화물을 '주적'처럼 대하는 습관을 가지고 있다. 빵, 밥, 면은 끊어야 살이 빠진다고 믿는다. 물론 처음엔 효과가 있다. 몸은 탄수화물이 줄어든 걸 감지하고 저장해둔 지방을 꺼내 쓰기 시작한다. 하지만 그것은 잠깐의 전환일 뿐이다.

탄수화물은 단순히 살을 찌우는 영양소가 아니다. 탄수화물은 뇌의 에너지이고, 면역세포의 연료이며, 호르몬 시스템을 작동시키는 신호이다.

기억과 집중력을 유지하는 포도당 공급원이다. 자궁과 난소가 주기를 유지하는 원료이며, 갑상선 호르몬이 체온을 조절할 수 있게 하는 촉매이다.

너무 극단적으로 탄수화물을 줄이면 우리 몸은 스트레스에 민감해진다. 갑상선 호르몬이 줄어 체온은 낮아지고, 면역세포의 반응성은 떨어지며, 피로, 무기력, 감기, 생리불순이 뒤따른다. 몸은 숫자를 줄이는 존재가 아니다. 몸은 해로운 것만 줄이고 힘은 늘리면서 살아야 하는 존재다.

극단적인 저탄수화물은 면역을 떨어뜨린다

당신이 계속 피로한 진짜 이유는, 지방은 줄었지만 면역도 함께 줄었기 때문일 수 있다.

탄수화물 없이 살을 빼보겠다고 결심한 사람들은 곧 이상한 피로감을 느낀다. 살은 빠졌는데, 회복은 느리고, 감기에도 잘 걸린다. 처음엔 운동 때문이라 생각하고, 단백질을 더 챙겨보기도 한다. 하지만 몸은 점점 더 축난다.

이때 우리가 자주 놓치는 것이 하나 있다. 면역세포도 포도당이 있어야 움직인다는 사실이다. 지방을 태우는 다이어트를 한다면, 그만큼 '방어력'을 지키는 식단 설계도 함께 가야 한다.

Sports Medicine에 실린 Venkatraman 박사와 Pendergast 박사의 논문은 이 점을 명확히 보여준다. 운동선수들을 대상으로 진행된 이 논문은 식이 조절과 면역 반응의 상관관계를 정리하며 탄수화물의 중요성을 강조한다.

연구에 따르면, 고강도 운동을 하거나 극단적인 저탄수 식단을 하면 T세포와 NK세포, 즉 우리 몸의 핵심 면역세포의 활성이 저하된다. 결국 감염에 대한 저항력이 떨어지고, 회복 속도 또한 느려진다. 그것은 단순한 에너지 고갈이 아니라 면역 시스템 자체의 저하였다. 즉, 겉으로는 마른 몸을 얻었지만, 내부에서는 면역의 방패가 약해지고 있었던 것이다.

몸이 아플수록, 우리 몸은 포도당이라는 연료를 필요로 한다. 탄수화물은 단순한 에너지원이 아니라, 면역을 작동시키는 스위치 같은 역할을 한다. 몸의 '연료 탱크'를 비워버리면, 엔진은 멈출 수밖에 없다.

다이어트는 체중을 줄이는 것이 아니라, 몸이 더 강하고 건강하게 버틸 수 있도록 설계하는 것이다. 바로 그 기준에서 우리는 탄수화물도 '적절히 남겨야 할 연료'로 보게 된다

연구 요약 박스 11

논문명: Effect of Dietary Intake on Immune Function in Athletes
출처: Sports Medicine, Vol. 32, pp. 323-337, 2002DOI: https://doi.org/10.2165/00007256-200232050-00002
내용 요약:
저탄수 고지방 식단을 지속한 운동선수 그룹에서 T세포, NK세포의 면역 반응이 현저히 저하되었으며, 감염 저항력도 감소하였다. 탄수화물 섭취가 줄어들면 면역 회복력이 함께 약화될 수 있음을 보여준 연구이다.

케톤 감기? 지방이 눈물 흘리며 떠날 때 생기는 일

110.5kg. 그는 무대 위에서 큰 목소리로 노래하는 성악가였지만, 그의 몸은 그 어떤 고음보다 무겁고 숨차게 느껴졌다. A군은 19살, 성악을 공부하기 위해 독일로 유학을 떠났고, 그곳에서 본격적인 무게와의 싸움이 시작되었다. 낯선 언어와 환경, 혼자 감당해야 하는 외로움 속에서 식사는 점점 불규칙해졌고, 스트레스를 달래기 위해 먹는 습관이 자리

잡았다. 원래는 78kg이었던 몸무게는 어느새 88kg를 찍었고, 공연과 리허설에 쫓겨 끼니를 거르다 저녁 회식 자리에선 너무 힘들고 피곤해서 보상하려고 했는지 과식하는 날들이 반복됐다. 늦게 먹고 늦게 자는 생활이 계속되자 아침엔 늘 피로했고, 몸은 점점 더 무겁고 둔해졌다.

그는 자신이 점점 노래보다 몸에 눌려가는 기분을 느꼈다. 그러던 어느 날, 110kg의 몸무게가 되자 더 이상 이렇게는 안 되겠다는 결심이 섰고, 본격적으로 체중 감량을 시작했다.

강한 의지로 식단을 관리했고 운동도 규칙적으로 했으며 수면과 수분 섭취까지도 꼼꼼히 체크했다. 그 결과, 3개월 만에 8.2kg을 감량할 수 있었다. 하지만 시작 체중이 워낙 높았기에, 빠르게 빠진 만큼 근육량도 함께 줄었다. 이처럼 체중이 많이 나가는 사람은 다이어트 초기에 지방뿐만 아니라 근육도 손실되는 경향이 있으며, 그만큼 회복이나 재조정에 시간이 더 걸린다.

A군은 다행히도 주 1회 병원에 내원해 필요한 약과 주사를 맞았고, 고압산소치료도 병행했다. 그래서인지 비교적 안정적으로 체중을 줄여나갔고, 다른 사람들에 비해 컨디션도 괜찮은 편이었다. 그런데 이상하게도, 다이어트를 시작한 지 한참 지난 어느 날부터 몸이 조금씩 말을 듣지 않기 시작했다. 피로감이 몰려왔고, 몸살 기운이 돌았다. 그 전까지는 건강하게 감량해오고 있었기에 그가 느끼는 당혹감은 컸다. 뭔가 놓친 것이 있는지 곰곰이 돌아보던 중, 눈에 띈 것은 식단표에서 비워진 단 하나의 영역이었다. 바로 탄수화물.

A군은 탄수화물을 끊으면 더 빠르게 살이 빠질 거라 믿고 있었다. 그리고 실제로 그 믿음은 현실이 되었다. 체중은 꾸준히 줄었고, 숫자는 그

를 안심시켰다. 하지만 그것이 그의 몸에 감기처럼 찾아온 아픔의 시작이라는 사실은 알지 못했다.

탄수화물 제한이 일정 수준 이상 지속되면, 우리 몸은 포도당 대신 지방을 연료로 사용한다. 이때 생성되는 것이 바로 케톤체다. 몸이 이 새로운 연료 방식에 적응하는 과정에서 피로, 두통, 근육통, 감기와 비슷한 증상, 면역력 저하 등 다양한 반응이 나타날 수 있다. 사람들은 이 증상을 '케톤 감기(Keto Flu)'라고 부른다.

그는 케톤 상태였다. 지방을 연료로 바꾸는 과정에서 생기는 케톤체는 초반엔 피로, 탈수, 두통, 감기 유사 증상을 일으켰는데 A군에게 생기는 증상과 비슷했다.

특히 다이어트 초기에 급격한 체중 감량, 또는 탄수화물 극단 제한을 했을 경우 이 반응은 더 격하게 찾아온다. 체지방이 줄면서 그 안에 잠들어 있던 노폐물이나 염증성 물질이 혈중으로 방출되고, 전해질까지 빠져나가며 두통, 몸살, 탈수, 그리고 전신 피로가 따라온다.

A군은 수면도, 운동도, 수분 섭취도 잘했지만, 정작 가장 중요한 에너지인 탄수화물은 '악'이라고 여긴 채 철저히 배제했다.

문제는 탄수화물에 대한 오해였다. 그는 탄수화물이라면 무조건 흰쌀밥, 밀가루, 설탕 같은 것만 떠올렸다. 하지만 다이어트 중 필요한 탄수화물은 그런 정제된 것이 아니다. 고구마, 귀리, 현미, 콩, 렌틸과 같은 비정제 탄수화물은 혈당을 천천히 올려주고, 지속적인 에너지를 공급하며, 피로 회복과 면역 유지에 꼭 필요하다.

A군은 다이어트를 오로지 '빼는 것'으로만 생각했다. 하지만 우리가 빼야 할 것은 지방만이 아니라, 오래된 습관과 잘못된 믿음일지도

모른다.

    체중계 숫자가 줄어도, 몸이 보내는 신호를 무시하면 결국 몸은 병이라는 언어로 반응한다. 그래서 중요한 건 얼마나 빠졌는가가 아니라, 빠진 이후에도 내가 건강한가다. 탄수화물은 적이 아니다. 잘 고른 탄수화물은 오히려 몸을 살리는 연료다. 조급한 감량보다, 나를 오랫동안 지켜주는 식습관 하나가 훨씬 큰 힘을 가진다.

    이 이야기는 단지 A군의 감량 기록이 아니다. 우리가 잊고 있었던 기본, 몸의 언어를 다시 듣게 해주는 이야기다.

    A군은 결국 식단을 조정하고, 건강한 비정제 탄수화물을 조금씩 다시 넣었다.

    그 후 7개월이 지난 지금, 총 13.5kg 감량에 성공했고

당뇨 전단계였던 혈당 수치도 완전히 정상으로 회복되었다.

턱선은 날렵해지고, 얼굴은 갸름해졌고, 눈매까지 또렷해졌다.

무대 위에서 그는 더 이상 지쳐 보이지 않았다.

관객들도, 동료들도 말한다.

"살이 빠지고 나니 사람이 더 빛나 보여요."

그 역시 새로운 목표를 세웠다.

단지 체중을 줄이는 게 아니라,

자신이 원하는 배역에 어울리는 진짜 건강한 사람이 되는 것.

    그는 지금, 그 길을 걷고 있다.

    나는 3년 전부터 주위 친구들과 한두 달씩 함께 다이어트를 해왔다. 병원 프로그램이 아니라, 서로 식단과 운동을 공유하고 응원하며 버텨내는 자발적인 팀 다이어트였다. 내가 늘 리더였고, 정보도 많이 나눴다.

3명, 5명씩 단톡방을 만들고, 매일 아침 체중을 공유했다. 처음엔 서로 긴장하다가도, 점점 쾌감을 나누고 전우애 같은 감정이 생겼다. "이번 주 1kg 빠졌어요!", "와 대박! 진짜 열심히 하셨다!" 응원은 곧 동력이 되었고, 몸은 점점 가벼워졌다.

하지만 이상하게도, 비슷한 시점이면 항상 누군가 아팠다. 3~4kg 빠질 무렵이면 꼭 "감기에 걸렸어요", "입술에 뭐 났어요", "몸살로 누워있어요" 하는 사람이 있었다. 돌아가며 아팠고, 입술에 헤르페스가 올라오는 경우도 있었다. 심하면 병가를 내고 쉬어야 했다.

20대에 다이어트 했을 때에는 적게먹고 운동하니 컨디션도 좋아졌는데 나이들어서 살을 빼보니 몸살이 자주 생겼다. 이것도 노화가 되어서 그런가 싶구나 생각하니 조금은 어색하기도 하고 슬프기도 했다.

나 역시 그랬다. 체중계의 숫자가 내려가던 어느 날, 내 몸은 갑자기 무거워졌고 열감과 두통이 올라왔다. '면역력이 떨어졌나?' 다들 그렇게 말하며 대수롭지 않게 넘겼지만, 뭔가 이상했다. 그래서 문헌을 찾기 시작했고, 그때 처음 "케톤 감기"라는 단어를 알게 되었다.

탄수화물을 줄이면 몸은 지방을 태우고 케톤체를 만든다. 이때 몸은 마치 연료를 바꾸는 기계처럼 일시적으로 혼란을 겪는다. 수분과 함께 전해질도 빠져나가고, 그 결과로 피로, 두통, 근육통, 탈수, 면역 저하 같은 증상이 나타나는 것이다.

나는 평소 감기에 잘 안 걸리는 체질이었지만, 그 시기엔 정말 이상하리만큼 아팠다. 그리고 단톡방 친구들도 비슷한 시기에 몸살에 걸리고 이상신호가 생겼다. "나 다이어트 20일째인데 감기에 걸린 것 같아. 기운이 하나도 없어." 이런 말은 단톡방의 일상이었다.

누군가는 이 시기를 "지방이 눈물 흘리며 떠나는 과정"이라고 표현했다. 나는 그 말이 참 정확하다고 느꼈다.

그때부터 나는 다이어트 식단에서 탄수화물을 적으로 두지 않게 되었다. 물론 여전히 정제 탄수화물은 줄이고 있지만, 이제는 비정제 탄수화물은 내 편으로 받아들인다.

감량은 단순히 숫자의 문제가 아니다. 몸과 마음이 함께 따라와야 진짜 다이어트가 된다. 그리고 진짜 나답게 살기 위한 준비이기도 하다.

우리는 종종 다이어트를 시작하면 탄수화물을 가장 먼저 잘라낸다. "탄수화물을 끊어야 살이 빠진다." 그 말이 정답처럼 퍼져 있다.

하지만 진짜 문제는 '탄수화물을 없애는 것'이 아니라, '어떤 탄수화물을 먹느냐'는 데 있다.

흰빵, 흰쌀밥, 시럽이 가득한 음료처럼 빠르게 흡수되어 혈당을 확 올리고, 금세 배고픔을 불러오는 탄수화물은 줄여야 한다. 하지만 고구마, 현미, 귀리, 통밀, 렌틸콩, 오트밀 같은 비정제 탄수화물은 이야기가 다르다.

이 탄수화물들은 천천히 소화되고, 지속적인 에너지를 공급해주며, 무엇보다 우리 몸의 면역과 기초 대사를 지탱해준다.

칼로리만 줄인 식단, 생명력을 빼앗는 식단은 오래가지 못한다. 몸은 금방 눈치챈다. 그렇게 무작정 버티는 다이어트는 지방보다 먼저 에너지와 의욕부터 잃게 만든다.

나는 주변 사람들과 다이어트를 함께 해오면서 항상 강조해왔던 말이 있다. "점심과 저녁에는 반드시 좋은 탄수화물을 먹어야 한다."

고구마, 통밀빵, 듀럼밀 파스타, 오트밀 같은 음식을 일정하게 섭취하면 폭식 충동도 줄고, 감량 속도도 안정적이다.

하지만 혼자 다이어트를 할 때는, 이런 기본 원칙을 쉽게 놓친다. 무작정 탄수화물을 끊고, 식욕을 억누르다가 결국 폭식하고 자책하는 경우를 너무 많이 봤다.

그래서 하나의 방법을 찾은 것이 다이어트를 조를 짜서 같이 하는 것이었다. 함께 하는 다이어트는 다르다. 같이 있으니 지식과 정보를 나누고, 서로의 식단을 확인하며 방향을 바로잡는다. 물론 그중 한명은 공부를 한 사람이어야 한다. 혼자서 잘못된 길을 고집하는 것보다, 여럿이 함께 올바른 방향으로 걷는 게 훨씬 낫다.

나는 지금도 "탄수화물 끊어야 한다"는 말을 들으면 어딘가 무책임하게 느껴진다. 누군가에게는 그 말 한마디가 몸을 무너뜨리는 시작이 될 수도 있기 때문이다.

이전에 내가 계속된 다이어트 실패로 좌절감이 들어서 글을 쓴 적이 있는 데 그 글에 많은 사람들이 댓글을 달았다.

그 중 '탄수화물만 끊으면 살 쉽게 빼요' 라는 댓글이 기억난다.

물론 그 이야기를 한사람도 그 이야기를 들은 사람도 다이어트를 잘 하진 못하고 있다.

다시 정리하면

- 탄수화물은 몸의 연료이자, 면역의 기반이다
- 극단적인 저탄 식단은 감기, 피로, 생리불순 등을 유발할 수 있다
- 감량을 위해 필요한 것은 '끊는 것'이 아니라 '바꾸는 것'이다
- 좋은 탄수화물은 나를 지키는 에너지다

이제, 당신에게 꼭 필요한 질문 하나.

'지금, 당신의 다이어트는 지방만 줄어 드는 게 아니라 힘도 같이 줄어들고 있는가?'

줄이는 것도 중요하지만, 무너진 것을 다시 세우는 것. 그게 진짜 회복이다.

7장

아침식사가
하루의 식욕을 결정한다

"아침은 안 먹고요.""저는 많이 안 먹어요." 진료실에서 가장 많이 듣는 말 중 두 가지다. 그 말을 듣는 순간 나는 이미 알고 있다. 그 사람이 왜 살이 빠지지 않는지, 왜 저녁에 폭식이 오는지, 왜 계속 피곤하고 붓는지.

몸은 똑똑하다. 너무 적게 먹으면 스스로를 보호하려 든다. "이 사람, 요즘 잘 못 먹네?" 그 순간, 몸은 저장 모드로 돌입한다. 지방은 태우지 않고 모으려 하고, 근육은 하루 100g씩 빠져나간다. 특히 아침을 굶으면, 그날 하루는 이미 흐름이 틀어졌다고 봐야 한다.

나는 요요가 오지 않기 위해 몇가지 지키는 것들이 있는데 가장 중요한 것이 바로 아침에 눈뜨자마자 하는 일이다.

바로 아침은 단백질만 먹는다! 아침은 굶지 않는다.

너무 듣기 좋은 말 아닌가? 하루의 시작은 아침을 얼마나 잘 보냈느냐로 결정된다. 아침식사를 잘못 선택하면 그 당일의 식욕은 엄청나게 흔들린다.

특히 아침을 굶는다? 아침에 과일? 아침에 빵? 은 내가 지난 3년간 거의 하지 않은 일이다.

아침을 굶으면 몸은 '비상 사태'로 착각한다

밤새 공복을 유지한 몸은, 아침에 연료가 들어오기를 기다리고 있다. 그런데 첫 끼가 들어오지 않으면, 몸은 생존 위협을 감지한다. 몸의 명령 시스템은 이렇게 작동한다. "아직도 안 먹었어? 공급이 끊겼다. 저장 모드로 돌입하자."

대사는 느려지고, 인슐린 민감성은 떨어진다. 점심에 먹는 음식조차도 '비상 식량'처럼 지방으로 저장하려 한다. 혈당은 쉽게 요동치고, 그렐린 같은 식욕 호르몬은 상승한다. 결국 점심 폭식, 저녁 과식, 야식 탐닉으로 이어진다.

특히 중년 여성일수록 이 아침 한 끼의 중요성은 더 커진다. 나이가 들수록 기초 대사량은 떨어지고, 스트레스 호르몬은 쉽게 올라간다. 이런 상태에서 아침까지 비워버리면, 몸은 하루 종일 긴장 상태로 돌아간다.

단백질 없는 아침은, 하루를 무너뜨리는 첫 단추다

많은 사람들이 아침을 과일이나 커피로 간단히 때운다. 하지만 전날 저녁 이후 12시간 넘게 공복을 유지한 몸에 첫 번째로 들어오는 연료가 단순당이라면, 혈당은 곧바로 치솟는다.

그 결과는 명확하다. 아침에 단당류를 섭취한 사람은 오전 중 배가 고파지고 점심에는 식욕이 통제되지 않으며, 결국 저녁에는 폭식의 문턱을 넘게 된다.

반면, 단백질 중심의 아침 식사는 천천히 소화되어 포만감을 오래 유지시켜주고, 혈당을 천천히 올려 인슐린의 급등을 막아준다. 혈당을 천천히 올리고 천천히 내리는 것이 비만관리에 매우 중요하다. 단백질은 식욕억제 호르몬(GLP-1, PYY)을 분비시키고, 하루 전체의 식욕을 안정화시킨다.

천연위고비를 공짜로 자주 만들어 내는 법

GLP-1은 바로 위고비의 성분이다. 단백질을 잘 먹으면 천연 위고비를 공짜로 몸에서 생성시킬 수도 있는 것이다. 성형외과 학회에서 위고비에 대한 강연을 하면서 공부한 내용인데 혈관으로 맞는 포도당도, 위장관으로 들어오는 포도당(탄수화물)도 GLP-1 을 자극한다. 이 GLP-1이 췌장의 인슐린 분비를 촉진하고 위 배출 속도를 늦춰서 포만감을 유지시킨다. 하지만 비교적 급하고 짧게 나오기 때문에 여기에 오래가도록 하는 단백질을 붙여서 나온 것이 위고비이다.

- 난 처음에 포도당도, 단백질도 같이 GLP-1 을 나오게 하는데 뭐가 다를까 고민했다. 그런데 공부해보니 단백질은 단순히 GLP-1만 자극하는 것이 아니라 PYY라는 식욕 억제 호르몬도 함께 분비시킨다. 포도당의 GLP-1 반응은 비교적 급하고 짧게 작용하지만, 단백질 섭취 후의 GLP-1 반응은 천천히, 그리고 길게 지속된다.
- 결론적으로 GLP-1은 포도당만 먹어도 나오긴 한다. 하지만 이는 "급한 반응"

이다. 혈당스파이크와 인슐린 폭발로 이어지면 이는 지방저장을 유도할 수 있다. 반면에 단백질을 잘 먹으면, 같은 GLP-1이지만 더 '지속적이고 포만감 있는 방식'으로 나오는 것이다. 약 없이도 몸 안에서 천연 위고비를 활성화할 수 있는 기회는, 아침의 단백질 식단이 줄 수 있다

- 위고비가 비싸서, 또는 부작용이 걱정되서 시작을 못했다면, 식사 전에 단백질부터 먹어서 장에서 분비되어 나오는 깜짝 천연 인크레틴 위고비호르몬을 공짜로 느껴보자. 금방 배가 부르고 식욕이 떨어진다.
- 대신 오래가지 않으니 단백질은 배고플 때 마다 먹어주면 좋다.

환자 이야기: "아침을 안 먹는데도 계속 살이 찌는 건 왜죠?"

50대 여성 A씨는 아르바이트와 집안일을 병행하며 하루를 바쁘게 살고 있었다. 그녀는 점심과 저녁은 소식했지만, 아침은 거의 먹지 않았다. 그 이유는 단순했다. "입맛이 없어서요. 어차피 커피 한 잔이면 돼요."

그녀는 당뇨 전 단계였고, 부모님 모두 당뇨병 병력이 있었다. 그녀의 가장 큰 고민은 이거였다. "운동도 하고, 식사도 줄였는데 살이 왜 안 빠지죠?"

우리는 혈당 모니터링을 시작했다. 충격적인 결과가 나왔다. 밤 11시부터 새벽 2~3시 사이, 그녀의 혈당이 130 이상으로 요동치고 있었다. "이 시간대에 뭘 드셨어요?" "먹지는 않았어요. 대신 그때 밀린 집안일을 해요. 그리고 유튜브도 보고요."

그녀는 잠을 자지 않았다. 그 시각, 몸은 코르티솔을 분비하며 에너지 부족에 대비하고 있었고, 간에서 당을 꺼내 혈관으로 퍼뜨리며 혈당을 높이고 있었다.

게다가 출근할 때도 공복 상태였는데, 혈당은 120 이상으로 올라 있었다. "출근할 때 기분이 어떠세요?" "긴장돼요. 사람들이 많고, 정신이 없어서요."

공복 + 스트레스 = 혈당 급등. 그녀의 몸은 단 한 끼도 허투루 넘기지 않았다. 먹지 않아도 혈당이 오르고, 스트레스만으로도 지방 저장이 가속화되고 있었다.

나역시 왜 식사를 안하는데 혈당이 오르는 걸까 고민했는데 이런 분들을 자주 보면서 알게 되었다. 밤새 먹고 일하고 아침은 속이 안 좋고 바빠서 거르는 분들이 혈당이 흔들리고 식욕도 흔들렸다. 결론적으로 살이 안 빠진다.

"하루의 첫 시동을 끄고 달리겠다는 것"

아침을 거르는 건 마치 시동도 켜지 않은 차를 언덕에 세워두고, 저절로 굴러가길 기대하는 것과 같다. 처음 몇 시간은 버틸 수 있다. 하지만 시간이 지나면 연료도 없고, 추진력도 없다. 결국 저녁에는 허기를 못 이기고 폭식하거나, 대사는 잠든 채로 하루를 마무리하게 된다.

이런 패턴은 단지 느낌이 아니라, 세계적인 메타분석 연구로 증명된 사실이다. 메타 분석이란 수십만 명의 데이터를 모아 큰 그림을 그리는 방식으로 연구하는 것을 말한다. 쉽게 말해 하나의 실험이 아니라 여러 나라에서 진행된 수십개의 실험 결과를 한데 모아 평균을 낸 것이다. 마치 전 세계에서 찍은 사진을 모아서 퍼즐을 맞추듯, 각각의 연구에서 나타난 경향을 큰 틀에서 다시 분석한 것인 만큼 이것은 혼자만 겪고 있는 어려움이 아니라는 말이다.

> **연구 요약 박스 12**
>
> **논문명:** Skipping breakfast is associated with overweight and obesity: A systematic review and meta-analysis
> **출처:** Obesity Research & Clinical Practice, 14(1), 1-8, 2020
> **연구자:** Ma, X., Chen, Q., et al.
> **연구 방법:**
> 세계 여러 나라의 성인 남녀를 대상으로 한 45개의 연구를 분석해서 '아침을 먹는 사람'과 '아침을 거르는 사람' 사이의 비만 발생률 차이를 추적했다.
> 주요 결과:아침을 주 3일 이상 거르는 사람은 그렇지 않은 사람보다 비만 위험이 11% 더 높았는데 이 수치는 성별, 나이, 국가와 관계없이 일관되게 나타났다는 것이 놀라운 결과였다.
> **결론:**
> 연구진은 아침식사를 "비만을 막을 수 있는 수정 가능한 습관(modifiable habit)"이라고 명시했는데 결국 하루의 시작을 가볍게 스킵 "skip" 하는 것이 체중관리의 첫단추를 스킵할 수도 있다는 것이다.

내가 환자에게 늘 하는 말

"살이 찌는 이유는 많이 먹어서가 아니라, 너무 적게 먹거나, 제대로 안 먹어서입니다."

"몸에 좋은 음식으로 배불리 채워 넣으면 나쁜 음식이 들어올 틈이 없습니다."

몸은 충분히 채워져야 태울 수 있다. 특히 아침은 '지금은 연료를 태워도 좋다'는 신호를 주는 타이밍이다.

- 공복에 물 한 컵으로 대사를 깨우고
- 단백질 중심의 아침으로 혈당을 부드럽게 올리고

- 하루 2리터 이상의 물로 노폐물과 지방 연소 부산물을 정리한다

이 작은 변화가 하루의 식욕을 바꾸고, 감량의 리듬을 세운다.

기억하자.

아침은 하루의 대사를 결정짓는 리모컨이다. 그 리모컨의 버튼을 누르지 않으면, 몸은 종일 불안정한 상태로 흔들린다.

칼로리를 줄이는 것보다 더 중요한 건, 제대로 된 시작이다.

지방을 태우는 몸을 원한다면, 운동보다 먼저, 보조제보다 먼저, 단백질 드링크 하나 또는 계란 2~3개로 하루를 시작해야 한다.

그게 바로 저속노화 다이어트의 가장 작고, 가장 강력한 첫걸음이다.

8장

식사 순서가 세포 나이를 바꾼다
— 먼저 먹는 음식이 노화를 멈춘다

나는 사람들과 뷔페를 가면 항상 그들의 '첫 번째 선택'을 유심히 관찰한다. 그릇에 어떤 음식을 가장 먼저 담는지 보면, 그 사람의 식습관이 보이기 때문이다. 치킨, 파스타, 떡볶이, 피자 — 눈앞에 화려하게 펼쳐진 음식들을 향해 곧장 손이 가는 사람은, 대부분 먹고 나서 "배가 너무 불러" 혹은 "야채는 나중에 먹을게요"라고 말한다. 하지만 정말 중요한 건 바로 이 '순서'이다.

나는 늘 이렇게 담는다. 먼저 채소를 담고, 그 위에 삶은 달걀이나 닭가슴살을 올린다. 그 다음에 연어 몇 조각이나 두부를 살짝 얹고, 탄수화물은 가장 나중에 — 현미밥이나 고구마 반쪽 정도로 마무리한다. 그리고 그렇게 한 접시를 먹고 나면, 이상하게도 배가 부르다. 사실 두 번째 접시는 더 이상 손이 가지 않는다.

중요한 일일수록, 사람은 자꾸 사소한 것부터 하고 싶어진다. 시험 기간에는 안보던 100분 토론이 제일 재미있어진다는 이야기를 친구가 했는데 너무 공감 가는 이야기였다. 건강하게 오래 살고 싶고, 살을 빼야 한다는 건 머리로는 안다. 그런데 막상 식단을 바꾸려 하면, 우리는 이상할 정도로 떡볶이 국물이 생각나고, 고소한 단팥빵 하나쯤 괜찮지 않나 싶은 핑계를 댄다. 그리고는 또 검색을 한다. "식욕억제제 부작용", "저탄고지 후기", "공복혈당 90이면 정상인가?" 심지어 먹고 나서 "지금이라도 순서만 바꾸면 괜찮겠지" 같은 위안도 해본다.

왜 그럴까? 우리 뇌는 중요한 일, 즉 '변화를 시작하는 일' 앞에서 항상 긴장한다. 특히 결과가 확실하지 않은 일, 예컨대 '이번엔 진짜 살이 빠질까?' 같은 불확실한 과제 앞에서는 본능적으로 회피 행동을 하기 쉽다. 그래서 당장 손에 잡히는 작은 보상 — 단맛, 자극적인 탄수화물, 익숙한 식사 패턴 — 쪽으로 쏠리는 것이다. 이건 단순한 의지 부족이 아니다. 의학적으로도 도파민 회피회로(dopaminergic avoidance circuit)가 작동해 더 쉬운, 더 익숙한 선택을 하도록 만든다.

그런데 바로 그 순간, 식사의 순서를 '정석대로' 딱 한 번만 바꿔보면, 우리 몸은 눈에 띄게 달라진다. 단백질과 채소를 먼저 먹고, 탄수화물은 맨 마지막에 천천히 섭취하면 혈당이 천천히 오르고 천천히 내려가며 인슐린의 과잉 분비를 막아준다. 이건 단순한 식이요법이 아니라 뇌의 보상회로를 다시 훈련시키는 뇌 훈련이기도 하다.

살을 뺀 사람과 그렇지 못한 사람의 가장 큰 차이는 "정확히 무엇을 먼저 먹을지 아는지"에서 갈린다. 정신력보다 순서가 먼저다. 몸은 아주 단순한 법칙 하나로 작동한다. 먼저 들어간 음식이 대사를 지휘한다.

몇 년 전, 체중 감량을 반복적으로 시도하던 한 남성 C 씨는 부동산 투자자로, 전국을 다니며 강의와 임장을 병행하는 바쁜 일상을 살고 있었다.

잦은 이동과 강의, 불규칙한 생활 속에서 피로는 쌓여갔고, 그 피로를 풀기 위해 그는 더 많이, 더 고급진 음식을 먹으며 자신을 보상했다.

하루하루를 버티듯 살아가는 그는 강의가 끝나면 수강생들과의 뒷풀이 자리에 빠지지 않았다. 열심히 공부한 제자들을 위한 보상을 베풀고 싶은 마음 때문이기도 했다.

소주, 맥주, 양주에 이어 수많은 안주들. 새벽까지 이어지는 술자리는 그에겐 일상이었고, 다음 날은 해장국과 하얀 쌀밥으로 속을 달래는 루틴이 반복되었다.

그렇게 서서히, 그러나 분명하게 살이 찌기 시작했다.

복부 비만은 눈에 띄게 심해졌고, 숨쉬기조차 힘들어졌으며, 그는 점점 건강에 위기감을 느꼈다.

방송과 강연 등 사람들 앞에 서야 하는 일이 많았던 그는 결국 병원을 찾았고, 당뇨 전단계라는 진단과 함께 동맥경화가 이미 꽤 진행된 상태라는 말을 들었다.

다이어트는 피할 수 없는 숙제가 되었지만, 그는 방법을 몰랐다.

단식 클럽을 만들어 함께 굶고, 무작정 운동을 해보기도 했지만, 결과는 늘 같았다.

굶으면 결국 폭식을 하게 되었고, 에너지가 부족해져 일상과 업무에 영향을 주었다.

그는 예전에 내가 진행했던 다이어트 방식을 한 번 따라 해 성공했지만, 유지가 너무 어려웠다. 그 가장 큰 이유는 바로 '술자리'였다. 그는 사람들과의 네트워크를 중시했고, 모든 비즈니스와 강연 뒷자리에는 술이 따라붙었다.

술을 마시지 않으면 사람들과의 관계를 유지하기 어렵다는 생각도 그를 무겁게 만들었다.

그러던 중, 위고비를 시작하게 되었고, 그는 본격적인 체중 감량에 돌입했다.

3개월 만에 9kg을 감량했고, 혈액검사 결과는 당뇨 전 단계에서 정상 수치로 돌아왔다.

무엇이 그렇게 효과적이었을까?

그는 위고비도 도움을 줬지만, '리브레'라는 연속혈당측정기를 착용하면서 식단을 다르게 보기 시작한 것이 훨씬 컸다고 말했다.

그는 혈당이 140 이상 오르는 음식들을 하나하나 체크했고, 그런 음식은 피했다.

그리고 결정적으로, 식사 순서를 바꾸었다.

맛있는 음식보다 채소부터, 채소가 없다면 단백질부터.

정제된 탄수화물은 늘 마지막에.

이 단순한 변화 하나가 혈당 반응을 바꿨다.

전에는 같은 음식을 먹어도 혈당이 180~190까지 튀었지만, 식사 순서를 바꾸자 혈당 스파이크는 140~150 사이에서 머물렀다.

그리고 그는 말한다.

"만약 아무것도 시작할 용기가 없다면, 그냥 음식 먹는 순서부터 바꿔라. 혈당을 보면서 다이어트가 완전 달라졌다."

이 말은 의외로 강력하다.

식사 순서는, 아주 작은 변화지만, 혈당과 체지방을 변화시키는 첫 번째 레버다.

이러한 내용은 연구로도 증명되어 나와있다.

최근 아랍에미리트에서 발표된 한 연구는 이 식사 순서가 혈당과 인슐린 분비에 미치는 영향을 실험을 통해 명확히 보여주었다. 18명의 건강한 성인을 대상으로, 동일한 식사를 두 가지 방식으로 섭취하도록 했다. 하나는 모든 음식을 한꺼번에 먹는 방식, 다른 하나는 채소 → 단백질 → 탄수화물 순서로 나눠 먹는 방식이었다. 식사 내용은 같았다. 단지 '순서'만 달랐다.

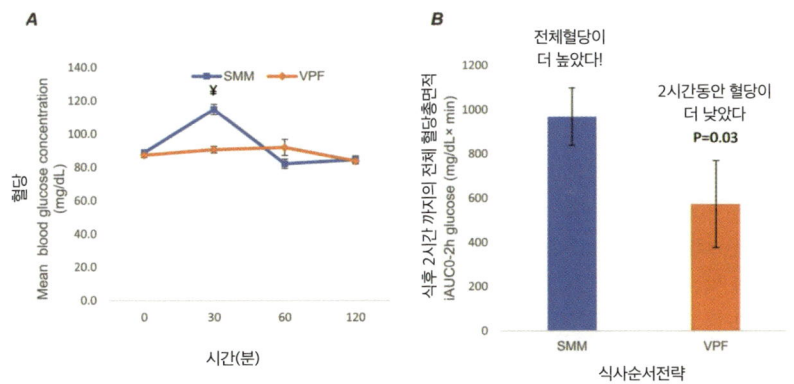

- **SMM:** 일반식 standard mixed meal
- **VPF:** 야채,단백질 먹은 후 탄수화물 먹은 식사 vegetables and protein first followed by carbohydrates meal

- 탄수화물(빵,밥) 먼저 먹으면 SMM(Starch-Meal-Meal) 30분 시점 혈당스파이크
- 야채,단백질 먼저 먹었을 때 VPF(vegetable protein first) 혈당이 천천히 오르고 더 낮게 유지

그런데 결과는 놀랍게도 정반대였다. 채소와 단백질을 먼저 먹고 탄수화물을 나중에 먹은 그룹(VPF: vegetables and protein first followed by carbohydrates (VPF) meal)은, 혈당 상승률이 40.9% 낮았고, 인슐린 분비량도 31.7% 줄었다. 심지어 포만감은 더 오래 유지되었다.

딱 한 끼, 순서만 바꿨을 뿐인데 이런 변화가 생긴 것이다.

연구 요약 박스 13

논문명: Postprandial Glucose and Insulin Response to Meal Sequence Among Healthy UAE Adults: A Randomized Controlled Crossover Trial

출처: Diabetes, Metabolic Syndrome and Obesity, 2024 Nov 14;17:4257-4265.doi: 10.2147/DMSO.S468628

연구자: Ayah Shaheen, Amena Sadiya, Bashair M. Mussa, Salah Abusnana

연구 방법:
아랍에미리트에 거주하는 건강한 성인 46명을 대상으로 무작위 교차시험(randomized controlled crossover trial) 을 진행함. 동일한 식사를 3가지 서로 다른 순서로 섭취하게 하고, 식후 혈당 및 인슐린 반응을 비교함.
1. 탄수화물을 먼저 섭취한 경우
2. 단백질과 채소를 먼저 먹고, 탄수화물을 나중에 섭취한 경우
3. 모든 음식을 함께 섭취한 경우

주요 결과:
- 단백질과 채소를 먼저 섭취한 그룹은
  → 식후 혈당 상승률이 평균 36% 낮았고,
  → 인슐린 분비량은 26% 더 적었다.
- 탄수화물을 먼저 먹은 그룹은
  → 혈당이 빠르게 치솟고, 인슐린도 과도하게 분비되었다.
- 세 번째 그룹(동시 섭취)은 그 중간 수준이었다.

> **결론:**
> 식사 순서만 바꿔도 식후 혈당과 인슐린 반응을 효과적으로 조절할 수 있으며, 이는 비만과 당뇨 예방에 중요한 저비용·고효율 전략이 될 수 있음.

왜 이런 일이 일어날까? 그 핵심은 '소화의 리듬'에 있다.

채소에 포함된 식이섬유는 장 안에서 얇은 막을 형성해 포도당 흡수를 천천히 만든다. 즉, 탄수화물이 바로 장벽에 닿지 못하게 막아주는 것이다. 그래서 혈당이 갑자기 치솟지 않고, 인슐린도 급하게 나오지 않는다.

단백질은 포만감을 늘리는 역할을 한다. 연구에서 사용된 닭가슴살 100g은 약 30g의 단백질을 포함하는데, 이 정도 양은 GLP-1이라는 장내 호르몬을 활성화시켜 식욕을 억제하고 위 배출 속도를 늦춘다. 그래서 같은 양을 먹어도 배부른 느낌이 오래간다.

반대로, 탄수화물을 제일 먼저 먹는 경우에는 문제가 생긴다. 포도당이 순식간에 혈액 속으로 퍼지면서 혈당이 급상승하고, 그걸 잡기 위해 인슐린이 마구 분비된다. 그러면 남은 당분은 지방으로 전환되어 저장되고, 결국 살은 찌고 몸은 쉽게 지친다.

이 원리는 말보다 실천이 어렵지 않다. 우리는 매일 밥을 먹는다. 밥을 먼저 먹느냐, 나중에 먹느냐에 따라 몸속의 대사는 완전히 다른 방향으로 작동한다.

어느 유명 유튜버는 쿠팡에서 샐러드 한봉다리를 세트로 파는 것을 주문해서 식사전에 야채만 먼저 먹고 식사를 했더니 살이 7kg이 너무 쉽게 빠졌다고 한다.

그는 "밥 먹기 전에 풀때기부터 먹어라"라고 이야기를 한다. 그 방법을 하니 혈당스파이크도 안오고 당이 안 당기고 밥도 안 당긴다고 한다. 이러한 원리로 같은 음식을 먹는데 어떤 사람은 살이 찌고, 어떤 사람은 더 날씬해진다.

"저는 샐러드도 먹고 밥도 먹는데 왜 더 찔까요?"에 대한 대답은 이제 명확해졌다.

먹는 '양'이 아니라, 먹는 '순서'가 당신의 세포 나이를 결정한다. 단백질 + 채소가 먼저 장을 채우면 탄수화물은 천천히 들어가서 혈당을 급히 자극하지 않는다.

식사 순서 루틴 체크리스트
- ☐ 식사 전 단백질 간식 or 반찬 먼저 (계란, 두부 등)
- ☐ 밥은 항상 마지막에 먹는다
- ☐ 채소는 삶거나 쌈 형태로 준비해 둔다
- ☐ 후식은 식사 종료 후 최소 30분 이후
- ☐ 외식 시에도 가능한 순서를 지킨다

··· **마무리 한 마디** ···

식단은 바꾸기 어렵고, 식욕은 통제하기 어렵다.
하지만 순서는 오늘부터, 지금 당장 바꿀 수 있다.
당신의 노화 속도, 식욕 반응, 복부지방 분해력은
지금 밥을 몇 번째로 먹는가에 달려 있다.
순서 하나가 몸 전체의 리듬을 바꾼다.

9장

간헐적 단식이
간헐적 폭식으로 이어지는 이유
― 회복 없는 단식의 덫

8년전 아마도 30대 중 후반쯤이었던 것 같다. 늘 다이어트는 머리로 하고 있던 때였고 그 때 당시 기나긴 출퇴근시간으로 체력적으로 많이 힘든 상태였다.

경기도권에 살면서 강남으로 출퇴근을 지하철로 하던 때였다. 2시간 정도를 서서 지하철로 통근을 하고 일을 하니 몸도 힘들었고 늦게 시술이 끝나면 밤늦게 집에 돌아가는데 너무나 힘들었다. 몸이 일단 피곤하니 운동은 하나도 하지 못했고 저녁은 집에 와서 늦게 먹기 시작하니 점점 살이 찌고 몸이 무거워졌다

엎친데 덮친 격으로 두통이 매일 심하게 찾아와서 번갯불 맞는 듯한 극심한 통증이 생겼다. 뒷통수에 폭탄이 있는 느낌이었다.

건강에 적신호가 생기자 여러 병원을 돌아다니기 시작했고 약으로

는 치료가 안되어 주사치료와 여러 운동을 했다. 그와 더불어 내가 시작한 것은 건강관련 책을 많이 읽은 것이었다. 몸이 아프면서 살찌기 시작해서 그것에 대한 책을 많이 찾아봤는데 아직까지 기억에 많이 남는 책은 '월요단식'이라는 책이었다.

주1회 실천으로 스트레스 없이 쉽게 뺀다는 말에 혹해서 그대로 실천했다. 월요일마다 굶는 것이었다. 이론은 쉽다. 월요일은 음식물을 끊고 기본적으로 물만 마신다. 화~금에는 채소반찬 위주로 밥을 먹는다. 토,일요일에는 좋아하는 것을 먹는다. 또 단식한다. 내가 이걸 한달을 하면서 참 기분이 좋았다.

월요단식을 하는 내가 자랑스러웠고 안 하는 모든 사람들 보다 우위에 선 기분이 들었다. 지하철을 타면서 다른 사람들을 보며 아… 난 하루 단식하는데 이 사람들 중 아무도 이런 것을 안 하겠지? 하는 생각. 이런 월요 단식도 처음이었지만 단식을 하는 내가 참 자랑스럽다는 이런 생각 역시 살면서 처음 해보았다. 한 달간 3kg나 감량했지만, 포기했다.

정말 하루 종일 굶는 것은 너무 버티기가 힘들었다.

음식생각이 절실해졌다. 꼭 헤어진 애인 생각을 안해야지 안해야지 하면 더 생각이 나듯이, 단식기간엔 음식이 머릿속을 왔다 갔다 아른거렸다.

그렇게 참아가며 월요일을 단식하는 데 성공하고 화요일부터 밥을 먹으려고 하니 굶겨놓은 사자가 먹잇감에게 덤벼드는 꼴이었다.

월요단식으로 한달 3kg를 감량했지만 무려 5kg이 한달만에 늘었다.

월요단식은 책 이름이다. 사실 우리나라엔 간헐적 단식이 몇년 전부터 많은 인기를 얻고 있다.

하지만 나는 못하겠다. 나는 스스로 컨트롤을 잘한다고 생각하는 사람인데 식욕을 억제하니 단식기간 후에 고삐 풀린 망아지 마냥 음식을 더 많이 먹게 되었다.

누가 그랬다. 감옥에서 피는 담배가 가장 맛있다고.

금지된 것을 더 하고 싶은 것이 인간의 욕망이다.

에덴동산의 수많은 맛있는 열매가 있었으나 하나님은 선악과만 먹지 말라고 했었다. 좋은 게 많이 있으니 선악과만 빼고 다른 걸 다 먹어도 된다고 하셨다. 하지만 금기한 것을 굳이 안 먹어도 사는데 굳이 유혹에 빠져서 손으로 따서 입에 넣어 먹는다. 그래서 벌을 받고 에덴 동산에서 내쫓긴다.

음식을 너무 금지시켜서 단식을 해버리면 굳이 더 달콤해 보이는 선악과처럼 보이는 것 아닐까? 갈망하게 되는 것도 인간이기에 어쩔 수가 없는 것 같다. 식욕은 본능이니까.

그래서 나는 단식을 시도해봤지만, 내 몸과는 맞지 않았다. 아마 나처럼 느낀 사람도 많을 것이다. 단식이나 극단적으로 굶는 방식은 잠깐은 효과가 있는 것처럼 보여도, 결국 대부분 실패로 돌아간다. 왜냐하면 인간은 음식을 먹지 않고는 살아갈 수 없기 때문이다.

단식을 오래 유지하는 사람도 있긴 하지만, 그들의 체형을 보면 쉽게 알 수 있다. 근육은 줄어 있고, 팔다리는 가늘며, 겉모습은 마른 듯하지만 건강해 보이지 않는다. 지방만 빠지는 게 아니라, '나'를 지탱해주는 단백질, 근육, 에너지마저 빠져나간다.

진짜 건강한 감량이란, 내 몸이 견딜 수 있는 속도로, 내 삶을 망가뜨리지 않는 선에서 가야 한다. 지속가능성 없는 다이어트는, 결국 리바운

드라는 이름으로 우리를 다시 원점으로 끌고 온다.

결국 '월요 단식'은 '화욜 폭식'으로 이어져서 실패했다.

'아… 간헐적 단식을 꾸준히 하는 사람은 얼마나 절제력 있는 사람인가.'

'기본적 욕구가 없는 것일까?' 라는 생각까지 든다.

단식 후 폭식이 일어나는 이유는 여러가지가 있다.

'배고픔은 내 안에 있는 작은 괴물처럼 느껴질 때가 있다.' 이는 실제로 몸이 보내는 신호이다. 몸은 '배고픔'을 알리는 작은 불빛과 같아서, 일정 시간 동안 참으면 참을수록 그 신호등은 더 강하게 깜빡이기 시작한다. 결국에는 '이렇게 굶다니 정말 못 참겠다!'라는 절박한 메시지를 보내며 폭식을 부른다.

이 현상은 '생리적 원리'와 '심리적 기제'가 함께 작용한 결과이다. '몸은 우주이다'라는 말이 있다. 몸은 우리가 만든 우주이자, 우리가 돌봐야 할 별이다.

배고픔 호르몬인 그렐린은 어두운 밤에 깜빡이는 신호등과 같아서, 우리가 오래 단식을 할수록 이 신호등은 더 강하게 깜빡이기 때문에 '지금 먹어야 한다'는 메시지를 보낸다.

또한, 뇌에서 도파민이 작용하는 것도 비슷하다. 도파민은 '보상의 탐정'과 같아서, 음식에 대한 욕구를 활성화시킨다. 그래서 사람들이 맛있거나 달콤한 음식을 접할 때 강한 쾌감이 느껴지고, '이것을 빨리 먹어야겠다'는 욕구가 커진다. 단식을 오래 하면 이 보상 시스템이 더욱 민감해져, 자연스럽게 폭식을 유도한다.

이러한 생리적 변화는 '몸이 보내는 신호'이며, 뇌의 '보상 시스템'이 너무 민감하게 반응하는 결과이다. 따라서 '참기 힘들다'는 느낌은 의지가 약해서가 아니라, 몸이 보내는 자연스러운 신호이다.

굶어서 뺀 살은 사실 근육인 경우가 대부분이다. 볼품없이 빠지고 건강도 나빠진다. 그래서 나는 3끼를 다, 살이 안찌면서 건강하게 챙겨먹자로 다이어트를 했다. 놀랍게도 그 방법으로 4년 전 2달 동안 배고프지 않고 신나게 11kg 을 감량했다.

잠도 많이 자고 먹기도 잘 먹으니 컨디션은 정말 최고이면서 몸은 예뻐졌다. 하루3끼는 단백질로 꼭꼭 채워 넣었다. 첫시작은 단백질 파우더 단백질 음료부터 시작했다.

천연위고비(GLP-1)은 바로 '단백질'이다. 단백질을 먹으면 우리 위장에서 인크레틴이라는 호르몬이 나와서 혈당을 줄여준다. 이것은 마치, 몸속의 작은 도우미처럼 자연스럽게 움직이는 열쇠와 같다. 단지 빨리 사라지는 것이 단점이다.

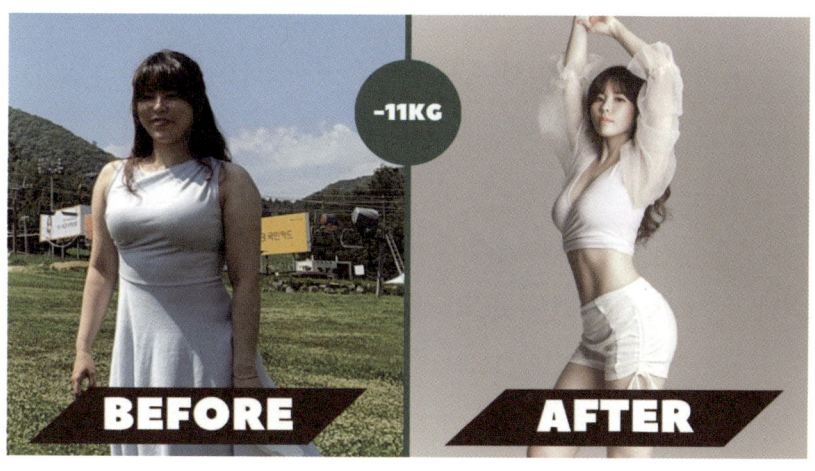

실제 살을 빼기 전 내 모습과 살을 뺀 뒤 현재의 모습

위고비라는 주사는 우리몸에서 빨리 사라지는 호르몬인 인크레틴에 단백질을 결합시켜서 그 작용이 오랫동안 유지되도록 해준 것이다. 결국 위고비를 맞아서 호르몬을 넣어주어서 살을 빼는 원리를 잘 생각해보자. 그것과 비슷하게, 단백질을 먹어서 우리몸의 인크레틴이라는 호르몬을 자주 분비 시켜서 살을 빼주면 된다.

위고비는 한달에 몇십만원씩 하는 비용이 드는데 사실 식이조절 없이 주사로만 유지하려고 하면 문제가 생길 수 있다. 위고비는 식욕자체를 감소시키는 장점이자 단점인 부분 때문에 적당한 영양분 섭취를 신경쓰지 않으면 살이 빠지는 것이 아니라 근육이 주로 빠지게 된다.

유튜브에 위고비 페이스, 오젬픽 페이스로 검색하면 알 수 있다. 많은 사람들이 식생활 개선과 운동없이 주사만 맞으면서 살을 빼려고 하면 가장 빠지기 쉬운 것이 근육이기 때문이다.

근육없는 몸은 볼품없다. 뼈와 장기를 보호하는 근육이 없으니 자세는 구부정하고 얼굴살은 다 빠져서 해골 같은 모양을 드러내고 면역력은 떨어져서 평생 걸리지도 않던 병들이 하나씩 걸리기 쉬워진다.

근육이 빠지면 생각보다 쉽게 다친다. 평소 같았으면 멀쩡히 일어났을 작은 충격에도 뼈가 부러지는 일이 생긴다.

실제로 내가 다이어트를 코칭했던 분 중, 2달 만에 10kg을 감량한 분이 있었다. 46세에 주로 내장지방이 많은 배가 많이 나온 남자분이었다. 식단 조절은 철저히 했고, 유산소 운동도 열심히 했다. 그런데 근력운동은 전혀 하지 않았다. 결과적으로 살은 빠졌지만, 근육도 같이 사라졌다.

어느 날 출근하려고 주차장에 갔는데, 자신의 차 앞에 큰 SUV가 이중주차되어 있었다. 예전 같았으면 혼자서도 충분히 밀 수 있었던 무게였다. 그런데 그날은 달랐다. 차를 밀다가 그만 앞으로 넘어졌고, 척추뼈 두 개가 골절되었다.

그분 말로는, 평소 같으면 이렇게까지 다치진 않았을 거라고 했다. 근육이 빠지니, 몸을 보호해줄 버팀목이 사라졌던 것이다. 다행히 큰 수술 없이 허리 보호대를 차고 주사치료와 물리치료로 회복은 되었지만, 그 이후로는 본인이 먼저 말했다. "이제는 무조건 근력운동도 같이 해야겠다."

한번의 골절로 인해 다이어트 전체의 골조가 바뀌었다. 다이어트는 단지 숫자를 줄이는 것이 아니다. 당신의 '기능'을 지키고 '균형'을 회복하는 여정이다. 살이 빠졌다고 성공한 것이 아니다. 근육까지 빠졌다면, 그것은 오히려 더 안 좋은 결과일 수 있다.

다이어트 코칭을 할 때 "근력운동을 꼭 하세요." 해도 잘 안 한다. 왠지 헬스장을 가서 무거운 것을 들어야 근력운동이라고 생각하기 때문이다. 하지만 근육이 빠지고 뼈가 부러지고 나서야 후회하고 근력운동을 한다.

근육운동을 하면 근육이 미세하게 찢어진다. 이후 생선, 닭고기, 계란 같은 단백질을 먹기 시작할 때 근육의 생성이 많아지는데 주로 밤에 자는 동안 찢어진 근육이 재생되면서 더 단단하게 성장한다. 근육은 그렇게 운동 후 잘 먹이고 잘 재워야 성장하는 것이다.

비만의 반대말은 날씬함이 아니라 건강함이다.

그리고 여기에서 중요한 것은 꼭 헬스장에 가야만 근육운동이 되는 것이 아니라는 사실이다. 플랭크 하루 3번, 스쿼트 매일 30번씩만 해도 안하던 운동을 하면서 편히 늘어진 근육에 자극을 주는 것이기 때문에 효과가 나타난다. 근육은 '무겁게 드는 사람'만의 전유물이 아니다. 매일 조금씩 반복하는 사람에게도 주어지는 것이다. 그 반복이 우리몸에 '이 몸에는 이 근육이 필요하구나'라고 말해주는 것이다. 계속 잔소리를 하는 것과 같다.

핵심은 무게가 아니라 습관이다. 자꾸자꾸 반복하는 작은 자극이 대사력의 엔진을 돌리는 키가 되는 것이다.

운동을 이렇게 잘하면서도 적게 먹는 것, 또는 아예 안 먹는 금식은 오히려 식욕을 오르게 만드는 경우가 많다. 운 좋게 잘 적응이 되었다면 좋을지 모르지만 식욕이 많다면 꼭 매끼 자주자주 단백질을 챙겨먹는 것을 꼭 해보자.

··· 마무리 한 마디 ···

굶는다고 살이 빠지는 게 아니다.
폭식을 부르는 단식은 체중만이 아니라 나의 존엄까지 갉아먹는다.
다이어트는 금지가 아닌 회복의 리듬이어야 하며,
단백질과 근육은 그 리듬의 심장이다.

10장

위고비를 쓰더라도
얼굴은 지켜야 한다
— 무너지지 않고 빠지는 의학 다이어트의 조건

오젬픽 페이스라고 유튜브에 검색해보면 정말 많은 해골같은 얼굴들이 나온다. 오젬픽이라는 주사는 2형 당뇨병 치료제인 세마글루타이드(semaglutide) 성분의 약이다. 이 약은 혈당 수치를 조절하고 심혈관 질환 위험을 낮추는데 도움을 줄 수 있어서 많이 사용되는 주사였다. 이 주사를 사용하는 많은 환자들이 혈당수치를 조절하게 되면서 체중감소를 경험하였다.

그렇다면 위고비는 무엇일까? 똑같다. 같은 세마글루타이드를 주성분으로 하는 약물이다. 단지 체중감량을 위한 만성비만치료제로 승인되었다. 결국 먼저 오랫동안 사용된 오젬픽의 부작용은 위고비의 부작용과 일맥상통한다.

특히 오젬픽 페이스는 급격한 체중 감소의 부작용으로 얼굴 피부가 처지거나 노화하는 것이다. 이 용어는 뉴욕의 성형외과의사이자 피부과 전문의인 폴 재로드 플랭크 paul jarrod Frank 박사가 처음 사용했다.

그는 이렇게 말했다.

'비아그라가 출시된 이후 이렇게 많은 칵테일 파티와 저녁식사에서 수다거리가 되는 처방약을 본 적이 없다' '모두가 이런 약을 맞고 있거나 처방받는 법을 묻고 있다'

최근들어 세마글루타이드 성분의 주사치료제가 비만과 당뇨 뿐 아니라 술이나 도박 같은 중독증상에 대한 강박적인 생각을 줄여줄 수 있고 우울증까지 개선한다는 연구들이 나오면서 더욱 각광받고 있다.

살이 확 빠진다고 하지만 정말 지방만 빠지는 것일까? 그렇지 않다. 지방과 근육 중 우리 몸을 더 떠나기 쉬운 것은 근육이다. 식욕을 억제시켜서, 그리고 배고픔을 덜하게 해서 적게 먹으면 당연히 단백질의 양도 감소한다. 그렇게 되면 근육이 먹고 자라는 주 성분인 단백질이 줄어들게 되므로 근육은 서슴없이 우리몸을 떠난다.

얼굴은 여러개의 근육과 지방으로 이루어져있다. 매우 빠르게 체중이 줄어들면 지방이 빠지는 것처럼 보이지만 사실 얼굴의 표정 근육도 말라비틀어진다. 또한 수분도 사라지기 때문에 얼굴은 더 건조해지고 주름도 잘 생긴다.

그래서 식욕만 억제해서 먹는 총량만 감소시키면 살이 그냥 빠지는 것이 아니라 마른 나뭇가지처럼 말라서 비틀어지듯 빠진다.

또한, 주름은 더 많아지고 피부 속의 지방과 근육의 볼륨이 감소하니 헐거워지고 처지게 된다.

심지어 얼굴의 살이 빠지면서 귓볼살까지 빠져서 귓볼 주름까지 생긴다고 한다. 귓볼 주름을 펴려고 필러를 하는 분들도 있었다. 그때는 이해가 되지 않았는데 이제 이해가 된다.

체중을 굶어가며 단기간에 빠르게 빼면 이런 일이 생길 수 있다. 하물며 허벅지의 근육과 가슴의 지방이 더더욱 빠져서 늙어 보인다. 이는 단순 볼륨감소의 문제 뿐 아니라 피부결도 수분이 없어서 건조해지니 주름도 더 많이 생기고 피부의 탄력을 담당하는 콜라겐도 줄어들게 되므로 얼굴은 10년은 더 늙어 보인다. 특히 탄수화물 안에는 수분도 들어있기 때문에 탄수화물을 확 줄일 경우 몸은 탈수상태로 빠지기 쉬워서 더 탄력없이 주름이 많이 생길 수 있다.

위고비를 비만치료제로 도입하면서 사실상 근육량의 감소에 대한 가이드라인은 하나도 나오지 않은 상태였기에, 온세상은 위고비 근육감소대란에 처하게 되었다.

그런데 2025년, 이런 연구가 나와서 주목을 받고 있다.

연구 요약 박스 14

논문 제목: Strategies for minimizing muscle loss during use of incretin-mimetic drugs for treatment of obesity
저자: Jeffrey L. Mechanick, W. Scott Butsch, Sandra M. Christensen, Osama Hamdy, Zhaoping Li, Carla M. Prado, Steven B. Heymsfield
저널: Obesity Management / Intervention, 2014
연구 방법: 근육 손실을 최소화하기 위한 운동과 영양 보충의 중요성 강조
결론: 운동과 적절한 단백질 섭취가 근육 손실을 최소화하며 GLP-1 수용체 작용제를 사용할 때 건강한 체중 감소를 촉진한다.

이 연구에서는 위고비를 사용해서 음식총량자체를 생각없이 그냥 줄였더니 근육의 소스가 되는 단백질과 영양분까지 감소해서 근육 손실이 일어났다는 것을 알게 되었다.

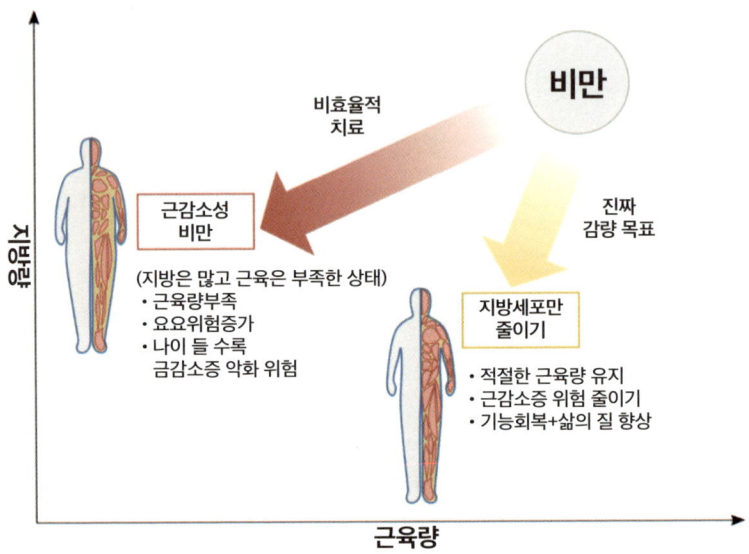

- **잘못된 다이어트(좌측 붉은 화살표)**는 근육을 함께 잃게 하고, 결국 요요 + 기능 저하 + 근감소성 비만으로 이어진다.
- **제대로 된 다이어트(우측 노란 화살표)**는 지방만 줄이고 근육은 유지시켜 체형 회복 + 체력 향상 + 노화 예방을 이끈다.

이 논문에서 놀라웠던 점은 위고비로 빠진 근육의 양을 재어보니 20년간 늙을 때 빠지는 근육의 양과 동일하다는 것이었다.

결국 위고비로 식사량만 적게 먹으면 절대적인 영양분의 보충이 감소되므로 노화가 급격하게 온다는 것이다.

따라서 단백질 섭취를 의식적으로 잘 챙겨서 먹어야 하고 근력운동을 꼭 해야만 살이 빠지면서 노화를 막을 수 있다고 하는 것이다.

살이 빠지고 나서 얼굴이 핼쑥해진 경우가 정말 많다. 식욕억제제, 한약 다이어트, 위고비만 의존하고 본인의 식단과 운동에 하나도 손을 대지 않는 경우 근육이 빠지는 것은 너무나 불 보듯 뻔하다.

위고비로 잘못 빠진 얼굴을 보면 땅콩형 얼굴이 된다.

이는 뼈의 윤곽만 드러나서 울퉁불퉁한 얼굴을 말한다.

광대뼈는 두드러지고 안구 주변의 근육과 지방이 감소하면서 안와뼈가 도드라진다. 눈밑 지방은 힘없이 떨어지고 관자와 이마근육이 감소해서 말라 비틀어져보인다.

급하게 살이 빠지면서 얼굴의 fat pad(피부안층의 지방 패드 방석)도 크기가 같이 작아지니 흡사 에이즈 환자들처럼 볼품 없고 아파보인다. 에이즈 환자들은 치료를 받으면서 지방과 근육이 쉽게 소실되는데 이를 Lipodystrophy 라고 한다. (Lipo=,지방 dystrophy=위축증)

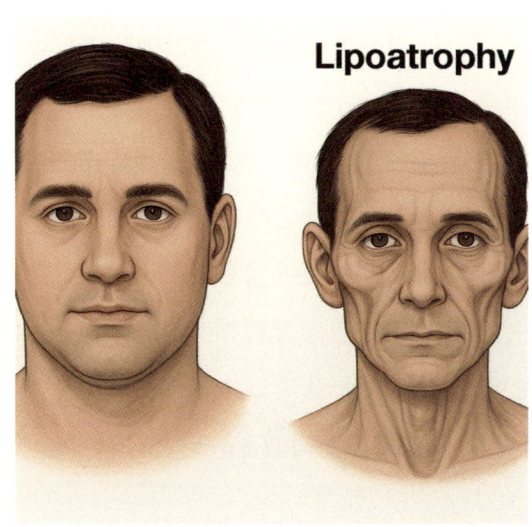

뿐만 아니라, 지방세포도 감소한다. 여러 부분이 다 처지는데 특히 지방이 주로 줄어든다. 사실 지방은 얼굴을 지지하는 구조의 역할도 한다. 즉, fat structure(지방지지구조)로도 얼굴을 처지지 않게 지지했던 것이다. 하지만 이러한 지방이 줄어들면서 지지구조가 무너지니 불독살, 팔자주름이 생기기 시작하는 것이다. 이는 특히 얼굴 하부부터 시작해 턱근육도 빠져버리면 더욱 볼품없어진다. 가난해보이는 상으로 얼굴인상이 바뀌는 것이다. 이후에는 관자와 이마근육 역시 감소하면서 위에서 부터 산사태가 일어난다.

사실 마약 중독자들도 이런 식의 땅콩형 해골형 얼굴이 된다. 이전 나홀로 집에 나왔던 어린 맥컬린 컬킨이 나이가 들어서 땅콩형 해골 얼굴이 되어 나타났을 때 딱 그런 얼굴의 특성을 다 가지고 있었다. 식욕이 없어지니 살이 근육부터 쭉쭉 빠지는 꼴이 된다.

성형외과에 오는 경우가 살이 너무 많이 쪄서 지방을 빼러 오는 경우도 있지만 살이 너무 없어서 볼륨을 채우려 오는 경우도 있다. 위고비로 딱 지방만 빼고 근육은 강화시키면 정말 건강하고 아름답게 보일 수 있다. 그러려면 어떻게 해야 할까?

나는 2달에 11kg 을 감량하고 4년간 몸무게를 유지하면서 얼굴 살이 하나도 처지지 않았다. 엉덩이 근육은 더 발달했고 허벅지 근육도 결이 보였다. 복부근육이 보이는 것이 목표였으나 전체적인 근육이 다 생겼다. 얼굴도 전체적인 지방은 조금씩 빠졌지만 근육이 더 튼튼해지면서 외적으로도 탄탄해 보이는 것 같았다. 보톡스를 맞진 않았다.(보톡스를 그닥 좋아하지 않는다.) 대신 콜라겐을 늘리는 주사시술과 레이저는 꾸준히 하고 있다.

혼자 살 빼기 어렵고 실패만 반복하는 경우가 많다. 의사인 나 역시 그러했으니 아닌 사람은 오죽할까 싶다. 특히 약이나 주사까지 사용했는데 또 실패하고 있다면 딱 이 5가지를 집중해서 꼭 지켜보자. 약의 도움 없이도 이방법으로 살이 잘 빠질 것이다.

살을 빼면서 나이들어 보이지 않으려면 바로 이 5가지를 해야한다.

• 물을 많이 먹어야 한다.

수분은 근육의 70%를 차지한다. 그리고 세포를 촉촉하게 하며 호르몬이 잘 흐르도록 윤활제 역할을 한다. 노화는 건조함과 같은 말이다. 젊음은 촉촉하다. 물을 많이 먹는 것은 모든 다이어트의 기본이다. 피부가 촉촉해야 주름도 덜 생긴다. 크림이나 로션을 바르기 전에 물부터 피부 세포에 듬뿍 주어야 한다. 마른 가지에 분무기로 물을 뿌린다고 새싹이 날까? 뿌리에 물을 주어야 새싹이 난다. 다이어트를 하며 살 빼는 몸은 마른 나무같은 몸이 되면 노화가 촉진된다. 물을 계속적으로 넣어줘야 한다. 몸이 건조하면 늙는다.

• 단백질을 잘 먹어야 한다.

자기 몸무게의 1~1.5g/kg의 양을 먹으면 된다. 즉 60kg 이면 60~90g 의 단백질이 하루에 먹어야 하는 양이 되는 것이다. 단백질은 마른 근육을 먹여 살리는 분유와 같다. 아기에게 분유를 제때 주지 않으면 배고파서 운다. 우리의 근육도 그러하다 제때제때 단백질을 주지 않으면 10g 씩 100g 씩 빠진다. 위고비로 식욕이 없는 상태가 되면 단백질도 잘 안 챙겨먹기 때문에 근육은 계속 빠져나간다. 기약없이 빠져가는 이자처럼 근육통장에서 돈이 빠져나가는 것이다.

• 잠을 잘 자야 한다.

잠을 자는 동안 근육이 성장한다. 운동은 근육을 찢는 과정이고 잠을 자야 성장호르몬들이 근육을 치료하면서 근육의 섬유들이 두꺼워지고 커진다. 꼭 많이 다친 부분이 더 강화되는 것 처럼 말이다. 하지만 계속 매일 운동만 하면 계속 많이 찢기만 하는 셈이 되므로 근육 성장이 안된다. 잠은 근육에도 도움이 되지만 사실 잠을 자는 동안 면역력도 회복을 하고 콜라겐도 만들어지면서 피부가 재생한다. 즉, 노화에서 멀어진다는 것이다.

• 영양제를 추가적으로 잘 챙겨 먹어야 한다.

저속노화의 책에서는 영양제가 필요없다고 되어 있다. 음식을 잘 챙겨먹으면 그것에서 영양성분을 다 얻을 수 있다고 생각하는 것이다. 하지만 다이어트를 하는 경우에서는 총체적인 음식의 양이 감소되기 때문에 영양분은 당연히 감소한다. 따라서 핵심적인 비타민제는 꼭 챙겨먹어야 한다. 특히 내가 강조하는 것은 고용량 비타민 b,c, 엘카르니틴, 차전자피, 유산균이 핵심이고 거기에 더해서 비타민 D도 먹는다. 거의 면역력과 항산화, 그리고 식이섬유이다. 영양제가 없다면 줄어든 음식으로 들어와야하는 세포가 필요로 하는 에너지가 없어지고 만다. 기운도 빠지고 생기도 머리카락까지도 빠져나가면 푸석한 노인의 모습이 얼굴에 남게 된다.

- **등과 엉덩이 근육운동을 해야 한다.**

　노인의 가장 큰 특성은 허리가 굽은 것이다. 할머니 그림을 그리면 지팡이를 짚고 허리를 잡고 굽은 자세이다. 살 빠지고 허리가 굽는 사람들이 있다. 어깨도 굽는다. 노인이 된 것과 다름 없다. 보기에도 안좋지만 건강엔 더욱 안좋다. 통증도 많이 생긴다. 또 뼈가 잘 다친다. 이유는 등과 엉덩이 근육이 빠지면서 몸을 바로 잡아주는 척주정렬이 무너지기 때문이다. 근육운동을 한다면서 아령만 드는 것은 정말 공부를 하나도 안하고 시작하는 것이다. 큰 근육 운동부터 시작해야한다. 살 뺄때는 전략적으로 해야 한다. 먼저 무엇보다 빠르게 지켜야 할 것은 작은 근육이 아니다. 큰 근육이다. 우리몸에서 가장 큰 근육은 바로 등과 엉덩이 근육이다.

　위고비는 정말 필요한 사람에게는 기적과 같은 명약이 될 수도 있지만 잘못 사용하면 건강을 정말 해쳐서 노화의 늪에 깊게 빠지게 할 수도 있다. 공부해서 사용해라. 어렵다면 의사를 찾아가라.
　나는 다이어트는 건강의 한 축에 포함된다고 생각한다. 그리고 아름다움도 건강의 또다른 축이다. 결국 아름다움을 지키는 일, 다이어트를 하는 일도 건강함을 잃으면 다 잃은 것이나 마찬가지이다.
　위고비로 살을 급하게 뺄 때 나이들어 보이는 땅콩 얼굴이 되기 쉬운데 그럴 경우 의학적 도움을 받으면 된다.

- **급하게 살을 빼면, 얼굴이 먼저 늙는다.**

　무리하게 굶어서 살을 빼면, 얼굴부터 볼륨이 사라진다. 특히 관자근과 턱근육의 양이 줄어들면서 얼굴 바깥쪽을 지탱하던 프레임이 무너지게 된다. 그 결과 광대뼈가 더 도드라져 보이고, 팔자주름과 입가 처짐이 깊어진다. 텐트의 기둥이 약해지면 천이 주저앉듯, 얼굴 외곽의 지지 구조가 무너지며 땅콩처럼 오목한 얼굴형이 된다. 이런 현상은 과도한 턱 보톡스로 근육 볼륨이 빠졌을 때도 비슷하게 나타날 수 있다. 얼굴형을 유지하면서 다이어트를 하고 싶다면, 보톡스 사용 역시 의사와 충분히 상의해야 한다.

• 쳐진 얼굴엔, 직접적인 에너지가 필요하다.

늘어진 입가 주름이나 팔자주름에 보습제를 덧바른다고 해서 쉽게 해결되지 않는다. 이런 부위에는 울쎄라, 브이로, 텐쎄라 같은 고강도 집속초음파(HIFU) 리프팅이 효과적이다. HIFU는 피부 속 근막층(SMAS)까지 도달해 열에너지를 전달하고, 늘어진 조직을 수축시켜 리프팅 효과를 유도한다. 노화된 피부의 진피나 근막층은 크림이나 영양제, 마사지보다, 정확한 에너지를 직접 조사하는 것이 훨씬 빠르고 효과적이다. 즉, 탄력 저하엔 표면이 아닌 '속'의 문제 해결이 우선이다.

• 볼륨 회복은 자연스럽게, 천천히

예전에는 꺼진 부위를 히알루론산 필러로 채워 즉각적인 효과를 얻었다. 하지만 지금은 레디어스를 희석해 스킨부스터처럼 활용하는 방식이 주목받고 있다. 과도한 필러는 인위적인 인상을 만들 수 있고, 세계적으로 '필러포비아'(필러에 대한 대중의 거부감)가 확산되고 있다. 한국은 특히 가격 경쟁이 치열해 무분별한 필러 시술이 많고, 그로 인해 오히려 필러의 신뢰도 자체가 떨어지고 있는 상황이다. 이제는 '내 콜라겐을 천천히 자극해 복원하는' 치료가 더 환영받는다.

건강한 아름다움이란, 나의 본래 얼굴에서 가장 조화롭고 자연스러운 생기를 끌어내는 일이다.

한국의 미용시장은 가격 경쟁으로 인해 필러가 너무 흔하게 사용되고 있다. 이는 오히려 과잉 성형을 조장해 필러의 신뢰도를 떨어뜨렸다. 그래서 지금은 자신만의 콜라겐을 자극해 천천히, 자연스럽게 얼굴을 복구하는 치료가 선호되고 있다. 이는 요즘 유행하는 '건강한 아름다움'이라는 방향성과도 맞닿아 있다.

나 역시 과도하거나 화려한 성형을 지양하고 있다. 내가 집중하는 건 '정상화 성형'(nomarlized plastic surgery)이다. 이미 과하게 변형된 얼굴을 본연의 기능과 구조로 되돌리는 일. 근육과 탄력을 잃어버린 얼굴을 다시 건강하고 힘 있게 만드는 과정은 내게도 큰 보람이다. 자신에게 맞는 병원을 찾아 얼굴과 몸을 다시 회복시켜, 건강하고 아름답게 나이 들어가는 것은 그 어떤 투자보다 소중하다.

··· **마무리 한 마디** ···

살은 빼도 얼굴은 지켜야 한다.
근육과 수분이 빠진 자리에 남는 것은 숫자 아닌 노화의 흔적이다.
숫자에 속지 말고, 기능을 지켜야 한다.
몸을 무너뜨리지 않고 감량하는 것이 진짜 의학 다이어트이다.

PART 3

가속감량 + 저속노화

11장

성격 급한 의사가 선택한 저속노화 가속감량

요새 트렌드는 가속노화를 거부하는 저속 노화이다.

나는 저속 노화보다는 역노화, 그리고 빠르게 가속 감량을 하는 방법에 더욱 포커싱하고 있다.

어릴 때 읽었던 게임북에는 게임을 좀더 쉽게 할 수 있는 치트키 방법을 적어놨다.

인생에도 치트키가 있다.

특히 건강을 지키면서도 살을 빠르게 뺄 수 있는 치트키가 존재한다.

모르고 무작정 몸무게 숫자만 빼다보면 나의 젊음까지 빠져나가는 골룸이 될 수도 있다.

요새 유행하는 저속노화는 삶을 늦추는 기술이 아니다. 무너지지 않게 사는 전략을 이야기 한다.

노화는 피할 수 없는 자연적인 생리적 과정이다. 아산병원 노년내과 정희원교수는 [저속노화]를 통해 노화를 막는 것이 아니라 속도를 늦추는 치트키가 존재한다는 사실을 강조한다.

그저 골골대면서 장수하는 것보다 더 중요한 것은 자율성을 유지하면서 살아가는 건강수명이라고 말하는데 이는 단순히 나이만 많이 먹는 오래 산다의 측면만 보는 것이 아니라 "나답게 존엄성을 지키면서 오래 사는 것"이 저속노화의 본질이라고 본다.

수면,식사, 운동, 정서조절, 인간 관게 등 지극히 평범한 요소들이 몸의 균형을 유지하고 노화의 리듬을 늦추는 핵심조건이다.

특히 뇌,감정, 근육이라는 세가지 생물심리적 축을 강조하고 있다. 이 세가지가 조화를 이루는 한, 나이는 단지 숫자에 불과하다고 보는 것이다.

저속노화는 거창한 바이오해킹이 아니다. 신체와 마음이 무너지지 않게 지키는 생존 전략이자 삶의 태도이다. 노화는 받아들이되 그 속도를 조절하고, 삶의 질을 끝까지 유지하려는 현명한 선택의 과정이라는 것이다.

하지만 나는 조금 더 나아간 사고를 하고 싶다. 나이는 숫자가 아니라 그 숫자가 내 몸에 얼마나 빠르게 영향을 주는가가 관건이라는 것이다

저속노화는 생리적 노화 속도를 늦추는 삶의 방식이라고 한다면 가속감량은 심리적/물리적 과속 상태에서 불필요하게 소모되는 에너지, 감정, 신체적 소모를 줄이고 보다 전략적으로 빠른 시간 안에 체중과 건강을 회복하는 집중과 선택의 전략이다. 즉, 나는 고속 감량 저속노화로

몸을 빠르게 회복시킨 뒤에 천천히 느긋하게 스스로의 삶에 집중하며 여유 있게 사는 전략으로 만들고 싶다.

저속노화는 '균형 잡힌 하이브리드 자동차'이다. 에너지 소비는 최소화하고, 필요할 때 안정적으로 속도를 조절할 수 있다. 브레이크와 가속 모두 부드럽고, 노면 상태에 따라 자동으로 운전 리듬을 맞춘다. 장거리 여행에 최적화된 시스템이다.

반면에 고속감량은 '서킷 위의 경량 레이싱카'이다. 짧은 시간 내에 체중을 급격히 줄이기 위해 필요 없는 장비와 무게를 과감히 덜어낸다. 연료 소모는 빠르지만, 목적은 명확하다. 위험구간을 빨리 빠져나가는 생존 기동인 것이다.

결국 노화의 속도를 늦추는 기술과 빠르게 건강을 회복하는 기술을 합친 방법이다.

왜 이 두가지가 공존해야 하는가?

저속노화는 몸과 마음을 오래도록 건강하게 만들고 고속감량은 급격한 부담, 비만, 염증, 위험지표를 빠르게 낮추어서 '위험에서 벗어나게' 한다.

심각한 복부 비만이나 대사증후군이 있는 상태에서 저속노화 스킬은 효과적이지 않다고 생각한다. 이때에는 단기적 감량, 즉 고속감량이 필요하다.

급한 불은 빨리 끄고, 천천히 불씨를 관리하는 스킬인 것이다. 그게 바로 고속감량과 저속노화가 함께 가야하는 이유다.

사실 비만도 노화이다. 평생 날씬하게 살던 사람이 동일한 생활방식과 식습관을 유지하고 사는데도 뱃살이 자꾸자꾸 나온다. 이런분들의 식습관을 물어보면 굳이 많이 먹지도 않는다.

'아침은 굶고, 점심은 샐러드만 먹고, 저녁은 밥 조금만 먹는데 살이 쪄요.'

지금 본인이야기를 하고 있는 것 같은가?

대부분 살쪄서 오는 분들이 이러한 고민을 나에게 털어 놓는다.

이분들에게는 저속노화의 방법 보다는 고속 감량이 먼저 필요하다.

그 이유를 여러가지 고민해 봤을 때 근육 감소로 인한 기초대사량 감소가 가장 주요 원인이다. 근육은 24시간 지방 연소 공장이다. 어릴 땐 많이 먹어도 잘 연소가 되고 살이 안 찌다가 30대 넘어가면서 1kg 씩 자꾸자꾸 뱃살이 찌면서 등도 굽는다. 근육이 빠지면서 지방은 아주 잘 늘어난다.

마치 큰 바다의 한 줄기를 댐으로 막고 있다가 조금씩 댐의 돌에 금이 가면서 물이 조금씩 새다가 점점 더 많은 물이 새어나가서 결국 댐이 무너지는 것처럼, 근육으로 막고 있던 지방이 점점 불어나서 나중에는 지방이 봇물터지듯이 늘어나는 이 비만의 굴레를 혼자서는 이겨낼 수 없는 상태가 되어 버리는 것이다.

나처럼 성격이 급한 사람들은 확 빼려고 한다. 쉬운 방법으로 그냥 막 굶어서 또는 운동만 많이 해서 확 빼려고 하니 자꾸 실패한다. 이유를 모르니 자꾸 속상하고 괴롭다. 결국 다이어트 약과 시술, 주사, 수술로 해결하려고 하나 해결이 안된다. 요요가 더 심하게 오는 경우가 대부분이다.

인생을 살면서 쉽게 큰 것을 얻게 해준다는 것은 사기일 가능성이 높다. 큰 돈을 빠르고 쉽게 벌게 해준다고 어디어디에 투자하라고 하는 것은 대부분 거짓말이다.

2024년 가을부터 위고비가 국내 판매되기 시작하면서 많은 주목을 받고 있다. 이전에는 한약 다이어트, 식욕억제제로 식욕을 조절하면서 다이어트를 하던 사람들이 이 주사제에 큰 기대를 가지고 있었다.

몇 년 전엔 삭센다가, 이번엔 위고비가 큰 이슈를 몰고 왔다.

위고비로 빠르게 살을 빼서 가장 이슈가 된 인물이 테슬라의 CEO인 일론머스크이다.

2022년 10월 2일, 일론 머스크가 트위터 사용자와의 대화 중 직접 언급한 내용이다.

그의 팬이 물었다.

팬: "What's your weight now, if you don't mind me asking?" (괜찮다면 몸무게를 알려주실 수 있나요?)

일론 머스크: "Down 30 lbs!" (30 파운드, 약 13.6kg 이다.)

팬: "What's made the best difference?" (이렇게 살을 많이 뺀 큰 이유가 있나요?)

일론머스크 : "Fasting+Ozempic/Wegovy+ no tasty food near me" (위고비 +간헐적 단식+ 맛있는 음식 피하기)

라고 이야기를 했다.

사실 일론머스크는 많이 먹어서 살이 찐 것이 아니다.

그는 SpaceX, 테슬라, 그리고 트위터까지 3개 회사를 이끄는 CEO로, 주당 120시간 이상 일하고, 새벽 3시에 자서 아침 6시에 기상하는 생활을 수년간 이어왔다. 월스트리트 저널은 이런 그의 라이프스타일에 대해 '슈퍼맨처럼 일했지만 결국 대가를 치르게 된 것'이라 표현했다.

실제로 일론머스크는 SNL에 출연해 자신의 불안정한 수면 패턴과 불면증에 대해서 이야기했고 엠비엔(Mbienne)이라는 수면제 복용까지 공개적으로 언급했을 만큼 극심한 수면 부족, 스트레스, 야간 업무에 시달려 왔다. 그러면서 살이 급격하게 쪘다는 것을 알 수 있었다.

결국 우리는 이 사례를 통해 비만은 단순한 식습관의 문제가 아니라, 수면, 스트레스, 생활 패턴과도 깊이 연결되어 있다는 것을 알 수 있다.

일론머스크가 살을 뺀 전후의 모습을 보면 얼굴 볼륨이 크게 빠지거나 늙어보이지 않는다. 그는 위고비 뿐 아니라 식단조절과 운동을 같이 했기 때문이다.

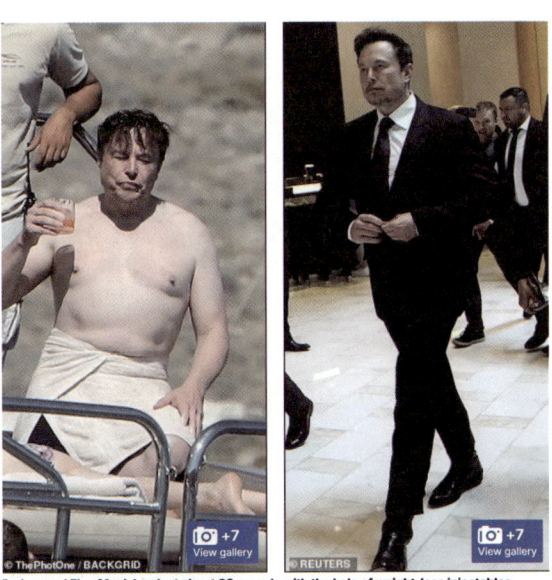

보통 운동과 식단을 안하고 위고비만 써서 살을 빼면 모든 종류의 음식을 적게 먹기에 과식하는 사람들에게는 빠르게 살을 빼는 데에 도움이 된다. 하지만 적게 먹는데 살이 찐 사람들이 음식량으로만 승부를 보면서 살을 빼려고 하면 지방 보다는 근육 소실이 많아진다.

위고비를 끊게 되면 안경을 썼다 벗으면 안보이는 것처럼 다시 비만으로 쉽게 돌아간다.

이러한 사람들이 위고비를 체중 감량용으로 써서 식사량만을 줄어들게 하면 여러가지 부작용이 생긴다. 근육 소실로 인한 기운없음, 면역력 감소, 외모가 초라해보임, 요요, 탈모, 불면증 등의 문제이다.

결국 살은 뺐지만 가속노화의 페달을 더더욱 밟게 된다.

위고비의 부작용은 단지 속쓰림, 울렁거림, 두통의 문제가 아니라 머리카락 빠짐, 얼굴 근육과 몸 전체 근육의 소실 등으로 인해 볼품없는 구부정하고 초라한 외모로 바뀌게 된다.

가속노화의 외적인 느낌은 반지의 제왕의 골룸을 떠올리면 된다. 골룸을 보면 머리카락 다 빠지고 눈 밑이 퀭하며 등이 굽어있다. 얼굴에 생길 수 있는 모든 주름이 다 있다.

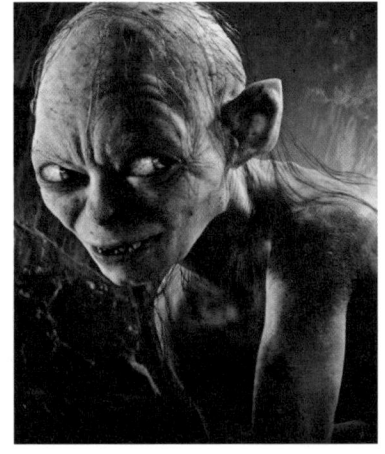

팔자주름, 미간, 입가 눈가 주름, 왜소한 체형, 팔다리의 마른 근육, 고약해 보이고 힘 없어 보이는 인상, 치아도 빠져있다. 자세를 보면 굽은 등을 펴질 못한다.

이러한 가속노화의 이미지인 골룸의 모습을 비슷하게 표현한 연구가 있었다. 영국의 침대 브랜드 벤슨스 포 베드즈가 수면 전문가 소피 보스톡 박사와 함께 놀라운 실험을 진행했다. '잠을 제대로 못 자면 몸이 어떻게 변할까?' 하는 질문에서 시작된 이 프로젝트는, 매일 6시간도 안 되는 수면을 수십 년간 이어간 한 여성의 2050년 모습을 디지털로 구현해 냈다.

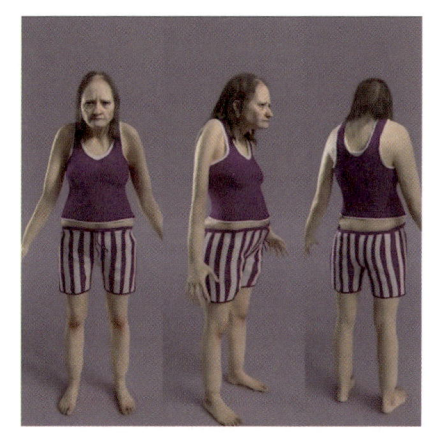

그 결과는 꽤 충격적이다. 목은 굽었고, 머리카락은 푸석푸석 얇아졌으며, 얼굴은 축 처지고 주름이 깊게 파였다.

바로 이 모습이 어떠한가? 영화 속 '골룸'을 떠올리게 할 정도로 외형에 변화가 컸다.

하지만 겉모습만이 문제가 아니었다. 지속적인 수면 부족은 복부 비만, 근육 감소, 발목 붓기 등 실제 건강 문제로 이어지는 심각한 결과도 함께 나타났다.

보스톡 박사는 "이 이미지를 보면 잠이 단순히 피로를 푸는 문제가 아니라 전반적인 건강의 핵심이라는 걸 알 수 있다"고 말했다. 실제로 수면 부족은 비만, 심장 질환, 당뇨병과 같은 만성 질환 위험을 크게 높이는 요인이다.

이 프로젝트를 기획한 벤슨스 포 베드즈의 마케팅 이사 리사 리차드는 이렇게 말했다. "우리가 만든 이미지는 '최악의 수면 습관이 우리의 미래에 어떤 영향을 줄 수 있는지'에 대한 경고이자 메시지입니다. 많은 사람들이 이걸 계기로 자신의 수면을 진지하게 들여다봤으면 좋겠어요."

잠을 제대로 못 자는 것은 노화와 비만을 동시에 가져다 준다.

이런식으로 가속 감량을 하게 되면 가속 골륨 노화도 함께 오게 된다.

우리가 원하는 것은 고속 감량을 하면서 비만의 응급상황에서 빠르게 탈출 한 뒤 이를 지속적으로 100세까지 저속노화로 유지하는 것이다. 이를 통해 노인이 되어서도 젊은이와 같은 삶의 정체성과 자존감을 유지하면서 멋지게 사는 80세 90세가 되는 것이다.

비만의 문제는 어쩌면 응급상황일 수 있는 것이라고 생각한다. 빠르게 고속 감량하면서 뺀 다음 저속노화의 반열에 오르면 삶을 더 풍요롭게 살 수 있을 것이다.

··· **마무리 한 마디** ···

비만은 응급이고, 노화는 만성이다.
그래서 나는 급한 불은 빠르게 끄고,
그다음엔 천천히, 무너지지 않게 간다.
그것이 내가 선택한 '가속감량, 저속노화'라는 전략이다.

12장

가속감량을 도와주는
첫번째 지방살인도구 CGM

여러가지 고속 감량의 방법들이 많지만 다 알고 있는 것 말고 다소 특이하지만 과학적으로 입증된 전략이 있다.

이는 나이가 들수록 시력이 안 좋아질 때 의지로 시력을 좋아지게 못하므로 안경이나 렌즈를 껴서 좀더 잘 보이게 해서 살아가는 데 편하게 하는 것과 마찬가지이다.

노화를 늦추고 지방을 빠르게 빼는 설계도구를 소개한다.

리브레

CGM (continuous Glucose Monitoring)연속혈당측정기, 리브레라고 불리는 작은 혈당기를 몸에 다는 것이다. 이 때부터 우리 몸은 수치화

되기 시작한다.

　돈 계산은 계산기를 써서 정확하게 하면서, 우리 몸은 수치화를 잘 못한다. 느낌으로 조절한다. '배부르다, 배고프다, 졸리다, 우울하다, 그래서 먹어야 한다.' 이런 행동이 느낌과 감정으로 이루어지는 것이다.

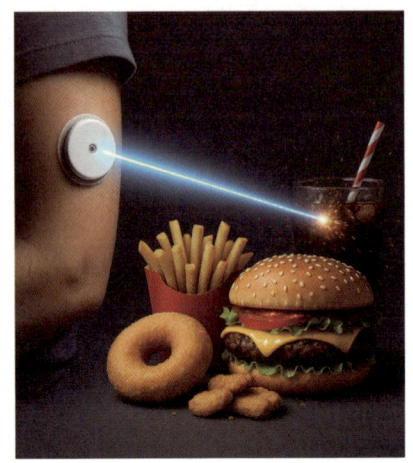

　우리는 매 끼니마다 혈당의 파도에 흔들린다. 하지만 그 파도의 패턴을 실시간으로 볼 수 있다면 식사후의 후회, 폭식, 무기력, 그리고 노화의 속도를 줄일 수 있다.

　CGM, '리브레'라는 연속혈당측정기는 피부 아래의 간질액(interstitial fluid)을 통해 5분마다 내 혈당의 흐름을 시각화 한다. 이는 마치 몸속의 블랙박스를 들여다보는 것과 같다.

　계속적으로 24시간동안 계속 내입으로 들어온 모든 음식들에 점수를 매기게 된다. 수치화 되는 순간 정확하게 맞출 수 있다.

　눈을 감고 날아가는 새를 맞출 수 없듯이 내 몸의 당수치를 안 보게 되면 정확하게 살이 찌는 음식을 타게팅할 수 없다.

　리브레를 팔에 부착하는 순간, 마치 내 몸속 숨겨진 진실이 드러난다. 눈에 보이지 않던 혈당이 숫자로 떠오르고, 그 숫자는 하나의 메시지를 말해준다. "이 음식은 당신을 늙게 하고, 쉽게 살찌게 합니다."

음식을 먹은 뒤, 앱에 표시되는 혈당 수치가 오른다. 그 오름폭이 크면 클수록, 그 음식은 내 인생에서 퇴출당해야 할 '**가속노화의 범인**'이다.

그날, 내가 흰쌀밥을 먹은 후 혈당이 190을 넘겼다. 사탕 한 알을 먹었더니, 순식간에 210. 단 5분 만에 나는 확신했다. "이건 내 몸에 절대 어울리지 않는 음식이야."

이런 데이터는 단순한 숫자가 아니다. 몸에 각인되는 인지다. 한 번 '나쁜 점수'를 받은 음식은, 다시는 예전처럼 순진하게 다가오지 않는다.

나는 리브레 앱에 그 음식의 이름을 적는다. 흰쌀밥, 사탕, 단맛 나는 시리얼. 이름을 기록하는 순간, 내 안의 '비만 데스노트'에 그들이 올라간다.

기억이 만들어낸 이 강력한 무기 덕분에, 나는 장을 볼 때 망설인다. 쿠팡 장바구니에 그 제품을 넣으려다 멈춘다. '이거, 혈당 점수 최악이었지…' 그 수치가 머릿속에서 떠오르면, 더는 그 음식에 손을 뻗지 못한다.

사람들은 말한다. "살 빼려면 의지가 있어야죠." 하지만 나는 이제 안다. 살을 빼는 데 가장 강력한 무기는 '인지된 숫자'다. 리브레가 나에게 알려준 것은 단순한 혈당이 아니라, 내 몸이 어떤 음식을 '진짜 적으로 인식해야 하는지'에 대한 정답이었다.

혈당 스파이크는 노화의 가속페달이다. 급격한 혈당상승은 당화 반응(AGEs: advanced glycemic end products)를 유발하고 이는 피부의 콜라겐을 망가뜨리며 노화를 앞당긴다. 내 환자들 중에서 5kg 감량을 하면서 한달정도 정제탄수화물을 멀리한 분들이 하는 말이 몸이 간지럽던 알레르기 증상과 여드름이 많이 좋아졌다고 이야기 했었다. 하버드

의과대학 연구에서도 혈당변동이 클수록 염증반응과 산화스트레스 증가가 동반되면 노화속도가 빨라지는 것으로 나타났다.

CGM은 나에게 맞는 개인맞춤형 '노화방지 가속감량 식사법'을 개인코칭해주는 도구이다. 사실 같은 음식을 먹어도 사람마다 혈당이 오르는 그 수치는 다르다. 단백질 드링크 중에 내가 먹는 드링크(셀렉스)가 좋아서 다른 사람에게 주었는데 그사람에겐 혈당이 예민하게 오르는 경우가 있다. 이상하다고 생각했는데 그사람은 다른 브랜드(더단백)을 먹고 혈당이 많이 오르지 않았다. 이건 혈당측정기가 아니면 절대 모르는 부분이다. CGM 을 통해 내몸이 어떤 음식에 민감한지 파악하면 콜라겐을 지키고 지방만 뺄 수 있는 진짜 식사법이 보인다.

CGM 이 가속감량을 도와주는 도구가 되는 이유는 2가지이다.
많은 환자들이 다이어트 실패 이유를 '의지가 약해서'라고 말하지만 사실은 혈당이 스파이크 치고 확 떨어질 때 느껴지는 허기감이 폭식을 유도하기 때문이다. CGM은 혈당이 급락하는 지점을 실시간으로 경고해주기 때문에 식욕 조절이 수월해진다.
또한 운동, 수면, 스트레스가 어떻게 체지방 감량에 영향을 주는지 시각화할 수 있다. 예를 들어 저녁식사 후 10분 산책이 혈당을 얼마나 안정화 시키는지, 식후 스쿼트가 도움이 되는지, 그리고 수면이 부족했을 때 혈당이 밤새 요동치는 모습이나 아침 공복 혈당에 영향을 끼치는 모습을 보게 되면 생활루틴이 개선되어야 하는 점을 알게되는 것이다.
연속혈당 측정기를 사용하는 방법은 여러가지가 있는데 내가 6개월

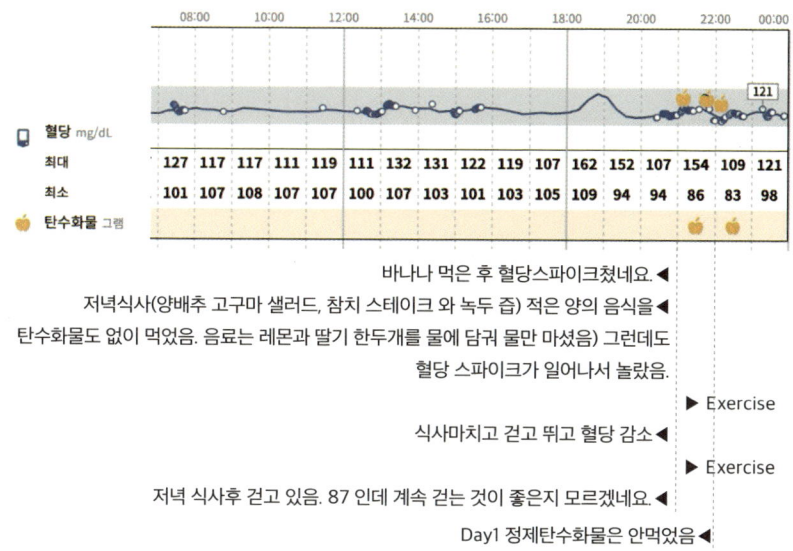

간 환자들을 관찰하면서 알게 된 흥미로운 점들이 있었다.

먼저 혈당기를 시작할때 누구나 생각하는 것은 바로 통증이다.
"팔에 바늘을 찌르고 계속 지낸다고요??"

연속혈당측정기를 처음 이야기 들었을 때, 가장 먼저 떠오른 건 '바늘'이었다. 팔에 무언가를 꽂아놓고 하루 종일 지낸다니, 생각만 해도 몸이 거부 반응을 일으켰다. 아플 것 같고, 불편할 것 같고, 무엇보다 내 몸에 무언가 '붙어 있는' 느낌이 싫었다.

그런데 나는 환자들에게 이 기계를 권해야 하는 입장이었다. 직접 해보지 않고는 설득할 수 없겠다는 생각에, 나부터 팔에 붙여보기로 했다.

놀랍게도, 정말로 하나도 아프지 않았다. 무슨 느낌이 있었냐고? 그냥 스티커를 붙인 것 같았다. 짧은 순간 '툭' 하는 느낌이 있을까 말까 한 정도였고, 그 이후엔 붙어 있는지도 잊고 지낼 만큼 존재감이 없었다.

6개월간 환자들에게 직접 붙여주며 관찰한 결과, 가장 많은 질문은 이것이었다. "그거 아파요?"

나는 대답 대신 이렇게 말하곤 했다. "제가 먼저 붙여봤어요. 근데 진짜 아무 느낌 없었어요."

그리고 직접 붙여드린 다음, 대부분의 환자들도 같은 말을 했다. "어? 이게 끝이에요?"

기계나 의료기기를 몸에 붙이는 것에 대해 거부감은 당연하다. 하지만 정작 경험해보면, 두려움은 대부분 허상이었다. 그 작은 스티커 같은 센서가 몸의 변화를 수치로 보여주고, 습관을 바꾸고, 삶을 되돌아보게 만든다.

작은 두려움을 넘어서면, 정확한 데이터가 나를 더 깊이 이해하는 도구가 된다.

건강을 위해 한 일들이 사실은 배신을 하고 있다는 사실을 깨닫게 되는 경우들이 있었는데 바로 찬물샤워와 마라톤이었다.

실제로 찬물샤워가 좋다고 해서 아침에 찬물샤워를 하시는 분이 있었는데 공복에 샤워만 해도 혈당이 올라가는 것을 보고 놀랐다고 한다. 나역시 처음에는 기계이상인가 했는데 연구결과를 찾아보니 찬물로 인해서 몸이 스트레스 반응과 교감신경 활성화가 됐기 때문이라는 것을 알게되었다.

찬물도 어찌보면 급성 스트레스자극 중 하나이다. 이 자극은 카테콜

아민(아드레날린, 노르에피네프린=좀비를 보면 놀라는 느낌)과 코르티솔(=열받을때 나오는 스트레스호르몬)을 급증시켜서 아무것도 안먹었는데 간에서 포도당을 방출하게 만든다.

건강한 사람은 이러한 일시적 혈당상승을 정상 인슐린 반응으로 조절한다. 그러면서 몸을 단련시킬 수 있기 때문에 미세한 전투의 느낌으로 근육에 부하를 주는 웨이트 트레이닝과 같이 몸이 느끼게 된다.

찬물 샤워를 건강을 위해 한다는 사람들의 진짜 이유는 몸을 차갑게 하면 이를 반등해서 오르게 하려는 에너지를 몸이 낸다는 것이다. 이를 호르메시스(hormesis)라고 부르는데 이는 장수연구, 노화 연구에서 가장 자주 언급되는 핵심 개념 중 하나이다. 우리몸 에는 갈색 지방(Brown fat)이라는 특별한 지방이 있다. 갈색지방은 열을 내면서 칼로리를 태우는 지방이다. 즉 찬물이 몸에 오면 이 갈색지방을 깨워 활성화 시킨다. 결과적으로 기초대사량이 높아지고 쉽게 살이 덜 찌는 체질로 바뀔 수 있다.

"Cold exposure stimulates brown adipose tissue activity, improving metabolic health." (차가운 환경에 노출되면 갈색지방 조직의 활동이 촉진되어 대사 건강이 개선된다.)
— Nature Reviews Endocrinology, 2019

또한 찬물 샤워는 몸에 일시적인 위기를 주어서 교감신경과 부교감 신경의 회복리듬을 단련시켜 일상스트레스에 대한 회복탄력성

(resilience)을 키우는데 도움이 된다. '작은 스트레스에 반복노출되면 큰 스트레스에 덜 흔들린다'는 원리이다. 이걸 좋은 스트레스(good steress)라고 부른다.

찬물은 이와 더불어 체내 염증물질(cytokines)을 억제하고 면역시스템을 자극해 NK 세포활성 증가, 백혈구 수 증가등의 효과가 있다. 실제로 감기 예방과 회복속도를 높였다는 논문들도 다수 있다.

이렇게 좋은 효과를 지닌 찬물 샤워를 하시는 분이 연속혈당측정기를 하다가 공복에 혈당이 오르는 것을 발견하시고 놀라셨다.

사실 그분은 당뇨전단계의 상태로 다이어트를 하고 있었는데 혈당측정기를 달면서 음식조절을 잘 하고 있었다. 당뇨 전단계 환자는 인슐린 민감도가 떨어져 있어서 이 반응을 제대로 억제하지 못해서 혈당이 더 오래 상승할 수 있다고 한다. 아침은 특히 코르티솔이 가장 높은 시간대이기 때문에(자다 일어나는 것 자체가 스트레스호르몬인 코르티솔을 높게 분비한다.)이 시간대에 찬물 샤워까지 하면 이중 스트레스가 되어 공복혈당을 더 높이는 원인이 될 수 있다.

실제 CGM 착용 환자에서 관찰되는 예

	냉수샤워 전 혈당	냉수샤워 후 혈당	식후 혈당
건강한 성인	88	105	120
당뇨 전단계	105	130~145	180~200이상

이처럼 베이스라인이 높은 사람일수록 적은 자극에도 더 큰 폭으로 반응하며 그 반응이 수 시간 동안 지속될 수 있다.

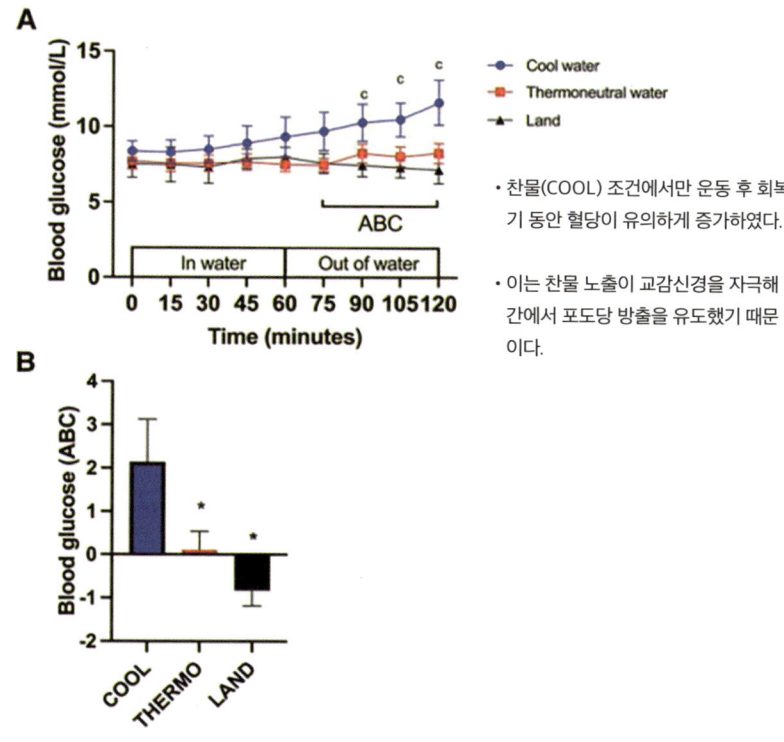

- 찬물(COOL) 조건에서만 운동 후 회복기 동안 혈당이 유의하게 증가하였다.
- 이는 찬물 노출이 교감신경을 자극해 간에서 포도당 방출을 유도했기 때문이다.

이와 더불어 공복 찬물 샤워 후 식사나 간식을 먹으면 기저혈당이 올라간 상태에서 식후 혈당까지 겹쳐 올라 더 큰 혈당 스파이크를 유도하게 된다. 이런 패턴이 반복되게 되면 오히려 인슐린 저항성과 췌장 부담을 가중시킬 우려가 있다. 그분은 본인 건강을 위해 찬물샤워를 하지 않게 되었다. 연속혈당 측정기를 달지 않았다면 평생 몰랐을 사실이다.

당뇨 전단계 환자에게서 찬물샤워를 권할 수 있는 조건은 다음과 같다.
1. 공복이 아닌 상태에서 시행(특히 아침 공복은 피함)

2. 식후 혈당 안정된 지점에 짧게 노출 (예:식후 90~120분 후 30초~1분정도만 찬물 샤워하기)
3. 혈당 CGM 착용 후 본인의 반응을 확인하며 조절
4. 스트레스, 수면 부족 상태에서는 피하기

찬물 샤워처럼 마라톤도 건강을 위한 선택처럼 보인다. 그러나 실제로는 마라톤 이후 의외로 새벽 저혈당이 오는 사람도 적지 않다. 한 환자분 A는 건강을 위해 마라톤 대회에 나섰고, 온 힘을 다해 달렸다. 땀을 흘리고 성취감도 있었지만 그의 혈당은 그날 새벽 위험할 만큼 낮아져 있었다.

사람들은 말한다. "운동은 건강에 좋다"고. 그래서 내 환자분 A는 마음먹고 마라톤대회에 참여했다. 땀을 흘렸고, 뛸 수 있을 만큼 달렸다. 마라톤이라는 이름 아래, 몸이 더 단단해지고 있는 줄 알았다. 살도 빠질 것 같았다.

그런데 어느 날, 새벽 3시쯤 갑작스럽게 깼다고 한다. 심장은 빠르게 뛰고, 식은땀이 나고, 머릿속은 텅 비어 있었다. 배가 고프지도 않은데 속이 울렁거렸고, 손끝이 차가워졌다.

CGM(연속혈당측정기)를 붙인 후 알게 되었다. 그 새벽, 혈당은 60도 아닌 48까지 떨어져 있었다. 아무것도 안하고 잠만 자고 있었는데 왜 이런 일이 일어난 걸까?

이는 격한 운동 후 생기는 지연성 저혈당(delayed hypoglycemia) 현상이다.

마라톤이나 고강도 유산소 운동을 하면 **글리코겐(간에 저장된 포도당)**이 빠르게 고갈된다. 운동 후에도 몸은 포도당을 계속 에너지로 사용하지만, 이미 저장된 에너지를 다 써버린 상태라 혈당은 점점 떨어진다.

특히 밤에 수면 중에는 인슐린 분비가 지속되면서 혈당 회복 없이 저혈당이 더 깊어질 수 있다.

마라톤을 하는 것, 또는 격한 운동을 하는 것이 겉으로는 건강해 보여도 생체 에너지는 오히려 고갈 될 수 있다. 마라톤은 심장, 폐, 근육에는 자극을 주지만 동시에 부신 피질을 소모시키고 회복성 글루코즈 생산능력도 감소시킨다.

운동강도가 너무 높거나 회복이 부족하면 오히려 만성피로, 면역력 저하, 야간 저혈당 같은 숨은 손상이 누적된다.

"Prolonged endurance exercise increases risk of nocturnal hypoglycemia in non-diabetic individuals."(장시간의 지구력 운동은 비당뇨인에게서도 야간 저혈당의 위험을 증가시킨다.)
— Journal of Clinical Endocrinology & Metabolism, 2021

특히 잘 자고 있는데 깨는 것은 대부분 혈당 때문이다. 특히 자다가 심장이 두근거리며 깨어난다면 종종 저혈당으로 생긴 교감신경활성화 때문이다. 몸은 당이 부족하다는 신호를 느끼고 아드레날린을 분비해 강제로 깨운다. 하지만 이 반응을 반복하면 충분한 수면을 하지 못하고 몸은 점점 예민해지고 피로는 해소되지 않는다.

운동은 분명 좋은 것이다. 하지만 내 몸의 연료상태를 보지 않고 달린다면, 그건 다 타버린 자동차로 계속 액셀을 밟는 것과 같다. 새벽저혈당 (Nocturnal Hypoglycemia)은 위험한 상태라고 볼 수 있다. 뇌는 포도당을 주요 연료로 사용하는데 혈당이 50mg/dl 이하로 떨어지면 뇌는 즉각적으로 기능저하가 생기면서 혼란, 불안, 발한 등의 신호를 보낸다. 40이하로 내려가면 인지장애, 발작, 심하면 혼수로도 이어질 수 있다. 혈당이 급격하게 떨어지면 몸은 생존을 위해 아드레날린과 코르티솔을 방출한다. 이로 인해 심박수 상승, 혈압급등, 부정맥이 발생할 수 있다. 특히 심장질환이 있거나 중년 이후에는 야간 심정지 위험을 높인다.

"Nocturnal hypoglycemia has been associated with QT prolongation and increased risk of sudden cardiac death." (야간 저혈당은 심장 전기신호가 비정상적으로 길어지는 현상(QT 간격 연장)과 갑작스러운 심장사 위험 증가와 관련있다.)

— Diabetes Care, 2011

2011년도 논문에서는 이런 연구가 있었다. 야간 저혈당 상태가 심전도상 QT 간격을 연장시키며, 이는 갑작스러운 심장사(sudden cardiac death)의 위험과 연관된다는 것이다. "심전도상 QT 간격이 연장된다"는 말은, 심장이 한 번 수축하고 다시 다음 박동을 준비하는 데 걸리는 회복 시간이 길어진다는 뜻이다.

QT 간격은 심전도(EKG)에서 심장의 전기적 활동을 나타내는 지표 중 하나로, 심장 근육이 수축했다가 다시 이완될 때까지 걸리는 시간을 의미한다. 이 간격이 비정상적으로 길어지면, 심장의 전기신호가 불안정해져서 심실빈맥(Ventricular Tachycardia) 또는 심실세동(Ventricular Fibrillation) 같은 심각한 부정맥이 발생할 수 있다.

이 부정맥은 '돌연심장사(Sudden Cardiac Death)'로 이어질 수 있기 때문에, QT 간격의 연장은 매우 중요한 의학적 위험 신호로 여겨진다. 특히 수면 중 저혈당은 교감신경을 과도하게 자극하면서 QT 간격을 늘릴 수 있고, 이로 인해 예기치 못한 심장 이상이 생길 수 있다는 것이 연구의 핵심이다.

당시 Diabetes Care에 발표된 이 연구는 수면 중 저혈당이 단순히 피로의 원인이 아니라 생명을 위협할 수 있는 심장 리듬의 불안정성과 연결되어 있다는 점을 강조했다. 특히 무리한 식단조절이나 당 조절 중이라면, 밤사이 혈당이 너무 떨어지지 않도록 주의해야 한다.

깨어 있을 때는 손 떨림, 어지럼증 등으로 저혈당을 인지해 음식을 먹을 수 있지만 수면 중에는 인지가 늦거나 불가능하기 때문에 저혈당 지속시간이 훨씬 길어진다. 특히 저혈당 노출 시간이 길어질수록 뇌신경 손상과 피로감, 집중력 저하가 누적되는 문제가 생기는 것도 주의해야 한다.

더 안좋은 것은 새벽에 저혈당이 발생하면 몸은 이를 만회하기 위해서 과도한 포도당 방출을 하려 하고 그 결과 아침 공복혈당이 오히려 높게 나오는 기이한 현상이 나타난다. 결국 이는 만성적인 인슐린 저항성 악화로 이어질 수 있다.

이 모든 것은 연속혈당측정기를 했던 환자분을 통해 알게 되었다. 그녀는 건강에 매우 신경을 쓰는 한 회사의 CEO 이다. 부모님이 두분 다 당뇨이셨고 담낭암으로 수술을 하셨기 때문에 그녀는 더더욱 본인의 건강에 신경을 많이 썼다. 늘 긍정적이면서 남들에게 에너지를 주는 분이었기에 건강은 필수였다.

환자 A는 건강식을 챙겨먹고 운동을 가끔하지만 자꾸만 살이 찌는 것이 걱정이 되어서 내원하여서 연속혈당 측정기를 함께 달면서 같이 모니터링을 하고 있었다. 그분은 건강을 위해 마라톤 도전을 준비하고 있었다. 마라톤은 건강과 에너지의 상징이기 때문에 많이 설레하면서 기대하고 있었다. 그런데 마라톤 완주를 한 이후에 그녀는 저혈당에 빠졌다. 연속혈당 측정기가 40,50 의 기록을 나타냈었고 그녀는 매우 불안해 했다.

그녀의 근육량은 적은 상태였고 갑작스럽게 오랜시간의 달리기는 몸을 극한의 상황으로 몰아넣는 것이었기 때문에 힘들었을 것이다. 힘들어도 참고 완주를 했지만 몸은 버티지 못해 저혈당에 빠졌다.

그녀의 아침 ,점심,저녁 식단을 보내달라고 했는데 아침이 참 푸짐했다. 과일과 샐러드, 건강에 좋은 음식들로 가득했지만 그녀의 혈당은 스파이크를 치고 있었다. 아침에 과일을 먹고 요거트를 먹어왔었는데 혈당수치는 위험신호를 보내고 있었다.

잠자는 동안 포도당은 뇌와 장기에서 조금씩 소모되고, 공복 상태에서의 몸은 '에너지가 고갈된 저혈당 직전 상태'에 가깝다. 우리가 흔히 먹는 아침 메뉴를 보자. 빵, 과일, 요거트. 겉보기에 건강해 보이지만, 이 음식들은 급격한 당 흡수를 유도하는 대표적인 조합이다.

특히 과일. 많은 이들이 아침에 사과를 먹는다. 그 이유는 단 하나, "아침 사과는 금사과"라는 말을 40년 전 TV에서 들었기 때문이다.

하지만 그건 혈당 스파이크라는 독을 품은 사과일 수도 있다.

공복 상태에서 과일을 먹으면, 과당(Fructose)과 포도당(Glucose)이 빠르게 흡수되어 혈당이 급상승한다. 요거트 속 유당, 빵 속 단순탄수화물까지 더해지면 혈당 피크는 160~180mg/dL까지 올라갈 수 있다.

그리고 2시간 뒤 — 급락이 온다. 당이 떨어지며 무기력, 집중력 저하, 허기, 군것질 욕구가 밀려온다.

그렇다면 과일은 독일까? 약일까?

타이밍과 조합이 다를 뿐이다

과일이 나쁜 건 아니다. 문제는 언제, 어떤 상태에서 먹느냐이다.

공복에 단독으로 먹는 과일은 당폭탄을 삼키는 것이다. 그나마 식후 후식으로 먹는 과일은 소화 부담이 적고 혈당 스파이크가 낮다. 식사로 식이섬유, 단백질과 함께 먹는 과일은 흡수 속도도 낮고 포만감 높여준다.

그러므로 2020년대의 새로운 금사과 개념은 혈당을 천천히 올리고 포만감을 오래주는 식단 속에 숨어있다.

혈당측정기를 하면서 마지막으로 신기하게 알게 된 것은 혈당은 감정을 나타내는 표정과 같다는 것이다.

감정도 혈당을 올린다는 것을 알고 있나?
- CGM이 들려준 혈당감정의 비밀

어느 날, 성악가 한 명이 내게 이런 이야기를 해주었다. "노래를 외우는 연습을 하다 보면, 갑자기 혈당이 훅 올라가요." 놀랍지 않은가? 그는 아무것도 먹지 않았는데, 단지 머릿속에서 악보를 외우고 긴장을 유지하는 그 순간, 혈당이 올라간다.

또 다른 사람은 출근길 공복 상태에서 혈당이 치솟는 것을 경험했다. 그는 말했다. "회사에 가기 싫다는 생각만 해도, 엘리베이터를 기다리는 동안 혈당이 120을 넘어요." 그의 몸은 이미 긴장을 '전투 준비 상태'로 인식하고 있었던 것이다.

어떤 이는 한겨울 밤, 추운 바닷가를 산책하다가 공복 혈당이 상승하는 것을 봤고, 다른 이는 잠들기 전 너무 피곤하고 힘들어서 뜨거운 물로 샤워했을 뿐인데도 혈당이 급격히 오르는 것을 기록했다.

이들의 공통점은 단 하나, 공복 상태였다는 것. 그리고 그 상태에서 감정적 스트레스나 자극이 찾아오면, 몸은 곧바로 반응한다. 그 반응은 먹지 않아도 '혈당을 올려 에너지를 공급하려는 생존 전략'이었다.

이것이 바로 스트레스성 혈당 상승(stress-induced hyperglycemia) 이다. 위협이 오면 인슐린을 억제하고, 포도당을 혈관에 방출시킨다. "지금 싸울 준비를 해야 하니까, 저장 말고 뿌려." 몸은 그렇게 말하고 있는 것이다.

우리는 이 CGM 이라는 망원경을 통해서 내 몸의 감정을 수치화해서 들여다보게 된다는 것을 알게 되었다.

CGM은 단순한 혈당계가 아니다. 그건 마치 감정의 흔들림까지 수치로 기록하는 일기장이다. 나는 아무것도 먹지 않았는데 왜 혈당이 올랐는지 궁금했던 순간, 답은 언제나 마음의 상태에 있었다.

혈당은 감정의 흔들림을 수치로 기록한다. 그리고 나는 그것을 아주 분명하게 체험한 적이 있다.

Radiesse를 스킨부스터로 처음으로 국내에 들여와, 초반에 많은 양을 사용하게 되면서 국내뿐만 아니라, 해외에서도 발표를 할 기회가 많이 생겼다.

당시 광주의 한 호텔 컨퍼런스장이었다. 나는 두 번째 발표자였다. 첫 번째 발표는 한 피부과 전문의 선생님이 맡으셨고, 나는 둥근 연회 테이블에 앉아 물을 한 모금 마시며 내 차례를 기다리고 있었다. 그런데 그 순간, 내 애플워치가 진동하며 울리기 시작했다.

"심박수가 비정상적으로 높습니다."라는 알림이었다. 익숙한 진동음이 손목이 '두르르르' 울렸고, 나는 깜짝 놀라 손목을 확인했다.

'나는 지금 가만히 앉아 있는데?' 내가 마라톤을 뛰고 있는 것도, 계단을 오르는 것도 아닌데 심장은 정상 범위를 훌쩍 넘어서 미친 듯이 뛰고 있었다. 그때 알았다. 이건 내 몸이 느끼는 위기감, 내면의 떨림이 수치로 드러난 순간이라는 것을. 나는 발표 경험이 많지 않았고, 낯선 공간, 많은 사람들 앞, 첫 제품 관련 발표라는 압박감이 내 안의 교감신경을 풀로 작동시킨 것이다. 몸은 단상에 오르기도 전부터 이미 '생존모드'로 돌입해 있었다. 심장의 두근거림과 마찬가지로 몸은 혈당도 올리게 된다.

최근에 영상을 촬영했던 93만 구독자의 채널에 출연했을 때에도 비숫한 경우가 있었다. 유산소를 할 때 스마트 워치로 심박동수를 확인하라고 이야기를 했는데 그때 내 심박동수가 150정도여서 너무 놀랬다. 그만큼 긴장되고 교감신경이 항진되어 있었던 것이다.

나중에 CGM(연속혈당측정기)을 붙이고 비슷한 상황을 겪으며 더 정확히 알게 되었다. 이런 발표 직전의 긴장, 불편한 대화 전의 불안, 낯선 장소에서의 당혹감, 그리고 혼자 남겨졌다는 외로움마저도 실제로 혈당을 올린다는 것이다. 아무것도 먹지 않았는데도, 단지 몸이 위협을 느꼈다는 이유만으로 간은 포도당을 분비하고 혈관 안은 그 순간 싸울 준비를 하느라 당으로 가득 찬다. 그것이 바로 우리가 말하는 스트레스성 혈당 상승, 즉 stress-induced hyperglycemia다.

이렇게 감정과 마음상태에 따라서 몸이 반응한다는 것이 참 신기하다. 하지만 드라마에서 보던 정말 충격적인 말을 듣고 뒷목 잡고 쓰러지는 장면이 실제로 있을 수 있는 일이다.

실제 노르웨이의 코호트 연구에서는 외로움을 강하게 느끼는 사람이 그렇지 않은 이보다 제 2형당뇨발병 위험이 2배나 높았다고 한다.

연구 요약 박스 15

논문 제목: Loneliness increases the risk of type 2 diabetes: a 20-year follow-up — results from the HUNT study(Diabetologia, 2023, Henriksen et al.)

내용: 외로움을 자주 느끼는 사람은 스트레스 호르몬 분비와 만성 염증 반응이 증가하며, 혈당 조절에 어려움을 겪을 수 있다. 이러한 정서적 고립은 실제로 대사 건강에 직접적인 영향을 준다.

연구 방법: 노르웨이의 대규모 HUNT 코호트 연구: 성인 약 20,000명을 대상으로 20년간 추적 관찰하며 외로움과 제2형 당뇨병 발병률의 연관성을 분석함.

> **결론:** 외로움을 느끼는 사람은 제2형 당뇨병 발병 위험이 2배 높았다. 이는 혈당 관리에 있어 정서적 연결과 사회적 지지가 핵심 보호 요인이 될 수 있음을 시사한다.

외로움은 단지 마음의 감기 정도로 치부되기 쉽지만, 몸속 대사에는 훨씬 깊은 영향을 남긴다. 2023년 Diabetologia에 발표된 논문에서는 무려 20년에 걸쳐 20,000명 이상을 추적한 결과, 외로움이 제2형 당뇨병의 위험을 2배 가까이 높인다는 사실이 밝혀졌다. 이 연구는 노르웨이의 대규모 HUNT 코호트를 통해 분석된 것으로, 외로운 사람일수록 공복혈당이 더 높았고, 인슐린 저항성도 심하게 나타났다. 정서적인 고립은 단순히 기분 문제를 넘어, 혈당 조절 호르몬의 민감도를 무디게 만들고, 만성 염증 반응을 높이며, 식욕과 수면 리듬까지 흐트러뜨리는 것이다.

우리 몸은 마음의 영향을 고스란히 반영한다. 따라서 체중 관리나 건강 회복을 시도할 때, 혼자 고립되어 있지 않은지, 스스로에게 물어봐야 한다. 건강한 감량을 위해서는 칼로리보다 먼저, 연결감을 회복하는 일이 우선이다.

혼자 살며 외로울수록 식사도 제때 못 챙겨 먹고 불규칙한 삶을 살기 쉽다. 마음이 허기지다보니 음식으로 이를 채우려고 한다.

이러한 스트레스상황이 나에게 위협의 신호로 다가왔다면 안정시키려고 노력을 하면 어떠할까? 생각했다. 이후로 나는 발표를 앞두고 숨을 고르고, 명상하듯 루틴을 만들기 시작했다. 호흡을 정돈하고, 손끝을 풀고, 눈을 감는다. 7초간 천천히 코로 숨을 들이쉬고 4초간 참고 7초가 천천히 입으로 내뱉는다. 그리고 알게 되었다. 발표는 외운 것을 정확하게 말로 전달하는 것 보다 평소의 내 지식과 스킬을 얼마나 진심으로 전해주는 것이 더 중요한 것인지 말이다. 이를 깨닫고 나서 부터는 발표 전에도 심박 알람이 울리지 않는다. 몸은 학습했고, 회복했고, 더 이상 그 순간을 위협으로 받아들이지 않는다.

한때 나를 위협하던 발표는 지금은 나를 살아있게 만드는 순간이 되었다. 몸도, 마음도 그렇게 성장한다. 단지 시간이 필요하고, 그 시간을 추적해줄 도구가 있을 뿐이다. 그리고 그 도구는 혈당계이기도 하고, 스마트워치이기도 하며, 결국 나 자신을 마주하는 시간 그 자체이기도 하다.

결론적으로 우리는 식사만 조절해서는 당을 다스릴 수 없다. 몸과 마음이 만나는 접점, '스트레스'라는 이름의 경로를 관리해야 한다.

이제 나는 CGM을 통해 이렇게 묻는다. "내가 지금 왜 이 수치만큼의 스트레스를 받고 있는가?"

당신도 스스로에게 이 질문을 던져보면 좋겠다. "지금 내 혈당은, 내 마음을 말해주고 있지는 않은가?"

··· 마무리 한 마디 ···

당신의 혈당은 당신의 마음을 말해준다.
숫자를 보는 순간, 우리는 진짜 적을 알게 된다.
먹는 것만이 해답이 아니다. 몸과 감정이 만드는
'숨겨진 당의 흔들림'을 읽는 것부터가 진짜 감량의 시작이다

13장

매일 전자레인지 돌릴 때, 내 몸도 함께 1+1으로 돌려라

　나는 고등학생 때부터 책상 앞에 앉아 있는 시간이 너무 길었다. 그 탓에 허리 통증이 늘 따라다녔고, 공부에 집중하려 해도 몸이 먼저 무너졌다. 참을 수 없던 통증 때문에 재활의학과에 다니며 물리치료사 선생님께 재활 운동을 배웠다. 커피로 밤을 버티던 생활은 위염을 불렀고, 수능 후에는 의사에게 "다시 커피를 마시면 위궤양이 올 수 있으니 절대 마시지 말라"는 말까지 들었다. 공부는 했지만 몸은 망가졌고, 나는 결국 그것을 견디기 위해 운동을 시작하게 됐다.

　첫 번째 수능에서 의대 진학에 실패한 후, 서울로 올라가 재수학원에 다니기 시작했다. "이번엔 수능 만점을 받아야지"라는 각오로, 나는 분초 단위로 시간을 쪼개 공부했다. 쉬는 시간은 늘 복습 시간이었다. "30분 안에 복습하지 않으면 머리 위로 다 날아간다"고 믿고 있었기에, 화장실

가는 시간조차 아까웠다. 그렇게 앉아 있는 시간이 누적되자, 다시 허리 통증이 시작됐다.

당시 나는 부산에 살았고, 서울 청담 근처의 종로학원을 다니기 위해 산본의 고모 댁에서 지냈다. 새벽 6시 반이면 버스를 타고 1시간을 졸면서 삼성역에 도착했고, 거기서 다시 걸어 학원에 갔다. 하루 종일 앉아 있다 보니 허리는 점점 더 망가졌고, 통증은 일상이 됐다. 여러 정형외과를 다녀봤지만, 주사와 약만으로는 버티기 힘들었다. 그때 의사 선생님이 수영을 권유하셨고, 나는 어릴 적 다녀본 수영장 기억을 더듬어 다시 물속으로 향했다. 삼성역 근처 삼호물산 수영장이 가까웠다. 혼자 수영을 하려니 외로워서, 열심히 공부하던 친구 호○과 함께 다녔다.

사실 운동하는 시간조차 아까웠다. 그런데 앉아서 공부 자체를 할 수 없을 정도로 허리가 아프니, 어쩔 수가 없었다. 고모댁에 돌아가 끙끙대며 누워 있으면, 고모는 뜨거운 물에 찜질팩을 데워 내 허리에 얹어주셨다. "내가 아픈 게 낫지, 남이 아픈 걸 보는 게 더 괴로워." 그 말에 나는 더 이상 아프지 말아야겠다고 생각했다. 내가 아픈 건 나만의 고통이 아니라, 나를 아껴주는 사람들에게도 짐이 된다는 걸 알게 되었기 때문이다.

토요일마다 친구와 수영을 하면서 신기하게도 허리 통증이 점점 나아졌다. 이후 대학에 들어가서도 운동은 놓지 않았다. 그때는 수영 대신 춤이었다. 댄스동아리 공연을 보다가 반해서 가입했고, 공강 시간마다 연습실에 갔다. 기초 동작부터 시작해 어떻게 하면 더 잘 출 수 있을지 늘 고민하며 연습했다. 여름이면 땀이 비 오듯 흐를 정도로 연습했고, 각을 맞추며 움직임을 다듬었다.

하지만 재미있게도, 그렇게 춤을 많이 췄음에도 살은 빠지지 않았다.

생각해보면 함께 연습하던 친구들도 통통했고, 몇 시간을 춤추고 땀을 흘린 뒤에는 떡볶이나 맛있는 음식으로 보상을 했다. 에어로빅을 열심히 하는 아줌마들이 살이 안 빠지는 이유와 같았던 것이다. 3~4년을 그렇게 춤을 추며 보냈고, 허리 통증은 어느새 잊을 만큼 사라졌다.

그러다 대학 시절, 사귀던 남자친구와 헤어진 뒤 나는 슬픔을 이겨내기 위해 자기계발을 시작했다. 책을 많이 읽었고, 나 자신을 돌아봤다. 그러다 다시 수영을 시작했다. 이번에는 정말 제대로 배우고 싶어서, 동네 구청 체육센터에서 하는 저렴한 수영 강습에 등록했다. 수영은 정말 재미있었고, 강사님께 칭찬도 많이 받았다.

당시 아르바이트를 하고 있었는데, 아르바이트 후 저녁을 먹지 않고 수영 강습에 참여했다. 살이 많이 빠졌고, 몸매도 예뻐졌다. 자유형, 배영 등을 배우다가 그만두게 되었지만, 어쩌면 그때 나는 '이별 후 더 예뻐지고 싶다'는 결심을 했던 것 같다. 그래서 더 건강해졌고, 더 날씬해졌다.

그 후에는 진짜 헬스를 시작했다. 학생 시절엔 돈이 많지 않아서 운동을 배울 여유는 없었다. 그저 헬스장만 끊고, 러닝머신만 뛰었다. 운동에 대한 지식은 없었고, 그저 뛰면 되겠지 하는 생각뿐이었다.

성형외과 전문의 시험을 준비하던 시절, 오크우드 호텔에서 전국의 레지던트들과 합숙 공부를 하게 되었다. 성형외과는 4년간 대학병원에서 레지던트를 하고 나서, 마지막 시험을 통해 전문의가 된다. 이때 독도가 되지 않기 위해 모두가 한 방에 모여 함께 공부하고 정보를 공유했다. (독도는 성적이 다른 친구무리들과 한참 떨어지도록 안좋은 경우를 말한다.)

하루 종일 앉아 공부하자 다시 허리, 목, 어깨가 아프기 시작했다. 통증이 찾아오니 공부 자체가 괴로웠고, 결국 나는 어쩔 수 없이 운동을 시작했다. 호텔에 있는 Gym에 가서, 유산소라도 하자는 생각으로 저녁 8시쯤 올라갔다.

그때 운동 중이던 여자 레지던트가 눈에 들어왔다. 규희라는 친구였다. 예쁘고 털털한 매력이 있었고, 무엇보다 웨이트 트레이닝을 혼자 당당하게 하고 있었다. 여자들은 대개 러닝머신만 뛰는데, 그녀는 조용히 바벨을 들고 근력 운동을 하고 있었다. 인증샷 하나 없이 진지하게 운동하고 조용히 떠나는 모습이 멋졌다. 그녀를 보며 나는 헬스를 대하는 시선이 달라졌다.

전문의 시험이 끝난 후, 나는 헬스를 등록했고 드디어 처음으로 제대로 근력운동을 배우기 시작했다. 목표는 단순했다. 통증에서 벗어나고 싶었고, 그녀처럼 멋지게 바벨을 들고 싶었다.

처음 만난 트레이너는 통증을 줄여주는 운동을 가르쳐주었다. 바벨의 무게를 올릴수록 놀라운 건 나 자신이었다. 하체 운동으로 처음 해본 레그프레스 기구는 무게가 올라갈수록 괴로웠지만, 그걸 해내는 내가 신기했다. 운동 후 계단을 내려갈 때, 다리가 오징어처럼 흐물흐물했다. 20회 정도 PT를 받고, 그 뒤로는 혼자 운동을 이어갔다. 그게 내 인생 첫 근력운동의 시작이자 기초가 되었다.

나는 지금 말할 수 있다. 운동을 제대로 시작하려면, 반드시 '선생님과 함께 하는 투자'가 필요하다. 혼자서 가이드를 잡는 건 너무 어렵다. 운동은 몸을 아끼는 연습이자, 인생을 지탱하는 기술이다. 아플 때마다 운동으로 돌아왔고, 다시 나를 세우는 건 언제나 움직임이었다.

〈지금 하지 않으면 언제 하겠는가〉라는 책에 이런 문장을 본 적이 있다. "운동은 혼자서 마음먹는 것이 아니라, 선생님과의 약속을 만들어야 하는 일이다." 그 한 문장이 내 마음을 묘하게 건드렸다. 나는 늘 '이제는 해야지'라는 결심은 많았지만, 약속은 없었다. 그래서 미뤘고, 그래서 포기했고, 그래서 또 다시 아팠다.

이제야 안다. 내가 오늘 운동을 가지 않으면, 아무도 나에게 불참을 물어보지 않는다는 것. 그렇기 때문에 혼자 하는 운동은 결코 지속되지 않는다. 운동을 습관으로 만들고 싶다면, 혼자서 끌고 가는 게 아니라, 누군가와 약속을 만들어야 한다. 그 약속은 돈으로 만든 것이든, 일정표에 남긴 것이든, 누군가와 주고받은 말 한마디든, 몸이 힘들어도, 마음이 꺾여도 '오늘 빠지면 선생님이 기다릴 텐데…'라는 작고 선한 부담감이 결국 나를 운동화 끈 앞에 서게 만든다.

운동은 단순히 땀 흘리는 일이 아니다. 나의 통증을 이해하고, 내 구조를 교정하며, 내가 할 수 있는 범위와 해야 할 것을 구분해주는 전문가의 눈이 필요하다. 그 트레이너와 함께 한 20회는 단순한 운동 수업이 아니라, 내 몸과 평생을 함께 가기 위한 언어를 배운 시간이었다.

혼자서 운동하는 것은 가능하지만, 오래가기 위해서는 나를 잡아주는 '의미 있는 약속'이 필요하다. 그게 사람이든, 시간표든, 글이든, 혹은 오늘 이 글을 읽고 있는 당신 자신이든. 우리는 서로가 서로의 트레이너가 되어야 한다.

나는 철저하게 계획형 인간이었다. (지금은 계획 없이 행동부터 나서긴 한다) 뭔가를 시작하려면 완벽하게 준비되어야 한다고 생각했고, 신발, 옷, 시간표, 환경, 루틴, 그 모든 것을 갖춘 뒤에야 움직일 수 있다고 믿었다. 하지만 『스트레처』라는 책을 읽고 그 믿음이 틀렸다는 걸 알게 되었다. 지금 가진 것으로 시작하는 사람만이 변화의 첫발을 내딛을 수 있다.

그래서 나는 두 가지를 함께 끌고 가기로 했다. 하나는 스트레처의 철학. 지금 내 곁에 있는 도구, 공간, 시간의 틈새를 활용해 움직이는 습관. 전자레인지가 도는 1분 동안 벽에 대고 팔굽혀 펴기를 20번 하면서 등 근육의 공장을 돌려 활성화시킨다. 내 등은 하루중 이런 움직임을 거의 하지 않았다가 조금 놀래는 듯하다.

양치하는 동안 스쿼트를 하면서 앉아만 있던 엉덩이 대둔근을 늘렸다가 쪼았다가 운동을 시킨다. 엉덩이 근육도 가만히 늘려지고 눌려져 있다가 안하던 수축과 이완을 하면서 근육공장을 돌리기 시작한다.

진료실과 수술실을 왔다 갔다 하면서 지나치는 정수기를 보면 물을 마시고 한번 더 마신 뒤 킥백을 해서 다리를 뒤로 뻗어준다. 이때 힙이 쪼여지는 느낌. 앞의 허벅지 근육이 쫙 늘려지는 느낌을 갖는다.

식사 후 진료실에 올라오면 스텝박스를 두고 위에 올라갔다 내려왔다 하면서 살짝 계단 스텝운동을 해, 식후 혈당을 떨어뜨리면서 소화가 되도록 한다.

작고도 아무도 보지 않는 이 움직임들이 내 몸을 지키는 비밀 루틴이 되어간다. 바쁠 때 아무운동도 안하면 내몸은 바쁨이라는 속도에 묻혀서 두툼하게 내장 지방이 키워진다.

내일 말고 지금. 완벽한 조건 말고 지금 있는 자리에서. 작고 조용한 움직임이 내일의 거대한 변화가 될 수 있음을 나는 믿는다. 그것이 바로 전자렌지를 돌리며, 양치를 하며 동시에 내몸의 근육공장을 돌리는 것이다.

운동은 '시간을 내서 따로 해야 하는 일'이라고 생각하면 끝내 미루게 된다. 일상이 너무 바쁜 사람일수록, 운동을 삶의 한복판에 끼워 넣는 방식이 되어야 한다. 매일 하는 루틴 속에 자연스럽게 스며들게 만들어야 한다. 그래서 나는 운동을 틈내어 하는 연습을 했다. 거창하지 않게, 복잡하지 않게. 내가 이미 매일 하고 있는 행동 위에 가볍게 한 가지 동작을 덧붙이는 식이었다. 반복되는 생활 속에서 무의식적으로 계속 움직이게 만드는 구조. 그게 틈새운동의 본질이다.

틈새운동을 바로 하는 3가지 법칙이 있다. 첫 번째 법칙은, 매일 하는 습관에 운동을 덧붙이는 것이다. 이를 닦을 때, 화장실에 갔을 때, 손을 씻을 때처럼 반복되는 생활 루틴에 움직임을 얹는다. 예를 들어, 화장실에서 일어날 때는 변기에서 일어나면서 스쿼트 30회를 한다. 손 씻으면서는 싱크대 앞에서 한쪽 다리를 뒤로 들어 킥백 20회를 한다. 양치할 때는 무릎을 살짝 굽히고 발뒤꿈치를 드는 동작을 반복하며 종아리를 자극한다. 따로 시간을 내지 않아도, 내가 이미 하고 있는 행동의 틈새에서 얼마든지 운동이 가능하다. 운동은 결국 '결심'이 아니라 '구조'라는 걸 몸이 배우게 된다.

"환경은 당신의 의지를 이긴다."
- B.J. 포그, 『습관의 디테일』

두 번째 법칙은, 매일 손이 닿는 가전제품과 운동 하나를 연결시키는 것이다. 정수기 앞에 서면 킥백 20회를 한다. 전자레인지를 돌리는 1분 동안은 팔굽혀펴기를 하거나 플랭크를 버틴다. 다이슨 에어랩으로 머리를 말리며 힙힌지 동작을 반복한다. 드라이기를 들고 있을 때는 엉덩이를 살짝 뒤로 빼며 햄스트링을 당기는 느낌을 주는 것이다. 중요한 건 동작 자체보다도 '장소가 움직임의 스위치가 된다'는 데 있다. 내 몸은 어느새 정수기 앞에 서면 알아서 다리를 들고, 전자레인지 앞에서는 팔을 땅에 붙이기 시작한다. 습관이 되면 의식하지 않아도 몸이 반응한다.

"성공은 거대한 일이 아니라, 보이지 않는 작은 선택들이 반복될 때 일어나는 것이다."
- 앤디 앤드루스

세 번째 법칙은, 단 한 번을 하더라도 제대로, 정확하게 하는 것이다. 틈새운동은 시간으로 승부하는 것이 아니다. 횟수도 중요하지 않다. 오히려 더 중요한 건 그 짧은 동작 하나가 실제로 근육에 자극을 주는가다. 스쿼트를 하더라도 무릎이 앞으로 쏠리지 않도록 엉덩이를 뒤로 빼고 복부에 힘을 준다. 킥백은 다리를 높이 드는 것이 아니라, 엉덩이에 긴장감을 주며 수축시키는 느낌을 정확히 인식한다. 팔굽혀펴기는 허리가 꺾이지 않도록 복부에 힘을 주고 가슴부터 바닥으로 가까이 내려가야 한다. 시간이 짧을수록 더 정확해야 한다. 정확한 한 번은 대충한 열 번보다 효과가 있다.

"질 좋은 한 번의 반복이, 무의미한 백 번을 이긴다."
- 나 자신에게 남기는 기록

나는 이 방법으로 틈새운동을 일상 속에 숨겨두었다. 그렇게 4년 정도를 매일 운동했더니 하루 중 완전히 가만히 있는 시간이 줄어들었고,

몸은 조금씩 달라졌다. 진짜 커져야 하는 힙 근육과 등 근육이 어느샌가 자리잡아서 가끔 거울을 보면 기분이 좋다. 습관 위에 얹고, 장소를 운동의 출발점으로 만들고, 동작 하나에 집중하자 내 몸이 먼저 움직이기 시작했다. 이건 대단한 계획이 아니라, 아주 작고 쉬운 루틴의 변화였다. 그리고 그 변화는 내 건강과 에너지에 아주 조용하지만 분명한 차이를 만들기 시작했다.

결국 운동은 '의지'가 아니라 '시스템'이라는 것을 나는 틈새운동을 통해 배웠다. 바쁜 일상 속에서 운동을 하려면, 시간과 여유를 기다릴 것이 아니라 지금 이 순간 내가 있는 이 자리에서 할 수 있는 동작 하나부터 시작해야 한다. 틈새는 언제나 존재하고, 움직임은 언제나 가능하다. 그러니 이제는 평계 대신 구조를 만들어야 할 때다.

하지만 우리가 이렇게 틈새운동을 실천하려 할 때, 중요한 건 단순한 '운동의 효과'만이 아니다. 이처럼 반복적인 동작을 특정 상황과 연결시켜 몸이 자동으로 반응하도록 만드는 습관화는, 사실 뇌과학적으로도 매우 강력한 학습 방식이다. 인간의 뇌는 반복된 행동을 기억하고, 그 행동이 일어나는 '장소'나 '상황'과 연결 지으려는 성질을 가진다. 이를 '상황기반 기억(contextual memory)' 혹은 **'습관의 신경회로(habit loop)'**라고 부른다.

이제 나는 헬스장에 가지 않아도 어떠한 장소, 그리고 어떠한 가전제품을 보면 저절로 나오는 운동들이 몸에 배어있다.

미국 UCLA의 신경과학자 Ann Graybiel 교수의 연구에 따르면, 특정한 행동을 반복하게 되면 뇌의 선조체(basal ganglia)가 이를 기억하고 자동화한다. 그래서 '정수기 앞 = 킥백', '전자레인지 앞 = 팔굽혀펴기'

라는 연결이 뇌 속에 자연스럽게 새겨진다. 이런 연결은 결국 '의식적인 결심' 없이도 몸이 먼저 반응하도록 이끌어낸다. 우리가 자판기에서 물을 고르듯, 익숙한 환경 속에서 뇌가 자동으로 운동을 실행하게 되는 것이다.

더 나아가, 운동 동작 자체는 해마(hippocampus)의 공간 기억 능력을 높이고, 전전두엽(prefrontal cortex)의 실행기능(executive function)을 강화시킨다. 전전두엽은 의사결정, 집중력, 자기조절과 관련된 부위인데, 짧은 움직임이라도 꾸준히 반복하면 이 부위가 활성화된다. 다시 말해, 우리는 틈새운동을 통해 몸만이 아니라 뇌도 훈련시키고 있는 것이다.

그렇기에 '습관'은 단지 체중을 줄이기 위한 도구가 아니다. 그것은 나를 지탱하는 신경계 구조를 다시 설계하는 작업이고, 나를 변화시키는 뇌 속 배선의 재배치이다. 그래서 단 1분의 스쿼트라도, 단 한 번의 킥백이라도 무의미하지 않다. 움직이는 몸은, 생각하는 뇌를 만든다.

··· **마무리 한 마디** ···

전자레인지가 돌아가는 1분 동안 움직이지 않는 사람은,
결국 시간 앞에 무너진다.
운동은 결심이 아니라, 구조다.
오늘의 작은 움직임이 내일의 젊음을 결정한다.

14장

걷기 운동은 못 걷는 노인이 해야 '운동'이다
─ 안 하던 행동이 진짜 운동이다

내가 진료실에서 비만 치료를 하면서 가장 자주 듣는 이야기는 너무 놀랍게도 서로 닮아 있다. 말하는 사람은 다른데, 내용은 판박이다. 이들은 대부분 몸이 늘 무겁고 부어 있고, 오랜 시간 살이 찌는 방향으로 살아왔다. 그리고 그 살은 쉽게 빠지지 않았다. 이들은 늘 '나름대로' 최선을 다하고 있었고, 그래서 더 억울해 보였다. 그런데 묘하게도, 같은 말들을 한다.

"하루에 만 보를 걸었는데 안 빠져서, 요즘은 이만 보를 걷고 있어요."
"거의 안 먹어요. 아침은 아예 안 먹고요. 하루에 한 끼만 먹어요."
"식욕 억제제를 먹었었는데 안 들어서요. 이제는 더 센 약을 먹고 싶어요."

"지방흡입도 했는데, 일주일 만에 입이 터져서 그냥 먹고 싶은대로 먹다 보니 전보다 배가 더 나왔어"

처음엔 나도 왜 그런지 의아했다. 왜 이렇게 열심히 하는데 살이 안 빠지는 걸까? 그런데 반복해서 만나고, 같은 이야기를 듣다 보니 어느 날 뇌리에 박히는 문장이 떠올랐다. '이들은 방향을 모르고, 세게만 밟고 있다.' 그게 문제였다.

그리고 곰곰이 생각해봤다. 사실 나도 그랬다. 나는 목표를 정하면 그걸 어떻게 하든 지키려는 성격이다. 노력은 내 무기였고, 끝까지 해보는 집념이 있었다. 운동도 나름 열심히 했고, 식단도 독하게 조였다. 샐러드만 먹고, 간헐적 단식도 하고, 단백질 쉐이크도 끊임없이 갈아 마셨다. 그런데도 살이 빠지지 않았다. 너무 이상하지 않은가? 분명 노력했는데, 왜 결과는 없을까.

그 아이러니는 이미 내 삶 속 다른 장면에서도 나타난 적이 있었다. 중학생 때까지는 나름 성적도 잘 나왔고, 내 방식이 맞다고 믿었다. 그런데 고등학교에 들어가자 갑자기 성적이 추락했다. 더 열심히 했는데도 성적은 계속 떨어졌다. 도대체 왜일까. 나는 다른 아이들보다 잠을 덜 자고, 쉬는 시간도 아까워서 책을 보고, 화장실 앞에도 노트를 붙여놓고 외웠다. 머리 감을 때도 책을 봤고, 잘 때는 교과서를 녹음해서 틀어놓고 잤다. 자면서도 공부가 되기를 바랐다. 그런데도 성적은 반에서 바닥을 쳤다. 너무 억울했다. 이렇게까지 하는데, 왜 나는 안 되는 걸까.

노력은 배신하지 않는다고 믿었는데, 그게 아니었다.

아니, 배신한 게 아니라, 노력의 방향이 어긋나 있었던 것이었다.

살도, 공부도 결국 같았다. 무조건 열심히 하면 된다는 믿음이 때로는 가장 나를 오랫동안 제자리에 머물게 하는 덫이었다. **중요한 건 '열심히'보다 '올바르게'였고, '많이'보다 '정확히'였다.**

내가 진료실에서 만나는 수많은 사람들은 지금도 그 덫 속에서 더 많이 걷고, 더 적게 먹으며, 더 세게 조이고 있다. 하지만 몸은 점점 더 붓고, 살은 잘 빠지지 않고, 결국 무너진다.

그러니 이제는 묻고 싶다. 당신이 지금 하고 있는 그 다이어트 방식은 정말 당신의 뇌와 몸이 이해할 수 있는 언어인가?

혹시 당신도 방향은 모르고 엑셀만 밟고 있지는 않는가?

그러던 어느 날, 서울대 법대에 다니던 친척 오빠가 집에 놀러 왔다. 나는 그에게 하소연했다.

"오빠, 나 진짜 미친 듯이 공부하고 있는데 성적이 계속 떨어져."

그러자 오빠는 단 한마디만 했다.

"혜미야, 밤 12시에 무조건 자고, 깨어 있는 동안엔 쉬지 말고 공부해."

그 말이 내 인생을 바꿨다.

나는 그날 이후 공부법을 완전히 바꿨다. 밤 12시에 딱 자고, 아침 7시에 일어났다. 공부시간이 줄어서 불안하기도 했다. 하지만 이상하게도 그때부터 머리가 맑아졌다. 수업이 귀에 들어오고, 선생님이 중요하다는 부분에 줄을 칠 수 있게 됐다. 공부시간이 절대적으로 줄었다고 생각하니 마음이 후달려서 눈을 뜬 시간시간 분초 단위로 무조건 공부에만 전념했다. 이렇게 낮에는 초집중을 해서 공부를 했고 이해도 잘되었고 집중도 잘 되었다. 밤에는 하루 종일 공부하느라 온몸이 피곤하니까 푹 잘 수 있었다. 그렇게 바꾼 지 얼마 되지 않아, 나는 전교 1등을 했다. 선생님들도 깜짝 놀라셨다.

나는 그때 처음으로 깨달았다. '공부는 그냥 입력만 많이 한다고 되는 게 아니구나.' 뇌가 잠을 자는 동안 그 정보를 정리하고 저장하는 시간이 필요했던 것이다. 나는 공부하는 시간만 늘리느라, 그 정리를 위한 시간을 완전히 무시하고 있었다.

공부를 한다는 것은 눈으로 글자를 보고 손으로 정리한 내용을 뇌로 입력을 계속 하는 작업이다. 근데 이 모든 것들이 자는 동안 뇌에 각인이 된다.

그리고 각인되어 뇌에 새겨진 내용은 문제를 봤을 때 해답으로 아웃풋이 나오는 것이다.

나는 입력만 했다. Input 만 밤새도록 한 것이다. 잠을 적게 자니까 그 내용이 뇌에 남아있질 못하고 다 날아갔다.

이렇게 잘못된 방법으로 열심히 해도 안되니 늪으로 끝없이 빠지는 기분이었다. 근데 친척오빠의 이야기를 듣고 바로 공부법을 바꾸자마자 성적이 수직 상승했다. (그때 당시 전교 등수는 몇백등이었다.)

의외로 나에겐 잠을 잘 자는 것이 성적이 오르는 방식이었다.

그때의 경험은 내가 지금 비만 환자들을 진료할 때 꼭 떠오른다. 살이 안 빠진다고 말하는 사람들의 공통점은 너무나 놀랍도록 비슷하다. 하루에 만 보를 걷는데 안 빠져서 이만 보를 걷고 있다. 아침은 안 먹고,

하루 한 끼만 먹는다. 식욕억제제를 먹었지만 효과가 없어서 더 센 약을 찾는다. 지방흡입도 해봤지만 일주일 만에 입맛이 터져서 전보다 더 먹고 배가 더 나왔다. 나는 묻는다. "정말 아무것도 안 먹고 이만 보 걷고 있는데 왜 살이 안 빠졌을까요?"

그 이유는 생각보다 단순하다. 우리 몸은 더 이상 단순한 칼로리 계산기로 움직이지 않는다. 많은 사람들이 여전히 "적게 먹고 많이 움직이면 된다"는 공식을 믿고 있다. 하지만 그것은 우리가 초등학생일 때 배웠던 낡은 도식이다. 지금 우리의 몸, 그리고 우리의 뇌는 훨씬 더 정교하고 복잡하게 반응한다. 그걸 모르고 계속 옛 방식만 밀고 나가면, 결국 살은 빠지지 않는다. 이것은 진짜 진짜 중요하다. 이걸 깨닫느냐 못 깨닫느냐가 살이 빠지는 사람과 계속 제자리인 사람을 가른다. 이 원리는 마치 주식에서 급등할 종목을 아는 것처럼 결정적인 차이를 만든다. 그만큼 다이어트에도 '지금 어디에 투자할지 아는 통찰'이 필요하다.

예를 들어, 빵 100g은 약 265kcal이고 올리브유 100g은 884kcal다. 그런데 살을 찌우는 건 빵이고, 지방을 태우는 건 오히려 올리브유다. **칼로리가 높고 낮고는 중요하지 않다.** 중요한 건 그 음식이 뇌와 호르몬에 어떤 신호를 주는지이다. 빵은 혈당을 급격히 올려 인슐린을 자극하고, 인슐린은 지방 저장 스위치를 켠다. 반면 올리브유는 혈당을 거의 건드리지 않아서 인슐린을 자극하지 않고, 오히려 지방을 태우는 회로를 작동시킨다.

그래서 이제는 칼로리만 보는 습관은 버려야 한다. 이 습관을 갖고 있는 한 적게 먹거나 굶는 구식의 다이어트를 하고 있는 것이다. 우리가 봐야 할 건 칼로리가 아니라, 몸의 신호와 뇌의 해석이다.

여기에 가장 큰 영향을 주는 것이 바로 '잠'이다. 잠이 부족하면 공복 호르몬인 그렐린은 올라가고, 포만감을 주는 렙틴은 떨어진다. 그러니까 잠을 못 자면, 배는 더 고프고 아무리 먹어도 배가 부르지 않다. 게다가 깊은 수면 중에는 성장호르몬이 나와서 지방을 분해하고 근육을 회복시킨다. 이 수면이 부족하면 아무리 운동을 해도 체지방은 잘 빠지지 않는다. 또 하나 중요한 건, 잠을 못 자면 뇌의 전전두엽 ― 충동 조절을 담당하는 부위 ― 의 기능이 떨어진다는 것이다. 치킨과 피자 앞에서 못 참는 건 의지가 약해서가 아니라, 뇌가 탈진했기 때문이다.

그런데도 우리는 이렇게 생각한다. "내가 더 많이 걸으면 되지." "하루 한 끼로 버텨야지." "이번엔 진짜 독하게 빼보자." 그렇게 또 다시 '더 빡세게' 밀어붙인다. 하지만 몸과 뇌는 점점 지쳐가고, 결국 폭식과 무기력의 악순환에 빠진다.

나는 말하고 싶다. 살은 더 많이 참고 더 많이 움직이는 것으로 빠지지 않는다. 오히려 잘 먹고, 제대로 자고, 뇌가 납득할 수 있는 방식으로 움직일 때 빠진다.

자 그렇다면 걷는 것으로 진짜 살이 빠질까? 안 빠질까?

사람들은 말한다. "운동할 시간은 없지만, 그래도 매일 걷기는 해요." 하지만 나는 진료실에서 이렇게 말한다. "걷는 건 운동이 아닙니다. 그냥 생활이에요."

운동이라는 건 원래 하던 움직임보다 더 많은 자극을 주는 것이어야 한다. 안 하던 근육을 써주고, 심박수를 올려주고, 뇌가 '지금은 에너지를 태워야 하는 시간'이라고 느끼게 만들어야 진짜 운동이다. 그런데 걷기는 어떤가. 우리는 늘 걷는다. 출근길에도 걷고, 커피 마시러 가면서도 걷고, 마트에서도 걷는다. 걷기는 그냥 생활의 일부다. 특별한 자극이 아니라 익숙한 리듬이다.

물론 걷는 것이 나쁘다는 말이 아니다. 걷기는 마음을 편하게 해주고, 몸의 순환을 도와주고, 소화에도 좋다. 산책은 '정서적 운동'으로는 충분히 의미 있다. 하지만 지방을 본격적으로 태우기 위한 운동으로는 충분하지 않다.

왜냐하면, 지방을 태우는 에너지 공장은 미토콘드리아이고, 이 공장이 돌아가기 위해서는 일정 수준 이상의 심박수와 산소 소비량이 필요하기 때문이다. 그 심박수 구간이 바로 우리가 흔히 말하는 Zone 2 운동이다. 대략 최대 심박수의 60~70% 사이, 즉 살짝 숨이 차고 땀이 나지만 대화는 가능한 정도의 유산소 상태다. 이때 미토콘드리아는 ATP(아데노신 삼인산) 생성 사이클을 가동하고, 체내 저장 지방을 분해해 연료로 사용한다. 반면 평범한 걷기 정도의 강도에서는 이 사이클이 제대로 작동하지 않는다. 몸은 "지금은 그냥 일상 중이야"라고 판단하기 때문이다.

노인이 되면 이야기가 다르다. 평소 누워있거나 앉아있는 시간이 대부분이고, 근육과 심장이 거의 자극을 받지 않는다. 그런 분들이 "어이구 일어나야지" 하고 걸으면, 그때는 걷기가 진짜 운동이 된다. 심장 박동이 올라가고, 근육이 놀라고, 뇌는 "움직임이 시작됐다"고 인식한다. 그래서 노인에게는 걷기 자체가 운동이다. 하지만 지금의 우리, 비교적 건강하고 활동적인 성인에게 걷기는 운동이 아니라 기본값이다.

결국 '운동'이라는 것은 나의 현재 상태에 따라 정의가 달라져야 한다. 기존보다 더 높은 자극, 뇌가 새롭게 받아들이는 자극이 필요하다.

그리고 살을 빼고 싶다면, 걷는 정도로는 부족하다. 심장이 조금은 뛰고, 숨이 조금은 차야 지방이 연소된다.

그게 진짜 몸의 설계 방식이다.

그래서 다이어트의 개념에서 가장 중요한 건 칼로리나 걷기, 굶기가 아니라 이 세 가지다. 첫째, 칼로리가 아니라 혈당! 혈당 스파이크가 적은 식사를 하는 것. CGM(연속혈당측정기)으로 직접 혈당을 확인해보면, 자신에게 맞는 음식을 알 수 있다. 둘째, 걷기가 아니라 Zone 2 유산소 운동, 즉 최대 심박수 60~70%의 안정적인 운동을 40분 이상 지속하는 것. 이 운동이 지방을 가장 효율적으로 연소시키고, 혈당도 안정시킨다. 셋째, 수면이다. 밤 11시 전에 잠들고 최소 7시간의 숙면을 취하면, 몸은 다음 날 지방을 잘 태우는 상태로 깨어난다.

그리고 이 모든 것은 결국 '뇌를 설득하는 일'이다. 몸보다 뇌가 먼저 납득해야 한다. "지금은 안 먹어도 돼." "이 에너지는 운동을 위해 써도 괜찮아." "지금은 저장이 아니라 연소할 때야."

이런 신호를 뇌가 받을 수 있게 설계해야, 몸은 그에 맞게 움직인다.

나는 이제 자신 있게 말할 수 있다. 살은 더 많이 참아서가 아니라, 더 정확히 이해했을 때 빠진다. 성공적인 다이어트는 의지가 아니라 방향이다. 의외로 살은, 잘 자고 뇌가 납득하면 빠진다.

··· **마무리 한 마디** ···

많이 걷는다고 살이 빠지지 않는다.
당신의 몸이 아닌 뇌가 먼저 설득돼야 한다.
이제는 방향을 아는 다이어트를 시작하라.

15장

아무것도 안 먹었는데
혈당이 오르는 이유

― 채식 위주 식단이 건강을 해치는 순간

스티브 잡스는 생전에 채식주의자였고, 간헐적 단식을 실천했으며, 때로는 며칠씩 단식도 했다. 그를 가까이서 지켜본 전기 작가 월터 아이작슨은 "잡스는 몸 안의 독소를 정화하고 정신적 집중을 위해 굶는 것을 자주 선택했다"고 말한다. 잡스는 과일 식단을 믿었고, 자연식에 가까울수록 건강해진다고 여겼다. 그는 채식이 자신을 살릴 거라고 믿었고, 끝까지 그

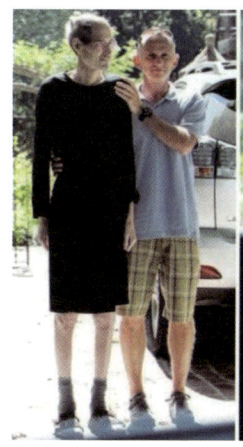
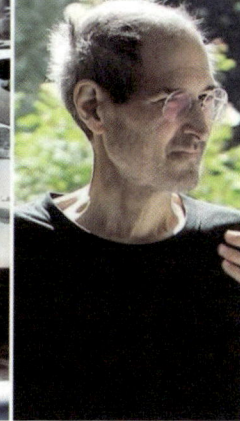

믿음을 꺾지 않았다. 그러나 그가 극단적인 식단 조절을 시도하던 시기, 이미 그의 몸속에는 암세포가 자라고 있었다. 아무것도 먹지 않으면 몸은 정화될 거라는 생각. 과연 그 믿음은 옳았던 걸까?

내 진료실에도 비슷한 생각을 가진 사람들이 온다.

"선생님, 저 진짜 아무것도 안 먹었어요."

그런데 CGM(연속 혈당 측정기)을 보면 이상하다. 식사를 하지 않았는데도 공복 혈당이 100~120mg/dL까지 올라가 있다. 그리고 아침에는 항상 피곤하고 무기력하며, 운동을 하려고 해도 기운이 없다. 이들의 식단을 살펴보면 공통점이 있다. 주로 채소와 과일, 잡곡 위주의 식단. 탄수화물은 피하지만 지방은 거의 먹지 않고, 단백질, 고기는 살 찔 것이라는 죄책감에 소량만 먹는다. 하루 한 끼거나 두 끼를 먹고, 간헐적 단식을 시도하다가 간헐적 폭식으로 돌아간다. 말하자면, 몸에 좋을 것만 같은 "착한 식단"이다. 그런데 왜 이들은 점점 기운이 빠지고, 얼굴이 푸석해지고, 혈당은 올라갈까?

이유는 간단하다. 우리 몸은 에너지를 단순히 섭취량으로만 계산하지 않기 때문이다. 아무것도 먹지 않는 시간이 길어지면, 몸은 그것을 '위기'로 해석한다. 그 위기를 인식하는 가장 예민한 기관이 바로 간과 뇌다.

우리가 식사를 거르면, 뇌는 "에너지가 부족하다"는 신호를 감지하고 부신에서 코르티솔이라는 스트레스 호르몬을 분비시킨다. 코르티솔은 간에게 명령을 내린다. "지금 당장 포도당을 혈액으로 내보내." 그 결과, 간은 비축해두었던 글리코겐을 분해해서 혈액 속으로 당을 흘려보낸다.

이게 핵심이다. 식사를 자주 오랫동안 거르면 스트레스 호르몬이 간에서 당을 흘려보낸다. 이걸 '간의 포도당 신생합성(gluconeogenesis)'이라고 부른다. 식사를 하지 않았는데도 혈당이 오르는 이유는 바로 이것 때문이다. 이 과정은 우리가 생존할 수 있도록 도와주는 뇌의 위대한 시스템이다. 하지만 문제는, 이 상태가 반복될 때다.

지속적인 공복 → 반복되는 코르티솔 분비 → 간에서 과도한 당 생성 → 공복 혈당 상승 → 인슐린 저항성 증가. 이런 경로를 밟게 되면, 실제로 아무것도 먹지 않아도 몸은 계속해서 '당이 많은 상태'로 반응한다. 그리고 그 당은, 지방으로 저장된다.

특히 채식 위주의 식단에서 단백질과 지방이 부족한 경우, 인슐린 반응을 완화시켜줄 안정적인 포만감이 생기지 않는다. 채소는 혈당을 급격히 올리진 않지만, 지속적 에너지원으로는 부족하다. 간이 계속해서 당을 만들어내야 하니, 결국 혈당은 오르고, 피로감과 무기력은 더해진다.

나는 진료실에서 "착한 식단"이 오히려 몸을 지치게 만들고, 대사를 망치고, 결국 다이어트를 실패로 이끄는 장면을 수없이 목격했다. 정확히 말하자면, 그들은 '몸에 좋을 것 같은 식단'에 스스로를 가두고 있었다.

채식이 나쁜 게 아니다. 단식이 틀린 것도 아니다. 문제는 그것이 내 몸의 반응과 맞지 않는데도 '이게 옳은 방법'이라고 믿고 계속 밀고 간다는 것이다. 그 믿음이 뇌와 간, 그리고 호르몬 시스템을 점점 더 고립시키고 있다는 사실을 모른 채 말이다.

비건 식단을 오래 실천한 사람들을 유심히 보면, 어떤 공통점이 있다. 얼굴은 유난히 갸름하고, 팔과 다리는 가늘어져 있다. 피부는 맑아

보일 수 있지만, 근육량이 줄고 윤기가 빠진 모습이다. 표정은 어딘가 모르게 지쳐 있고, 에너지가 가볍게 날리는 느낌이다. "정신은 맑아졌다"고 스스로 주장하고 말하지만, 몸은 그 말을 따라가지 못하고 있는 듯하다.

너무 안타깝지만, 스티브 잡스의 마지막 모습도 그러했다. 아이패드 2를 발표하던 그 마지막 무대에서, 그는 손목과 팔뚝, 얼굴의 살이 다 빠진 모습으로 무대에 올랐다. 그는 끝까지 자신의 식단을 믿었고, 몸을 정화하기 위해 단식과 채식을 고수했다. 그러나 근육은 다 빠지고, 얼굴엔 노화가 깊게 자리 잡고 있었다.

최근 내 마음을 무겁게 했던 또 다른 인물은 아리아나 그란데였다. 이전과는 다르게 비정상적으로 가늘어진 팔다리와 핼쑥한 얼굴, 팬들조차 걱정할 정도로 빠져 있는 듯한 체형과 눈빛이 눈에 띄었다. '가벼워 보인다'는 말이 더 이상 긍정적으로 느껴지지 않을 정도였다.

왜 이런 일이 일어날까? 왜 정신은 맑아졌다고 느끼는데, 몸은 점점 말라가고 지쳐갈까?

이유는 분명하다. 비건 식단은 충분한 단백질과 필수 지방산, 비타민 B12, 철분, 아연, 콜린 등이 부족해지기 쉽다. 이런 영양소들은 단지 '부수적인 보조제'가 아니라, 근육 생성, 뇌 기능, 호르몬 대사, 세포 회복에 있어 핵심적인 역할을 한다.

특히 단백질 섭취가 불충분하면, 몸은 에너지를 얻기 위해 근육을 먼저 분해하기 시작한다. 이 현상을 근이화(catabolism)라고 부른다. 단백질 섭취가 부족한 상태에서 스트레스나 단식을 병행하면 이 작용은 더 빠르게 진행된다. 얼굴살이 빠지고, 팔 다리가 가늘어지고, 기초대사량이 떨어지고, 정서 불안정이 생긴다.

비건이 잘못되었다는 말이 아니다. 하지만 비건 식단은 보다 정교한 설계와 철저한 보충 전략이 필요하다. 단백질은 어디서 어떻게 섭취할 것인지, 오메가-3 지방산은 보충되는지, 비타민 B12는 혈중 농도로 체크하고 있는지.

이런 설계 없이 무작정 '가벼움을 추구하는 식단'을 유지하다 보면 정신은 잠시 맑아질지 몰라도, 몸은 서서히 해체되어 정말 가벼운 근육을 가진 헐렁한 몸이 되고 만다.

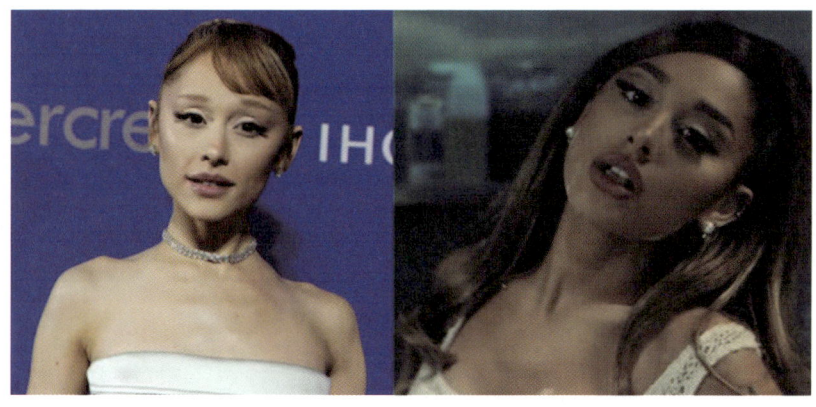

최근 SNS를 통해 보는 아리아나 그란데의 모습은 너무나 안타까웠다. 그녀의 얼굴은 웃고 있으나 몸은 너무 아파보였다.

아리아나 그란데는 2013년부터 완전한 비건 식단을 시작했다. 고기, 유제품, 달걀은 물론, 동물성 식품은 일절 섭취하지 않고 과일, 채소, 견과류, 콩류 중심의 'whole-food plant-based' 식단을 유지해왔다. 그녀는 비건에 대해 이렇게 말했다. "비건을 하고 나서 몸이 더 가볍고, 정신도 더 맑아졌다."

하지만 최근 그녀의 모습을 보면, 팬들의 마음은 복잡해진다. Wicked 시사회에서 드러난 그녀의 외형은 '가볍다'는 단어보다 '위태롭다'는 인상이 먼저 다가왔다. 팔과 다리는 너무나 가늘어졌고, 뺨은 꺼져 있었다. 풍성한 머리카락도 탈모가 와 있고 윤기가 사라졌다. 팬들은 "너무 말라 보인다", "숨 쉬기도 힘들어 보인다"며 걱정했고, 심지어 어떤 해외 매체는 'near death(죽을 듯한 외형)'이라는 표현까지 썼다.

아이러니하게도, 그녀는 이 시점에서 "나는 지금 가장 건강하다"고 말했다. 그녀의 말처럼 겉으로 보이는 모습이 건강의 전부는 아닐 수 있다. 하지만 의사로서 나는 이렇게 묻고 싶어진다. 과연 정신이 맑아진 만큼, 그녀의 근육, 호르몬, 세포 대사는 무사할까?

"마치 그림에서 갓 걸어 나온 듯한 섬세한 실루엣. 하지만 그 속에 건강이 깃들어 있지 않다면, 아름다움은 빛을 잃는다."

비건은 철학이지만, 몸은 생리학으로 반응한다

비건 식단은 충분한 계획과 보충이 따르지 않으면 심각한 영양 결핍을 초래할 수 있다. 특히 단백질, 철분, 비타민 B12, 아연, 콜린, 오메가-3 지방산 등이 부족하기 쉽다. 이러한 결핍은 단지 "마른 몸"으로 끝나지 않는다.

- 근육량 감소 - 단백질 섭취가 부족하면 몸은 에너지를 얻기 위해 근육을 먼저 분해한다.
- 기초대사량 저하 - 근육이 빠지면 대사 속도는 떨어진다.
- 호르몬 불균형 - 여성의 경우, 생리불순과 생식 기능 저하가 나타날 수 있다.
- 정신적 피로 - B12와 철분 부족은 기억력 저하와 우울감으로 이어질 수 있다.

아름다움은 '정신만의 맑음'이 아니라, 몸과 마음의 조화다

아리아나의 말처럼, "가장 건강해 보일 때가 사실은 그렇지 않았다"는 건 중요한 메시지다. 우리는 몸을 숫자로만, 혹은 외형으로만 평가하려고 한다. 하지만 진짜 건강은 정신이 맑고, 몸이 단단하며, 에너지가 순환되는 상태다.

비건 식단이 나쁘다는 것이 아니다. 그러나 그것이 철학이 되어 몸이 보내는 신호를 무시하게 만든다면, 그건 회복이 아닌 위기관리 상태를 반복하는 습관일 수 있다.

누군가는 지금 '더 건강해지기 위해' 식단을 바꾸려 할 것이다. 그때 반드시 기억해야 할 것은 이것이다. 몸은 철학이 아니라, 영양과 리듬에 따라 반응한다는 것.

그러니까 기억해야 한다. 식사를 하지 않았는데도 혈당이 오르고 있다면, 그것은 당신의 의지가 부족해서가 아니라, 당신의 몸이 생존을 위해 작동 중이라는 뜻이다. 그럴수록 몸을 더 몰아붙이기보다, 정확한 신호를 주어야 한다.

식단은 착한 것이 아니라, 정확한 것이어야 한다.

그렇다면 단식은 어떨까?

사람들은 다이어트 하면 가장 먼저 떠올리는 것이 간헐적 단식이다. 계속적으로 음식을 먹다가 간헐적으로 단식을 하면 당연히 살이 빠지고 붓기도 빠지고 몸이 좋아진다.

단식에는 분명 장점도 있다. 공복 시간이 길어지면 우리 몸은 오래된 세포 찌꺼기를 청소하고, 자가포식(autophagy)이라는 생물학적 리셋 시스템을 작동시켜 손상된 단백질과 미토콘드리아를 스스로 제거한다. 이 과정은 세포 재생과 염증 억제에 도움이 되며, 노화 방지의 잠재적 열쇠로 주목받는다. 실제로 2016년 노벨 생리의학상도 바로 이 자가포식 연구에 수여되었을 만큼 과학적 근거도 충분하다.

그렇다면 왜 우리는 여전히 지치고 붓고, 피곤하고, 심지어 우울해지기까지 할까? 바로 그 의문에 답하기 위한 대표적인 장기 임상시험이 있다.

단식이나 칼로리 제한을 며칠만 해봐도 좋은 느낌을 받을 수 있다. 체중계 숫자가 떨어지고 얼굴 붓기가 빠지며 정신이 맑아지는 듯한 느낌. 그러나 진짜 중요한 건 이런 변화가 얼마나 오래 지속되느냐는 것이다.

2023년 발표된 대표적 장기 칼로리 제한 연구인 CALERIE trial에서는, 건강한 성인에게 25%의 칼로리 제한을 2년간 적용했다. 연구진은 DNA 메틸화 기반 생물학적 노화 속도 측정법인 DunedinPACE를 사용해 분석했다. 그 결과는 이랬다.

"노화 속도는 2~3% 느려졌지만, 실질적으로 나이가 젊어지지는 않았다."

즉, 젊어진다고 말할 정도의 역전된 노화는 없었다. 칼로리 제한이 노화 속도를 약간 늦춘다는 신호는 있었지만, 진짜 되돌릴 수 있다는 증거는 없었다.

연구진은 덧붙인다.

"효과는 작지만 의미 있다. 다만, 이런 식의 전략이 실제 건강 수명 연장이나 만성질환 예방으로 이어지려면 더 긴 추적 연구가 필요하다."

다시 말해, 단식이나 칼로리 제한은 '노화를 멈출 수도 있는 가능성'일 뿐이고, 그 전략이 과연 장기 해법인지 아니면 단기적 쇼크인지 파악하려면 시간이 더 필요하다는 것이다.

물론 나는 단식의 모멘텀을 부정하지 않는다. 내가 직접 경험한 것처럼, 월요 단식을 4주간 진행해 3kg을 감량한 적도 있다. 하지만 이후 폭식 욕구가 다시 올라와 다시 찌는 과정을 반복하게 되었다. 진료실에서 만나는 환자들도 비슷하다. 단식 초반에는 뺨이 갸름해지고, 복부의 부기가 빠지고, 피부가 맑아졌다는 말을 종종 듣는다. 짧은 단식이 주는 집중력, 혈당 안정, 뇌의 맑음. 분명 있다. 하지만 거기서 그쳐야 한다.

단식은 전략이지 철학이 아니다. 공복이 내 몸을 리셋하게 만드는 건 사실이지만, 그 반응이 몸이 원하는 신호인지, 단지 스트레스에 대한 반응인지 먼저 보고 설계해야 한다. 오래 지속된 칼로리 제한은 스트레스 호르몬 증가, 기초대사량 감소, 수면 장애, 정서불안, 생리불순 등 부작용을 만들기도 한다.

결국, 중요한 건 "나에게 맞는 리듬으로 지속 가능한 감량법을 설계하는 것"이다. 극단이 아닌 균형, 단기 쇼크가 아닌 장기 전략으로서의 리셋. 그게 바로 저속노화 가속감량의 핵심이다.

하지만 그 상태를 몇 달, 몇 년간 유지하는 것이 건강하다고 믿는 순간, 문제는 조용히 시작된다. 당신의 뇌는 그것을 "위기 상황"으로 받아들이고, 몸은 살아남기 위해 또 다른 방식으로 저항을 시작한다. 지방을 태우던 몸은 점점 근육을 분해해 당을 만들어내기 시작하고, 기초대사량이 떨어지면서 적게 먹어도 찌는 몸으로 바뀐다.

특히 젊은 가임기 여성의 경우, 단식이 주는 생리적 반응은 더 빠르고, 더 섬세하다. 단식을 시작하면 몸은 이를 '여성으로서의 위기 상황'으로 해석하게 되고, 살아남기 위한 모드로 들어간다. 문제는 그 순간, 집중력이나 생식 기능처럼 생존에 직접적으로 필요하지 않은 시스템들은 에너지 우선순위에서 밀려나게 된다는 점이다.

즉, 몸은 이렇게 판단한다. "지금은 아이를 낳을 시기가 아니다." "정신적인 예민함보다는 에너지 비축이 우선이다." "지금은 복잡한 사고보다 당장 굶어 죽지 않는 것이 중요하다."

그 결과, 많은 여성들이 단식이나 극단적 식단 조절을 시작한 뒤 생리 주기가 불규칙해지거나 아예 끊기는 경우가 나타난다. 그뿐만 아니라, 기억력 저하, 불안, 예민함, 수면장애, 갑작스러운 감정 기복도 함께 따라온다. 이는 모두 몸이 현재를 '위기'로 판단하고 있다는 증거이다.

나의 진료실에서도 이런 여성들을 자주 만나게 된다. 말하자면 "잘 하고 있는데도 자꾸만 망가지는 여성"들이다. 하루 한 끼만 먹고, 커피로 식욕을 억누르고, SNS에서 본 해독쥬스와 비건 레시피를 정성스럽게 따라 한다.

아침에 여러 가지 과일을 갈아 만든 스무디를 마시는 모습은 무척 건강해 보인다. 딸기, 바나나, 키위, 사과, 블루베리…색감도 예쁘고, 맛도 상큼하고, 왠지 몸에 좋은 일을 한 것 같아 기분도 좋아진다. 하지만 CGM(연속 혈당 측정기)을 착용하고 직접 혈당을 측정해보면 상황은 전혀 예쁘지가 않다.

이런 스무디 한 잔을 마신 직후, 혈당은 단 몇 분 안에 급격히 상승한다. 150, 180을 넘기고, 어떤 사람은 200까지 치솟기도 한다. 즉, 건강을 위해 마신 과일 한 컵이 실제로는 혈관을 두드려 팬 것과 마찬가지다.

왜일까? 과일에는 천연 당인 과당과 포도당이 포함되어 있고, 이를 통째로 씹어 먹을 때는 섬유질이 혈당 상승을 어느 정도 늦춰준다. 하지만 믹서기로 갈아버리면 섬유질이 파괴되면서 설탕물과 거의 비슷한 속도로 혈당이 올라간다.

혈당 스파이크는 단순한 숫자의 문제가 아니다. 혈당이 갑자기 오르면 인슐린이 급히 분비되고, 그 과정에서 혈관 내벽이 미세하게 손상된다. 이 손상이 반복되면 염증 반응, 내피세포 스트레스, 인슐린 저항성이 함께 따라온다. 당장은 괜찮아 보여도, 이 습관이 1년, 5년, 10년 쌓이면 건강의 기초가 흔들린다.

나는 진료실에서 "아침에 아무것도 안 먹고 과일 주스만 마셨어요"라는 말을 자주 듣는다. 그리고 그 바로 다음 말은 이렇다. "그런데도 살이 안 빠지고, 점심 전엔 배가 더 고파요." "오전에 기운이 없고 피곤해요." "밤엔 폭식이 더 심해져요."

이유는 간단하다. 혈당이 너무 빠르게 올라갔다가 떨어지면, 몸은 다시 그 당을 찾기 시작하고, 그 결과로 오전의 무기력과 오후의 폭식이 따라오는 것이다.

과일은 분명 건강한 음식이다. 하지만 '어떻게 먹느냐'에 따라 약이 될 수도 있고, 독이 될 수도 있다.

"과일을 갈면 설탕이 되고, 씹으면 약이 된다." — 혈당은 음식보다 '형태'와 시간에 반응한다.

그러나 멈춰야 할 순간을 모른 채 계속 밀고 간다.

그리고 어느 날, 이렇게 말한다. "원장님, 생리가 끊겼어요. 그런데 이상하게 붓고 살이 더 찌는 것 같아요." "예전보다 집중도 안 되고, 말수가 줄었어요." "제 몸이 왜 이러는지 모르겠어요…"

나는 그럴 때 이렇게 말한다. "당신은 잘못한 게 아니라, 지금 몸이 '살기 위한 우선순위'를 바꾸고 있는 거예요."

여성의 몸은 언제나 생존 가능성을 가장 먼저 계산한다. 그리고 그 판단은 칼로리보다도 훨씬 복잡하고, 정교하다. 그래서 여성의 다이어트에는, 단순한 계산보다 정확한 해석이 필요하다. 단식은 전략이 될 수는 있어도, 몸의 해석을 무시한 채 밀어붙이는 신념이 되어서는 안 된다.

단식은 분명 효과가 있다. 하지만 그 효과가 당신의 몸 전체를 위태롭게 만들고 있다면, 그건 기술이 아니라 신념이 되어버린 오용이다.

도구는 언제나 상황에 맞게 써야 한다. 단식도 마찬가지다. 몸이 필요로 할 때, 뇌가 받아들일 수 있을 때, 정확하게 설계해서 사용해야 한다.

우리는 늘 착각한다. 단식은 젊어지기 위한 선택이라고. 하지만 실은, 단식은 뇌에게 "살아남아야 한다"는 메시지를 반복하는 일이다.

그러니 기억하자. 몸은 숫자보다 신호에 반응한다. 그리고 그 신호는 매일의 리듬, 수면, 스트레스, 공복, 영양소의 밸런스, 그리고 당신이 자신을 돌보는 방식 안에 들어 있다.

좋은 다이어트는 뇌가 납득하고, 간이 수긍하며, 호르몬이 조율되는 방식으로 이루어진다. 단식도, 채식도, 단백질 식단도 모두 도구일 뿐이다.

그것을 믿지 말고, 내 몸의 반응을 믿어야 한다. 다이어트는 믿음이 아니라, 관찰과 해석의 과학이다.

내가 믿는 방식이 나를 살리는 게 아니라, 내 몸이 반응하는 방식이 나를 살린다.

··· 마무리 한 마디 ···

대사형 인간은 아침에 일어난다.
"살은 밤에 빠지고, 아침에 깨어난다.
해가 뜨면 내 몸도 깨어나고, 늦게 일어나면
뇌의 에너지 공장도 출근이 늦어진다."

16장

내가 살찐 건 의지부족이 아니라
뇌가 고장났기 때문이다
─ 알콜중독, 도박중독 ,그리고 설탕중독 위고비로 치료하다

"수술까지 했는데, 왜 다시 찔까요?"

당신은 큰 결심을 했다. 지방흡입 수술. 고민 끝에 시간도 내고, 돈도 쓰고, 통증도 참았다. 분명히 그때는 결심했을 것이다.

"이제 진짜 다시는 안 찔 거야."

그런데 몇 달 후, 다시 타이트해진 바지, 늘어난 뱃살, 그리고 몰래 찾아온 죄책감.

혹시 당신도 이런 생각, 해보지 않았나? "왜 나는 항상 다시 찌지?" "수술까지 했는데도, 결국 이렇게 되는 걸까?" "내가 실패한 걸까?"

나는 한달 전 성형외과 학회에서 '지방흡입 수술 후 식욕이 왜 증가하는가'를 주제로 발표를 맡았다. 피하지방이 빠지면 몸은 생존 본능을

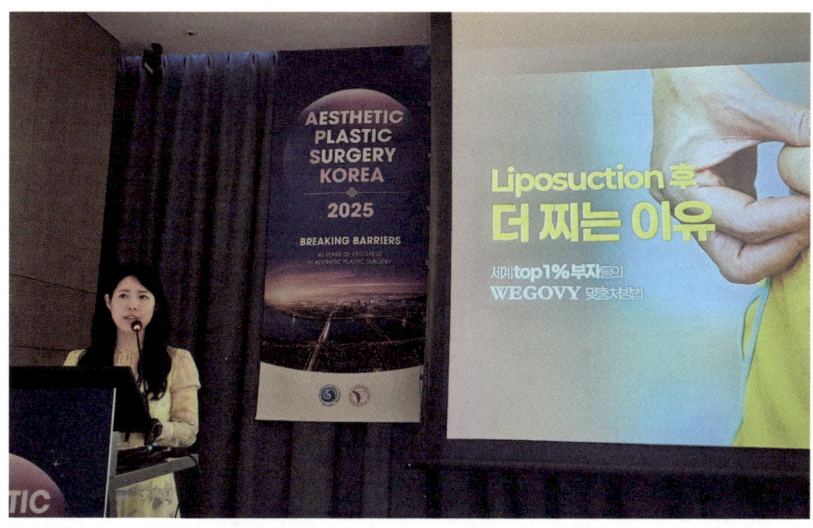

발동하고, 뇌는 이를 위기 신호로 받아들인다. 나는 이때 위고비(GLP-1 작용제)를 어떻게 안전하게 활용해 식욕 폭발을 조절할 수 있는지 발표했고, 다행히 청중의 반응도 좋았다.

발표를 하기 전, 내 옆자리에 앉아 계시던 교수님께서 먼저 조용히 말을 건네셨다. 나는 은근 내성적인 성격이라 먼저 누군가에게 말을 잘 못 건네는 편이다. 이번 발표 시간표를 보았을 때 나와 같이 비만 세션을 발표하시는 분이 내과 교수님이셔서 누군지 전혀 몰랐는데, 알고 보니 그는 유퀴즈온더블럭에 출연한 최형진 교수님이었다.

"혹시 어떤 내용을 발표하시는지 알 수 있을까요? 내용이 중첩되는 부분이 있는지 궁금해서요" 따뜻한 말투였다.

내 발표 PPT를 보여드리면서 간단히 설명을 드렸는데 최형진 교수님께서 흥미롭다며, 본인도 같은 맥락으로 생각하신다며 PPT를 보여주셨다. 그 분의 PPT는 위고비가 위에만 영향을 끼치는 것 보다는 최근엔

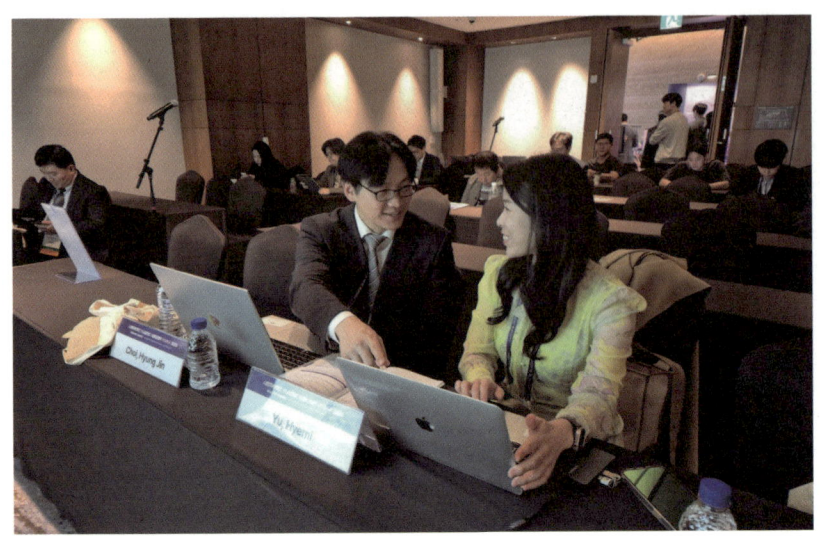

뇌의 시상하부와 뇌간에도 좋은 영향을 끼쳐서 식욕의 조절과 더 나아가서 중독증상까지 치료한다는 연구들에 대한 내용이었다.

나는 지방흡입수술 후에 다시 살찌는 이유와 위고비를 어떻게 수술 후에 잘 써서 내장지방까지 빠지게 하는지, 그리고 위고비를 쓰면서 근육이 빠지는 것 때문에 요요가 잘 온다고 이야기 했다. 내가 지방흡입 후 또는 아무리 해도 살이 안빠지는 분들을 위해 위고비를 처방하는 의사의 입장에서 임상적인 면을 발표했다면 최형진 교수님은 위고비가 배부름을 어떻게 통제하는지에 대한 뇌의학적인 연구를 발표해주셨다. 유익하고 많은 지식을 배울 수 있었다.

사실 성형외과에서는 외적으로 보이는 피하지방을 물리적으로 어떻게 수술로 제거하느냐에 집중하였다. 피하지방을 다 캐뉼라로 음압을 걸어서 손기술로 열심히 빼주면 바로 날씬한 몸매가 되어 보이니 수술

한 보람을 느낀다. 하지만 지방흡입을 받은 사람들이 꼭 나중에 배가 더 나온다는 이야기를 많이 한다.

수술을 잘못한 것일까? 지방을 덜 빼서 이런 일이 생겼을까? 아니다.

인체는 항상성을 유지하려고 한다. 지방의 총량이 갑자기 빠지면 몸은 응급상황이라 생각하고 기존의 지방을 더더욱 유지하고 더 키우려고 남은 지방세포에서 식욕 억제 호르몬 렙틴이 줄어들어 식욕이 높아진다. 피하지방이 아니라 내장지방이 살찐 것이다.

지방을 빼면 식욕이 줄어들까? 그렇지 않다. 오히려, 지방이 감소하면서 식욕이 증가할 수 있다. 이는 우리가 눈으로 보는 '체중 감소'에 그치지 않고, 몸속에서 일어나는 호르몬의 변화 때문이다.

• 렙틴: 지방을 없애면 식욕이 증가한다?

우리 몸의 지방세포는 렙틴이라는 호르몬을 분비한다. 렙틴은 뇌에 '충분한 저장 에너지가 있다'는 신호를 보내 식욕을 억제하는 역할을 한다. 하지만 지방흡입을 통해 체지방이 줄어들면 렙틴의 양도 감소하게 된다. 그렇다면 뇌는 "지금 나에게 지방이 부족하다"고 인식하게 된다. 결과적으로, 식욕이 증가한다.

이를 브레이크를 놓친 자동차에 비유할 수 있다. 자동차가 가속을 멈추려면 브레이크가 필요하듯, 식욕을 조절하려면 렙틴이라는 호르몬이 필요한데, 지방을 빼면 이 브레이크가 약해져서 속도가 계속 올라가게 되는 것이다. 결국, 식욕이 증가하고 배고픔이 느껴지기 쉬운 상태가 된다.

• 그렐린: 배고픔을 부르는 호르몬

또 다른 중요한 호르몬은 그렐린이다. 그렐린(ghrelin)은 위에서 분비되는 호르몬이다. 그렐린은 '배고프다'는 신호를 뇌에 전달하는 호르몬으로, 우리가 배고플 때 분비된다. 지방이 줄어들면, 그렐린 분비가 상대적으로 증가하고, 이는 식욕을 자극한다. 쉽게 말해, 지방이 빠지면서 그렐린이 더 많이 분비되어 배고픔을 더욱 강하게 느끼게 되는 것이다.

이를 손톱이 길어져서 자꾸 자르고 싶은 마음에 비유할 수 있다. 손톱이 길면 계속 자르고 싶어지듯, 지방이 줄어들면서 그렐린이 더 많이 나와서 더 먹고 싶어지게 되는 것이다.

• 코르티솔: 스트레스가 식욕을 키운다

그리고 코르티솔이라는 호르몬도 중요한 역할을 한다. 코르티솔은 우리가 스트레스를 받을 때 분비되는 스트레스 호르몬으로, 이 호르몬은 식욕을 증가시키는 역할을 한다. 지방흡입 수술 후에는 몸의 변화나 스트레스로 인해 코르티솔이 증가할 수 있다. 이로 인해 더 많은 음식을 찾게 되고, 식욕이 자극된다.

비유하자면, 스트레스를 받으면 마치 화가 나서 손이 떨리며 더 많이 먹는 상황처럼, 스트레스가 식욕을 자극하게 되는 것이다.

• 인슐린: 혈당과 지방 축적의 관계

마지막으로, 인슐린도 중요한 호르몬이다. 인슐린은 혈당을 조절하는 호르몬인데, 지방이 줄어들면 남아 있는 지방조직에서 인슐린 감수성이 증가하면서 당분이 더 쉽게 지방으로 저장된다. 이 과정에서 식욕이 증대하고, 과도한 음식 섭취로 이어질 수 있다.

이것을 연료가 부족한 자동차가 연료를 더 많이 필요로 하는 상황에 비유할 수 있다. 인슐린이 필요한 에너지를 공급하는 역할을 하지만, 불필요한 지방 축적도 발생시켜 식욕을 더 강하게 만든다.

실제 지방흡입을 살이 종이처럼 얇아지게 해 놔도 3~4달 후 환자들이 살이 빠지지 않았다며 컴플레인을 하러 다시 오는 경우가 흔하다.

보통 배부위를 수술 하면 옆구리나 등살, 팔뚝 살, 심지어 손까지 살이 쪄서 온다. 지방을 다 빼지 않은 부분에서 지방들이 살이 찐다.

다 먹는 습관과 행동이 전혀 바뀌지 않기 때문이고 오히려 살이 더 찔 수 있는 아이러니가 생긴 것이다.

발표했을 때 참고했던 연구들을 여기에 설명해보자면

연구 요약 박스 16

논문 제목: The Impact of Liposuction on Body Fat
저자: Alan Matarasso, Richard W. Kim, John G. Kral
저널: Cosmetic Surgery Review
연구 내용: 여성 15명을 대상으로 지방흡입 수술 후 1년간 지방 분포 변화를 추적한 연구이다.
핵심 결과: 수술 직후 피하지방은 줄었지만, 1년 내 복부 내장지방이 유의하게 증가하였다.
의미: 지방흡입은 외형적 개선엔 효과가 있으나, 대사 시스템은 바꾸지 못한다. 지방의 양보다 '위치'가 건강에 더 중요함을 보여준다.

이 연구는 지방흡입 수술을 받은 여성 15명을 대상으로 지방 재분포를 추적 관찰하였다. 초기에는 피하지방이 줄었지만, 1년 후 복부 내장지방이 보상적으로 증가하는 현상이 관찰되었다. 즉, 겉모습은 날씬해졌

지만, 대사적으로 더 위험한 내장지방이 늘어난 것이다. 연구진은 지방흡입이 외형적 개선에는 효과가 있지만, 신진대사와 지방 저장 시스템을 근본적으로 바꾸지 못한다고 강조했다.

결국 지방흡입수술 이후 식습관과 대사 관리가 뒷받침되지 않으면, 살은 다시 찐다. 겉모습만 바꿔선 진짜 변화가 오지 않는다.

또 다른 연구에서는 진짜 내장지방을 CT 촬영해서 보여주는데 운동의 중요성도 언급이 되었다.

연구 요약 박스 17

논문명: Liposuction induces a compensatory increase in visceral fat which is effectively counteracted by physical activity: A randomized trial
출처: Metabolism, 2012. doi:10.1210/jc.2012-1011

우리는 지방흡입을 하면, 보기 싫은 뱃살이 빠지니까 '다 해결됐다'고 생각한다. 하지만 그게 전부가 아니었다. 눈에 보이는 살은 줄었는데, 몸속 깊은 곳의 내장지방이 더 늘어난다면 어떨까?

브라질 상파울루대학 연구진은 실제로 지방흡입 수술을 받은 여성 36명을 대상으로 6개월간 추적했다. 절반은 운동을 병행했고, 나머지 절반은 운동을 하지 않았다. 결과는 충격적이었다.

운동하지 않은 사람들은 피하지방은 줄었지만, 내장지방은 오히려 증가했다. 반면 운동한 그룹은 내장지방의 보상 증가 없이 건강한 상태를 유지했다.

이건 마치 이사하면서 거실은 깨끗하게 치웠지만, 안방 옷장 안에 쓰

레기를 몰래 밀어넣은 것과 같다. 표면은 날씬해졌는데, 장기 사이사이

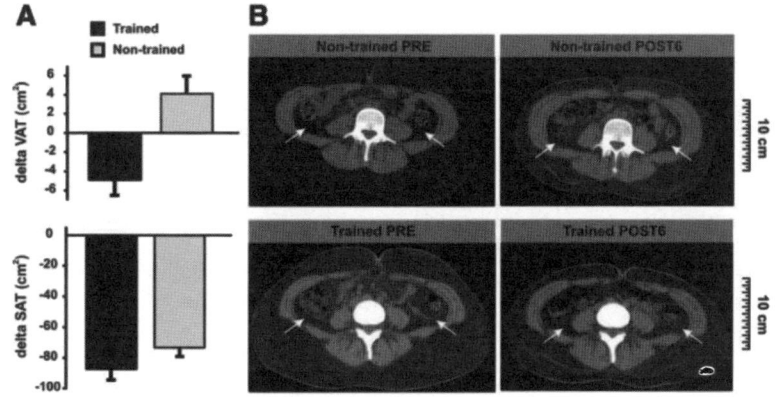

A. 복부 피하지방(SAT)과 내장지방(VAT)의 면적이 수술 전(PRE)에서 수술 후 6개월(POST6)까지 어떻게 변했는지를 절대값으로 나타낸 그래프이다. (보기 쉽게 하기 위해 표준 오차 막대를 함께 표기하였다). 절대 수치는 표 2에 나와 있다.
B. 복부 CT 이미지로, 하얀색 화살표가 내장지방 부위를 가리키고 있다.

에 지방이 더 껴버린 것이다.

위 그림을 보자.

A 그래프에서 검은색(수술 후 운동한 성실한 그룹)은 내장지방(VAT: Visceral Adipose Tissue)이 감소한 반면, 회색(수술 후 운동 안 한 여전히 게으른 그룹)은 더 늘어났다

왼쪽의 그래프는 피하지방(SAT: Subcutaneous Adipose Tissue)의 변화량인데 두그룹 모두 수술적으로 제거가 되어서 피하지방은 빠졌다는 것을 알 수 있다.

B는 CT 촬영 이미지다. 흰색 화살표는 내장 사이에 늘어난 지방을

보여준다. Non-trained 운동 안한 그룹의 내장지방이 더 길게 증가한 것이다.

결론은 분명하다.

지방흡입 수술만 한 사람은 수술 후 보상적으로 내장지방이 증가했지만, 운동을 병행한 그룹은 내장지방이 오히려 줄었다. 이는 건강한 체지방 관리에는 반드시 운동이 병행되어야 한다는 과학적 근거이다.

운동 없이 하는 감량은, 보이지 않는 곳을 더 위험하게 만들 수 있다.

지방흡입 수술은 냉장고 겉면의 먼지를 닦아낸 것에 가깝다. 하지만 내부에 열기가 계속 쌓이면(내장지방 증가) 금방 다시 더러워지고 고장난다. 그 열기를 빼주는 '냉각팬 역할'을 하는 게 바로 운동이다.

서울의대 내과 출신의 간 보는 의사 언니인 유정주교수님은 "지방흡입 수술을 하면 지방간도 좋아지나요?" 라는 질문으로 작년에 나와 유튜브를 찍었다. 지방흡입 수술을 하고 운동을 하면 내장지방이 감소하고 근육이 생겨서 좋지만 운동과 식이 조절을 전혀 안 하면 내장지방이 오히려 증가하게 된다. 그렇게 되면 지방간은 오히려 나빠지는 결과로 갈 수도 있다.

지방흡입수술을 하면 지방간이 나빠질 가능성도 존재한다. 이는 수술 후 체중증가나 호르몬 변화, 식이 불균형과 관련이 있다. 따라서 식이 조절이 너무 어렵다면 위고비의 도움을 받고 운동을 같이 하면 더 좋은 결과를 얻을 수 있다.

일전에 학회에서 만났던 최형진 교수님은 발표 전에 나에게 두 마리 쥐 실험 영상을 보여주셨다.

단순히 배고픔이나 포만감을 느끼는 게 위장이 아니라 뇌라는 것을, 그것도 얼마나 정교하게 조절되는지 형진교수님의 설명으로 단번에 이해할 수 있었다.

실험은 이렇게 진행됐다. 쥐의 뇌 속 특정 부위, 식욕을 조절하는 회로에 광섬유를 연결하고 그 위에 빛을 쏘는 것이다. 그 회로에 포함된 단백질 이름은 NpHR, 정식 명칭은 halorhodopsin이라고 한다. 이 단백질은 빛을 받으면 뉴런의 활동을 억제하는 성질이 있다. 쉽게 말해, 뇌 속 특정 회로에 '불을 꺼주는 스위치' 역할을 한다.

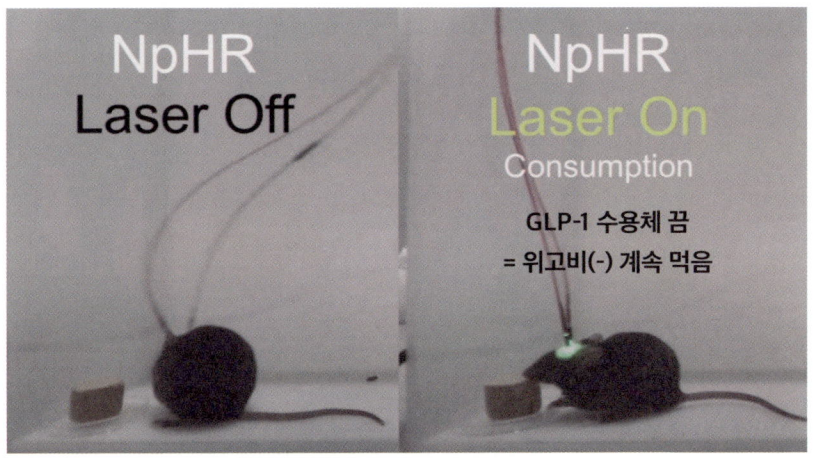

최형진교수님팀의 실험 사진

두 마리 쥐는 모두 배고파서 영상이 시작되자마자 먹기 시작한다. 하지만 왼쪽 쥐는 어느 정도 먹다 보면 먹는 것을 중단하고 먹이를 떠난다. 반면 오른쪽 쥐는 같은 먹이를 훨씬 더 오랫동안 먹는다. 연구자가 오른쪽 쥐의 머리에 연결된 레이저를 켰기 때문이다. 쥐의 머리에 심어진

NpHR이라는 단백질은 녹색 빛을 받으면 해당 신경세포의 활동을 억제하는 기능을 한다. 이 실험에서는 GLP-1 수용체를 가진 신경세포에 그 단백질이 심어져 있었고, 레이저를 통해 그 세포의 작동을 멈춘 것이다. GLP-1 수용체는 포만감을 느끼게 해주는 신호를 담당하는데, 이 회로가 꺼지면 배가 불러도 뇌가 그 사실을 인식하지 못하게 된다. 결국 오른쪽 쥐는 멈출 줄 모르고 계속 먹게 된다.

NpHR은 마치 뇌 속에 숨겨진 리모컨과 같다. 녹색빛을 비추면 신경세포가 꺼지고, 먹었을 때 포만감을 느끼게 해주는 브레이크가 사라진다. 자동차를 예로 들자면, 빨간 신호등을 봤는데 브레이크가 고장 나 멈추지 못하고 교차로를 통과해버리는 것이다. 이 실험에서 녹색 불빛이 켜진 순간, 오른쪽 쥐의 뇌는 '이제 충분하다'는 빨간 신호등 불빛을 볼 수 없게 되었고, 위가 아무리 부르더라도 계속해서 액셀을 밟으며 먹이를 먹게 되는 것이다. 같은 쥐, 같은 먹이, 같은 공간이지만, 오직 뇌 회로 하나가 꺼졌다는 사실 하나만으로 식욕이 끝나지 않고 이어진다는 점은 이 실험의 가장 중요한 메시지였다.

같은 쥐, 같은 먹이, 같은 공간이지만 뇌 속 회로 하나가 꺼졌다는 이 유만으로 식욕이 커진 것이다. 원래 배부르면 그만 먹어야지 하는 마음이 들어야 하는데 그런 마음자체를 못하게 레이저로 만든 셈이다. 그러니 한 시간째 계속 먹는 것이다.

최형진 교수님은 이 실험을 소개하며 이렇게 설명했다. "사람은 배가 불러서 먹는 걸 멈추는 게 아닙니다. 뇌가 이제 충분하다고 판단해줘야 수저를 놓는 거예요. 그런데 그 판단을 내리는 회로가 꺼져 있다면, 아무리 배가 불러도 우리는 계속 먹게 되는 거죠." 실제로 이 회로는 시상하부의 배내측 영역, DMH라 불리는 부위에 위치하고 있으며 GLP-1 수용체가 밀집된 곳이다. 이 수용체가 활성화되면 뇌는 자연스럽게 '멈춤'이라는 브레이크 신호를 보내게 된다.

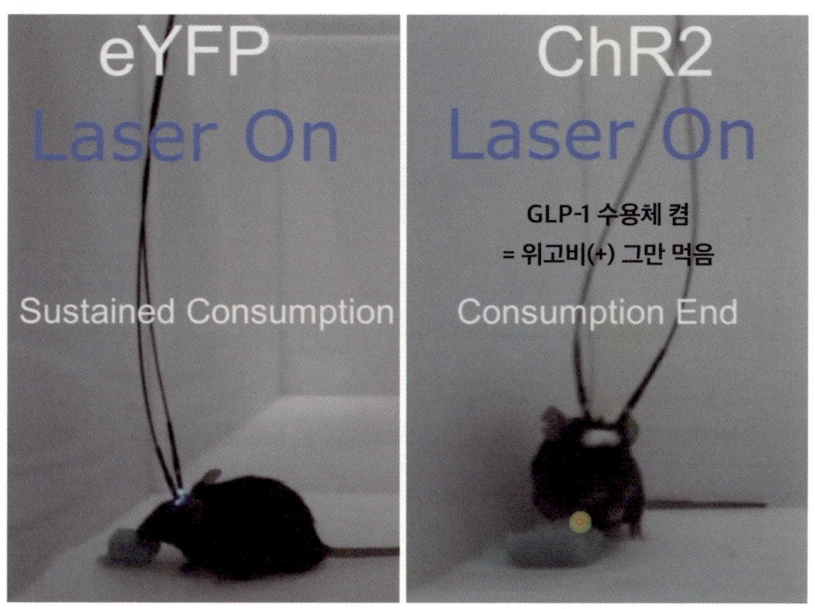

또 다른 실험에서는 반대 방향의 조작이 이루어졌다. 계속 먹고 있던 쥐의 GLP-1 수용체를 갑자기 활성화시키자, 쥐는 더 이상 먹이를 먹지 않았다. 이는 실제로 뇌가 포만감을 인식하면 더 이상 먹을 필요를 느끼지 않는다는 것을 명확하게 보여준다. 즉, 배부름은 위장이 아니라 뇌가 결정한다는 의미이다.

이 실험을 보며 자연스럽게 떠오른 장면이 있다. 바로 〈센과 치히로의 행방불명〉에서 치히로의 부모가 정체를 알 수 없는 음식 앞에서 폭식하다 돼지로 변하는 장면이다.

GLP-1 수용체가 꺼진 치히로의 부모님

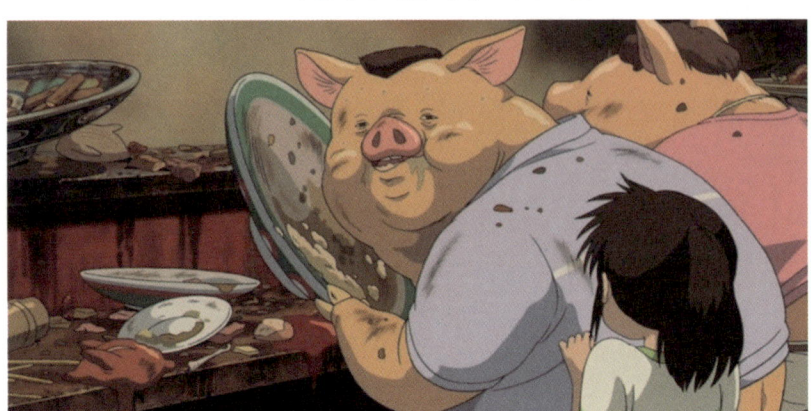

처음에는 조심스럽게 먹던 두 사람은 점점 말없이 음식을 탐하고, 눈빛이 흐려지고, 얼굴이 붓고, 결국 인간의 모습을 잃고 돼지로 변한다. 이 장면은 단순한 판타지가 아니라, 뇌의 포만감 회로가 꺼졌을 때 인간이 어떤 상태로 퇴행할 수 있는지를 상징적으로 보여주는 사례다. 쾌락은 끝없이 켜지고 브레이크는 사라진다. 그 결과 우리는 먹고 또 먹는다.

GLP-1 작용제는 이 꺼진 브레이크를 다시 살려주는 약이다. 단순히 위장에서 배부름을 느끼게 하는 것이 아니라, 뇌에서 "그만 먹어도 된다"는 신호를 회복시켜주는 역할을 한다. 특히 최근 연구에 따르면 GLP-1 수용체는 식사 중뿐 아니라 식사 전, 즉 음식을 보거나 냄새를 맡는 것만으로도 반응한다. 뇌가 미리 배부른 것처럼 착각하게 만드는 셈이다. 우리가 흔히 쓰는 표현인 '눈으로 배가 부르다'는 말이 단지 비유가 아니라 신경학적으로도 설명이 가능한 표현이라는 것이다.

우리가 옛말에 흔히 말하는 자린고비가 고등어를 천장에 묶어두고 그것을 보면서 '눈으로 배가 부르다'라고 생각하는 그 표현이 실제로 뇌에서 일어난다는 의미다. 반대로 이 수용체가 제대로 작동하지 않거나 억제되면, 위장은 차도 뇌가 만족하지 못해 계속해서 먹게 된다.

최형진 교수님의 이 실험이 우리에게 주는 메시지는 단순하다고 생각한다. 우리가 무엇을 먹느냐도 중요하지만, '먹기 전 뇌가 어떻게 반응하느냐'가 식욕을 결정한다는 것이다.

뇌가 이미 배부르다고 느끼면, 덜 먹어도 만족하고, 뇌가 배고프다고 판단하면 아무리 배가 불러도 계속 먹는다. 결국 포만감은 위장이 아니라 뇌에서 결정된다. 그리고 그 뇌 회로를 조절할 수 있는 시대가 이미 열리고 있다.

그것이 우리가 GLP-1에 주목하는 이유이며, 비만을 다루는 패러다임이 바뀌고 있는 이유다. 이제 중요한 건 살을 빼는 것이 아니라, 뇌의 브레이크를 되살리는 일이다.

브레이크가 고장난 사람들의 이야기는 이러하다 '나는 왜 이렇게 못 참을까, 왜 자꾸 먹게 될까, 왜 배불러도 손을 내려놓지 못하는 걸까.

환자들은 그렇게 자신을 자책하며 진료실에 앉는다. 그리고 대부분은 결론을 이렇게 내린다. "제가 의지가 약해서 그래요." 그런데 나는 그들에게 말해주고 싶다. 그건 당신의 의지의 문제가 아닐 수 있다고, 어쩌면 당신은 단지 뇌에서 보내야 할 '그만 먹어도 된다'는 신호를 제대로 받지 못했을 뿐이라고. 다시 말해, 뇌 속 '배부름 스위치'가 작동하지 않고 있었던 것이라고 말이다.

우리가 음식을 먹으면 위가 늘어나고, 장에서는 GLP-1이라는 호르몬이, 지방세포에서는 렙틴이라는 물질이 분비된다. 이들은 모두 하나의 목적을 위해 존재한다. '이제 충분하다'는 신호를 뇌에 전달하는 것이다. 이 신호들이 뇌의 시상하부와 중뇌에 도달하면 우리는 자연스럽게 수저를 내려놓는다.

그런데 왜 자꾸 이런 신호가 고장나서 자꾸 먹게 되는 것일까?
나이가 들거나 몸이 만성 염증 상태에 있으면, 이 신호가 약해진다. 수신기가 노후되면 아무리 외쳐도 들리지 않듯이, 배부름을 알리는 신호도 뇌에 도달하지 않는다. 브레이크를 밟았는데 차가 서지 않는 느낌, 그것이 바로 배부름 스위치가 고장났을 때의 상태이다

과학은 이 현상을 이렇게 설명한다. 노화가 진행되면 뇌는 렙틴과 인슐린에 둔감해진다. '저항성'이라는 표현을 쓰는데, 이는 신호가 오더라도 그걸 알아채지 못하는 상태를 말한다. GLP-1 같은 포만 호르몬도 마찬가지다. 수용체의 감도가 떨어지면 뇌는 '이제 충분하다'는 말을 듣지 못하고 계속 먹으라고 명령한다.
이와 함께 노화가 만든 또 다른 적이 있다. 바로 저강도의 만성 염증이다. 몸속 곳곳에서 조용히 타오르는 작은 염증들은 뇌의 신경계에도 영향을 미치고, 감각을 흐리게 하며, 식욕을 조절하는 회로를 뒤엉키게 만든다.
그래서 더 이상은 나를 탓하지 말아야 한다. 뇌가 제 기능을 못하고 있었던 것을, 나는 단지 느끼지 못했을 뿐이다. 더 먹고 싶은 건 당신의

욕심이 아니라 뇌의 오작동일 수 있다. 나는 지금까지 고장 난 회로를 붙잡고 이를 악물며 견뎌왔던 것이다. 그런데도 사람들은 말한다. 참으면 되잖아, 적게 먹으면 되는 거 아냐. 하지만 참는 것으로는 해결되지 않는 게 있다. 브레이크가 고장난 자동차는 결코 엑셀을 덜 밟는다고 멈추지 않는다. 지금 당신은 그런 상태일지도 모른다.

희망은 있다. 회로는 다시 복구될 수 있다. GLP-1 작용제 위고비는 단순히 식욕을 억제하는 약이 아니라, '배부름'이라는 신호 자체를 뇌에 다시 들리게 해주는 약이다. 약 없이도 회복은 가능하다. 수면을 회복하고, 규칙적으로 운동하고, 스트레스를 줄이고, 단백질을 충분히 섭취하고, 몸의 염증을 줄이면, 뇌는 다시 신호를 받아들이기 시작한다. 깜깜한 터널 끝에서 서서히 불이 들어오는 것처럼, 뇌의 감각은 다시 깨어난다.

당신이 먹는 걸 멈추지 못했던 건 의지의 문제가 아니었다. 그건 신호가 끊겼던 탓이었다. 그리고 이제, 그 신호는 다시 켜질 수 있다. 우리가 해야 할 일은 스스로를 탓하는 것이 아니라, 뇌가 무엇을 놓치고 있었는지를 이해하고, 다시 연결하는 것이다. 다이어트는 단순히 살을 빼는 일이 아니라, 내 몸의 신호 시스템을 다시 회복하는 일이다. 내가 고장 난 게 아니라, 그저 회로가 잠시 멈췄을 뿐이었다는 것을 잊지 말아야 한다.

최형진 교수님의 강의 중 이말도 정말 가슴에 확 와닿았다.

실제로 GLP-1 작용제는 20년 넘게 당뇨 치료에 사용되며, 전체 사망률을 약 12%에서 많게는 20%까지 줄여준다고 보고되었다는 사실이다.

사망률이 12% 감소하면, 100명 중 12명이 목숨을 건지는 셈이다. 심혈관 사건을 20% 줄인다는 건, 심장마비나 뇌졸중으로 쓰러질 뻔했던 사람 다섯 명 중 한 명은 그 일을 겪지 않게 된다는 뜻이다.

그 어떤 다이어트 약도 하지 못했던 결과이다. 살을 빼는 약이, 사람을 살리는 약이 되었다.

이건 단순한 체중 감량이 아니라, 생명을 연장하는 과학이다

그리고 GLP-1은 단순히 혈당 조절이나 체중 감량에만 그치지 않는다. 도파민 보상회로를 진정시키는 효과가 있어, 알코올·도박 중독과 자살 충동까지 줄여준다는 최근의 임상 사례도 보고되고 있다.

달달한 맛의 음식을 먹었을 때, 우리 뇌는 도파민이라는 신경전달물질을 폭발적으로 분비한다.

최근 만난 성형외과 의사 선생님은 "일주일 째 탄수화물 끊었더니 몸도 마음도 가벼워서 진짜 좋다. 그런데 파스타 하나만 먹었더니, 입에서 축제가 시작되네. 첫 키스 같은 행복감 그 느낌이네!"라고 표현했다. 그 표현이 너무 인상 깊었다.

이 도파민은 해방된 전기 스위치처럼 작동해 기분이 급상승하고 긴장감이 녹아내린다. 그래서 우리는 또, 그리고 더 많이 찾는다. 하지만 뇌는 금세 적응해 예전의 자극으로는 만족하지 않는다. 마치 같은 유튜브 릴스라도 처음만큼 재미없듯이, 같은 음식에 덜 반응하게 되고, 더 강한 자극을 찾게 된다. 이것이 도파민 중독 회로의 내성이다.

사람은 스트레스를 받으면 즉각적이고 빠른 보상을 원한다. 그리고 야식, 단 음식, 탄수화물은 뇌를 즉각적으로 위로해주는 가장 손쉬운 방법이 된다. 하지만 이 보상은 오래가지 않는다. 후회가 밀려오고 자책이 따라오고, 그 감정이 다시 스트레스를 만들어 먹는 행위로 이어지는 악순환에 빠지게 된다. '먹는다 → 후회한다 → 스트레스를 받는다 → 또

먹는다'는 하나의 회로가 되는 것이다. 이쯤 되면 비만은 단순한 체중 문제가 아니라, 뇌와 감정, 행동이 얽혀 있는 깊은 회로의 문제다.

최형진 교수님은 학회장에서 이렇게 정리했다.

"의지는 뇌의 전두엽에서 나오지만, 중독은 변연계가 움직입니다."

이 말이 모든 걸 설명한다. 전두엽은 계획과 이성을 담당하고, 변연계는 감정과 충동을 관장한다. 그래서 우리는 아침에는 다짐을 하다가도, 밤에는 손이 간다. 이건 결코 나약하거나 게으른 탓이 아니라, 뇌의 구조 때문이다.

이후 환자들이 하는 말을 들어보면 더더욱 이해가 잘 되었다. 실제로 위고비를 사용한 환자들은 이렇게 말한다.

"전에 비해 그렇게 먹고 싶지가 않아요."

"배고프다는 느낌보단, 그냥 무심해졌어요."

"예전엔 치킨 한 마리 다 먹었는데 이제 2조각만 먹어도 배가 불러요."

이는 단순히 포만감을 느끼게 하는 것이 아니라, 뇌의 '보상 추구 회로'를 잠재우는 효과였다. 이 점에서 위고비는 단순한 다이어트약이 아니라, 뇌의 중독 회로를 진정시키는 신경정신의학적 약물에 가깝다.

이 회로는 약으로만 바뀌지 않는다. 결국 새로운 자극을 뇌에 학습시켜야 한다. 운동, 햇빛, 음악, 걷기, 물 마시기, 작은 성공 경험들. 이 모든 것이 도파민을 올릴 수 있는 대체 보상이다.

도박도, 술도, 탄수화물도 결국은 같은 길이다. 익숙하고 짧고 확실한 보상을 원하는 뇌. 그러나 우리는 선택할 수 있다. 레버를 끌 것인가, 회로를 다시 설계할 것인가.

나는 이제 환자들에게 더 이상 "먹지 마세요"라고 말하지 않는다. 나는 이렇게 말한다. "당신의 뇌는 지금 무엇을 원하고 있나요?" "그 보상을 다른 방식으로 줄 수 있다면, 더 이상 음식에 이전보다는 끌리지 않을 겁니다."

발표를 마치고 함께 사진을 찍을 때 교수님이 브이 포즈를 하며 해맑게 웃으셨는데 그 어려운 연구를 발표하던 서울의대 교수님 맞나 싶었다.
나중에 아산병원 성형외과의 오태석 교수님이 내게 다가와 "지금 발표하신 분, 정말 엄청난 분이에요. 아버지도 우리나라에서 인슐린 펌프를 처음 개발하신 분입니다"라고 귀띔해 주셨다. 최형진 교수님은 서울대 의대 동기들 사이에서도 '진짜 천재'로 일컬어지는 분으로, 유퀴즈에도 출연했고, 방송과 논문으로도 이미 널리 알려져 있는 분이었다.
그날 나는 비만을 보는 관점뿐 아니라, 의사로서의 태도에 대해서도 깊이 생각하게 되었다. 겸손하면서도 정확하고, 부드러우면서도 단단한 그런 학자의 모습 말이다.

그리고 나는 '아, 뇌의 브레이크 신호가 노화나 염증으로 고장났구나' 라는 사실을 깨닫고, 단순히 '적게 먹고 많이 움직이라'는 무책임한 조언보다는, 혈액검사 수치를 기반으로 어떤 문제가 있는지, 지방이 내장지방인지 피하지방인지를 먼저 파악한 뒤, 그에 맞춰 환자의 생활 패턴을 교정하고 있다.
매일 카카오톡으로 식사와 컨디션을 체크하고, 그날그날 컨디션에 따라 위고비 용량도 조정해주는 방식이다. 나는 그 사람이 책임감이 없어서, 혹은 게을러서 비만이 된 것이 아니라 몸 어딘가가 고장 나 있었던 것이라고 본다. 그래서 진료 중에도 때론 먹먹한 마음이 든다.

누군가는 단지 '살 좀 빼라'는 말로 들었겠지만, 나는 이것이 단지 체중 감량을 넘어서 아픈 사람을 깊이 이해하고 돕는 일이라고 믿는다. 그리고 결국 이는 몸을 예쁘게 만드는 성형수술의 영역을 넘어, 무너진 자존감과 감정의 회로까지 회복시키는 진짜 '삶의 리모델링'이라 느꼈다. 몸을 깎는 것이 아니라, 한 사람의 어두운 시간을 덜어내고 그 자리에 건강한 빛을 채워주는 일이다.

프랑스 작가 앙드레 지드는 이렇게 말했다. "인간의 본질은 형상이 아니라 빛이다." 나는 이 말을 내 진료실에서 실감하고 있다.

⋯ 마무리 한 마디 ⋯

탄수화물만 끊는 다이어트가 감기를 부른다
"몸은 단순하지 않다. 한 가지를 끊었다고 바뀌지 않는다.
극단은 병을 만들고, 균형은 회복을 부른다."

17장

가슴은 남기고
뱃살만 빠지게 하려면
― 무너지지 않고 감량하는 법

지방흡입을 했거나, 할 예정인 사람이라면 누구나 이런 상상을 한다. 한 번 시술하면 영원히 날씬한 몸이 유지될 거라는 기대. 나도 그랬다. 수많은 환자들의 지방을 흡입해온 의사로서, 마지막 수단처럼 나 자신에게 그 시술을 허락했을 때, 마음 한 켠엔 그런 희망이 자리 잡고 있었다. 나는 인생에서 딱 두 번, '진짜로' 몸과 삶을 바꾼 다이어트를 했다. 첫 번째는 33살, 첫 아이 출산 직후였다. 무려 16kg이나 쪘고, 수술복이 맞지 않아 허리를 가린 채 환자 앞에 서 있었던 날은 아직도 선명하다. 자존감은 밑바닥까지 떨어졌고, 다시는 이 모습으로 환자 앞에 서고 싶지 않다는 절박함에 다이어트를 시작했다.

엘리베이터는 거부하고 6층 계단을 오르내렸다. '계단은 내 공짜 헬스장이다'라는 생각으로 하루에도 수십 번 오르내리며, 이소라 다이어트 비디오를 따라 매일 운동했고 실내 자전거를 돌렸다. 새벽 1시까지 운동한 날도 많았다. 그리고 감량엔 성공했다. 하지만 거울 속 나는 더 초췌했고, 무엇보다도 충격이었던 건, 바람 빠진 풍선처럼 처진 가슴이었다. 뚱뚱한 몸을 바꾸고 싶어서 시작했건만, 나의 여성성이 빠져나간 듯한 상실감이 더 컸다.

그 후 살은 다시 붙었고, 난 수많은 시도들을 해보았다. 보톡스, 다이어트약, 식욕억제제, 심지어 삭센다 주사까지. 하지만 살은 잘 안 빠졌고, 부작용은 컸다. 삭센다를 맞았던 며칠간은 화가 많아져 평소라면 웃고 넘길 일에도 짜증이 났고, 주변 사람들과 다투기 일쑤였다. 다이어트는 단지 살의 문제가 아니라 뇌와 감정, 성격까지 바꾸는 일이라는 걸 그때 처음 느꼈다.

결국 나는 의사로서 마지막 수단이라 생각했던 지방흡입을 받았다. 남의 지방을 수없이 빼던 손으로, 내 지방을 빼기로 결정한 것이다. 수술 후 처음 3개월은 정말 행복했다. 팔뚝은 젓가락 같았고, 옷맵시는 달라졌다.

하지만 그 행복은 짧았다. 마치 '센과 치히로' 속 돼지로 변하는 장면처럼, 난 어느새 과자 봉지를 세 개씩 비우고 있었다. 입은 계속 허전했고, 식욕은 걷잡을 수 없이 강해졌다. 그리고 살은 전보다 더 악착같이 붙었다. 특히 내장지방이 늘었다. 몸은 점점 무거워졌고, 손가락에까지 살이 쪄서 반지가 안 들어갈 지경이 되었다.

나는 생각했다.'지방흡입을 하면 내 지방도 쉽게 빠질 줄 알았는데… 왜 더 찌지?'

지방흡입을 더 해야했었던 건가?

내가 의지력이 약한가? 나이들었나?

원인을 알 수가 없어서 이후로 나는 공부를 시작했다.

지방흡입은 피하지방을 물리적으로 제거하는 수술이다. 하지만 식습관, 수면, 호르몬이라는 '시스템'이 바뀌지 않으면, 지방은 다시 다른 곳에 저장된다. 이전보다 식욕은 더 강해졌고, 살은 다시 쪘다. 게다가 내장지방이 훨씬 많아졌다. 이후 나는 본격적으로 '왜 그런가'를 파헤치기 시작했다. 공부를 시작했고, 신경과학 논문도 찾아봤다.

지방흡입은 피하지방을 물리적으로 제거하는 시술이지만, 대사 회로와 뇌의 포만감 회로는 그대로 남아 있다. 먹는 방식이 그대로라면, 지방은 다시 채워진다. 단, 수술한 부위가 아닌 다른 곳에. 그래서 팔, 등, 손가락, 발, 심지어 감사하게도 가슴에까지 지방이 몰린다.

그래서 보통 환자들은 복부 지방흡입하고 허벅지가 쪄서 허벅지 지방흡입을 하고 또 팔뚝이 쪄서 팔뚝을 흡입하고 계속 차례대로 수술을 받는 경우가 많았다.

도대체 왜 이런 일이 벌어질까?

여기에는 '지방의 재분포'라는 생리학적 원리가 있다. 몸은 지방을 단순한 저장고로 여기지 않는다. 특히 여성의 몸에서 지방은 호르몬 균형을 맞추는 정교한 시스템의 일부다. 복부 피하지방이 사라지면, 우리 몸은 그 균형을 회복하려는 생존 본능처럼, 지방을 다른 곳에 보충하려는 메커니즘을 작동시킨다.

그중에서도 가장 대표적인 부위가 바로 가슴이다. 가슴은 단순히 살이 붙는 부위가 아니라, **에스트로겐 민감도가 높은 '호르몬 친화적 부위'**다.

그래서 과학자들은 종종 가슴의 지방을 '에스트로제닉 팻(estrogenic fat)', 즉 여성호르몬의 영향을 가장 많이 받는 지방이라고 부른다.

2006년과 2007년에 발표된 연구들에 따르면, 복부나 측면에 **지방흡입을 받은 여성 중 약 34~48%**가 "가슴이 커졌다"고 느꼈다. 단순히 기분 탓이 아니라, 브래지어 컵 사이즈가 실제로 1컵 이상 늘어난 여성도 40%에 달했다.

왜 이런 일이 생길까? 지방은 단순한 저장 창고가 아니다. 특히 여성의 경우, 지방세포는 **에스트로겐(여성호르몬)**을 생산하는 작은 호르몬 공장이다. 복부처럼 큰 부위에서 지방을 흡입하면, 몸은 이 호르몬 밸런스를 맞추기 위해 다른 부위 — 특히 가슴처럼 에스트로겐 수용체가 많은 곳 — 에 지방을 보충하려 한다.

특히 가슴은 그런 '재배치 대상 1순위'가 되기 쉽다.

- **전통적 지방흡입군의 37%, 파워 리포 군의 34%가 가슴 확대를 경험**
- 48명 중 절반 이상이 주관적 혹은 객관적 부피 증가
- 수술 3~6개월 후 발생, 체중 증가는 없이 관찰됨

결론은 이렇다. '복부 살은 빠졌는데, 가슴은 오히려 도드라진다'는 말, 단순한 착각이 아니다. 이는 지방흡입이라는 자극에 대한 몸의 재적응 반응이며, 우리 몸이 생각보다 복잡하고 정교한 호르몬적 시스템으로 이루어져 있다는 증거이기도 하다.

비유하자면 이렇다. 한 쪽 방에 물건이 너무 많다고 치우면, 정리된

물건이 다른 방으로 자연스럽게 옮겨지는 것과 같은 현상이다. 특히 가슴은 그런 '재배치 대상 1순위'가 되기 쉽다.

그런데 이 반응은 지방 흡입뿐만 아니라, 다이어트를 할 때도 적용된다. 지나치게 극단적인 저칼로리 식단은 오히려 에스트로겐 수치를 떨어뜨려 가슴 지방을 줄이고 유방조직을 위축시킨다. 스트레스, 수면 부족, 피로 같은 '힘들게 빠진 살'은 여성 호르몬을 더 불안정하게 만들어, 얼굴과 가슴을 가장 먼저 무너뜨린다. 반면, 체계적인 식단과 운동을 병행하며 '건강하게 빠진 살'은 가슴의 지방은 비교적 잘 보존되고, 복부 위주의 감량이 가능하다.

실제로 나 역시 같은 경험을 했다.

이전에 식사량만 줄이고 운동만 많이 했을 때에는 가슴살이 너무 많이 빠졌다. 하지만 이후 다시 살이 쪘고 아무리 해도 안빠져서 수술을 마지막으로 선택했다. 그런데 지방흡입 후 식욕이 너무 증가해서 요요로 체중이 10kg 이상 다시 증가하였다. 그때 놀랍게도, 복부보다 가슴 쪽 체적이 먼저 늘었다.

이후 건강한 식단과 운동의 최적화 가속감량 다이어트를 했을 때, 가슴의 사이즈는 거의 빠지지 않고 유지되었다. 처음엔 나도 당황했지만, 논문을 읽고 나서 이건 오히려 신기하고도 생리학적으로 당연한 현상이라는 걸 알게 되었다.

이건 단순한 미용 이야기가 아니다. 지방은 단지 줄이는 게 아니라, 어디를 어떻게 줄일지가 훨씬 더 중요하다. 몸은 늘 우리가 생각하는 것보다 똑똑하고, 우리가 버린 지방의 자리를 채우기 위해 조용히 움직인다.

사실 수술은 특이하게 맞아떨어진 것 같고, 일부로 의도하진 않았다.

그렇다면 수술 없이 앞으로 가슴을 지키고 살을 빼려면 어떻게 해야 할까?

나는 두 번째 다이어트에서 해답을 찾았다. 무리한 단식 대신, 근육의 소스인 단백질을 충분히 먹고, 필라테스를 하며 코어근육과 자세를 바로잡았고 유산소를 병행하며, 무엇보다 수면을 철저히 지켰다.

단백질은 에스트로겐 합성에 필요한 콜레스테롤을 만드는 기본 요소이며, 고단백 식단은 여성호르몬 대사를 일정하게 유지하는 데에 도움을 준다. 에스트로겐은 특히 가슴처럼 에스트로겐 민감도가 높은 피하지방(estrogen fat)의 부위의 탄력 유지에 큰 기여를 한다. 또한 단백질은 콜라겐 합성의 핵심 지표이다. 콜라겐이 많을수록 피부의 탄력이 좋아지고 가슴도 덜 처진다. 콜라겐을 먹는 것으로만 생각하지만 내 생각은 조금 다르다. 콜라겐의 소스가 필요하다.

최근 유행하는 카니보어 다이어트를 하며 가슴은 유지되고 살만 빠졌다고 말하는 분들이 있다. 사실 이는 고단백 식단이 에스트로겐을 일정하게 유지해주고, 콜라겐 합성에 도움을 주기 때문일 수 있다. 하지만 단백질만 챙긴다고 다 되는 건 아니다. 수면, 수분, 비타민 C 같은 항산화 영양소가 함께 있어야 피부도 가슴도 오래 유지된다.

특히 비타민C와 함께 고단백식단을 섭취 했을 때 콜라겐 합성이 증가한다.

여기에서 비타민C에 대해서 이야기를 좀 더 해보고자 한다.

나는 10년 넘게 비타민C 메가도즈 요법을 하고 있다. 6,000mg으로 시작해서 현재는 하루 15,000mg까지 섭취한다. 이것은 나의 피부와 탄력에 엄청난 차이를 만들었다.

내가 하루 6,000mg에서 15,000mg까지 비타민 C를 늘려온 건 사실 처음엔 저질 체력 때문이었다. 힘들어서 밤새 일을 할 수가 없었고 걸핏하면 감기에 걸려서 아픈 몸에 수액을 달고 일해야만 했었다. 학생 때 미생물학 이광호 교수님의 수업을 듣고 비타민씨 메가도즈를 의심반 믿음반으로 시작했다. 이광호 교수님은 서울의대 이왕재 교수님의 비타민씨 스승님이시라고 한다.

그냥 그렇게 피곤해서 꾸준히 먹은 10년 후, 내 몸에서 놀라운 변화가 감지됐다. 피부의 탄력이 달라진 것이었다. 감기도 거의 걸리지 않았다. 피곤이 많이 사라졌다.

얼굴은 시술과 관리의 힘이겠거니 생각했지만, 팔과 다리 ― 즉 아무런 관리도 하지 않던 부위 ― 까지 팽팽한 걸 보면서 나는 의아했다.

어느 날 필라테스 선생님이 내 팔을 만지며

"원장님은 40대 중반인데도 팔과 다리 피부가 정말 부드럽고 탄력이 있어요. 이 나이대 다른 회원님들은 훌렁거리는 경우가 많은데…."

라고 말했을 때, 나도 깜짝 놀랐다.

팔다리에 로션도 잘 바르지 않는데 말이다.

그제서야 비로소 알게 됐다. 나는 피부 겉이 아니라, 피부 속에서부터 회복이 일어나고 있었던 것이다.

비타민 C는 단순한 항산화제가 아니다. 콜라겐 합성의 핵심 보조효소로 작용해, 우리 몸 안의 '콜라겐 공장'을 돌리는 스위치 역할을 한다. 실제로 Vitamin C stimulates collagen synthesis and accumulation in dermal fibroblasts라는 논문에서는, 인간 피부 세포에 비타민 C를 공급했더니 콜라겐 합성이 최대 8배까지 증가했다고 보고했다. 단순히 기분 탓이 아니었던 것이다.

나는 매일 고용량 비타민 C를 먹으며, 로션을 바르지 않아도 피부가 탱탱하게 유지되는 것을 경험했고, 다이어트로 살이 빠지더라도 가슴의 탄력이나 볼륨이 줄지 않는 이유 역시, 이런 내부 보충이 있었기 때문임을 확신하게 되었다.

콜라겐은 모래시계의 틀 같은 것이다. 피부의 뼈대이자 지지대이며, 비타민 C는 그 뼈대를 매일 새로 짓게 하는 벽돌공 같은 존재다. 우리가 피부나 가슴 탄력을 지키고 싶다면, 겉을 바르기보다 속을 채워야 한다. 그리고 그 시작이 바로 한 알의 영양소, 비타민 C라는 걸 나는 매일의 루틴으로 증명해왔다.

가슴의 탄력 역시 마찬가지다. 아무리 좋은 브래지어나 운동을 해도, 몸 속 영양과 수면이 받쳐주지 않으면 쉽게 처진다.

여기서 가슴 운동 이야기를 더하자면, 아무리 푸쉬업이나 흉근 운동을 해도 가슴지지 근육은 발달되나 가슴의 컵사이즈는 커지진 않는다. 가슴은 대부분 피하지방과 유선, 피부로 구성되어 있기 때문이다. 근육을 키우면 위치는 올라갈 수 있지만, 볼륨 자체를 늘리려면 결국 호르몬과 콜라겐 상태가 좋아야 한다.

다이어트를 할 때 급하게 2달만에 10kg 이상을 감량했지만 가슴사이즈와 탄력이 잘 유지되었던 이유는 단순했다. 탄력 조직을 지키면서 감량했기 때문이다. 정제 탄수화물을 줄이되, 단백질 위주로 식사를 했다. 매일 항산화제로 꾸준히 신경 써서 매일 영양을 채우고, 등 근육 가슴근육 운동을 자주 했다. 수면은 7시간씩 꼭 지켰다. 이건 비단 나만의 이야기가 아니다. 유명 셀럽들도 마찬가지다. 아델은 체중을 감량하며 운동으로 탄력을 지켰고, 리벨 윌슨은 고단백 식단과 심리치료를 병행하며 회복과 리셋을 동시에 설계했다. 겉모습은 바뀌었지만, 그들은 단순히 숫자를 뺀 것이 아니라 '내 몸을 읽는 법'을 배운 것이다. 사실 지방흡입을 했다고 해서 평생 날씬하진 않다. 습관이 바뀌지 않으면 지방은 반드시 돌아온다. 특히 수술하지 않은 부위로.

나는 이제 환자들에게 이렇게 말한다.

"지방흡입 수술은 끝이 아니라 시작입니다. 몸을 재설계할 수 있는 기회일 뿐이에요." 만약 살을 빼면서 가슴을 지키고 싶다면, 식이와 수면, 영양을 함께 설계해야 한다.

뱃살을 빼고도 예쁜 가슴과 힙라인을 유지하고 싶다면, 단백질과 수분, 비타민C는 필수다. 그리고 무엇보다, '몸을 혼내지 않는 방식'으로 다이어트를 해야 한다. 그래야 살은 빠져도 나를 잃지 않는다. 브레이크가 있는 감량, 내 피부를 아껴주는 방식, 그리고 무엇보다 회복이 있는 다이어트. 그게 진짜 '가슴은 남기고, 뱃살만 빠지게 하는 법'이다.

배의 지방을 빼서 가슴에 넣는 수술은?

이렇게까지 열심히 다이어트를 해도, 몸이 마음처럼 따라주지 않는 순간이 얼마나 많은가. 누구나 '열심히 하면 된다'고 말하지만, 실제로는 그렇게 간단하지 않다는 걸 몸으로 안다. 그래서 많은 사람들이 '마지막 수단'처럼 지방흡입이나 지방이식을 떠올린다.

성형외과에서는 실제로 꽤 보편적인 시술이 있다.

가슴 지방 이식 수술

가슴 지방이식이라고 하면 예전엔 대부분 고개를 갸우뚱했었다. "그거 넣어도 다 흡수된다던데?" "염증 위험 있다며?" 이런 말이 한두 번 나온 게 아니었다. 나 역시 의사이지만 한동안은 조심스럽게 생각했던 분야였다. 그런데 요즘은 조금 분위기가 달라졌다.

가슴 수술을 주로 하는 친한 성형외과 친구는 요즘 들어 지방이식에 대해 환자들도, 의사들도 훨씬 더 긍정적인 눈으로 보기 시작했다고 한다. "보형물만 넣는 시대는 이제 좀 지났어. 지방이 더 자연스럽고 부드러워 보이잖아" 하며, 요즘은 PRP, 줄기세포를 같이 섞어넣는 경우도 많다. 생착률을 높이고 부작용을 줄이기 위한 노력이다.

가끔은 지방이란 게 '몸속에서 떠도는 보물'처럼 느껴질 때가 있다. 버릴 줄만 알았지, 이렇게 적절한 곳에 넣으면 예쁜 모양도 만들어내고, 내 살로 내 몸을 다시 디자인할 수 있다는 점에서, 마치 옛이야기 속 황금 실을 뽑아내는 바느질 소녀처럼 정교한 기술과 감각이 필요한 작업이기도 하다.

물론 너무 큰 기대를 하면 안 된다. '한 컵 이상 커지겠지!' 하고 오면 실망할 수 있다. 지방은 보형물이 아니니까. 하지만 내 살을 내 몸에, 내 체형에 맞게 넣는다는 것만으로도 심리적인 만족감이 꽤 크다. '뺄 때 같이 넣는 거니까.' 하며 가볍게 접근하는 환자들도 많다. 그렇게 적당한 볼륨이 채워졌을 때, 나만 아는 변화가 나만 아는 만족이 된다.

누군가는 '그런다고 진짜 가슴이 커지냐'고 물을지도 모른다. 그런데 말이다. 우리가 동화 속 요정처럼 갑자기 뭔가가 확 바뀌는 걸 원하지는 않는다. 오히려 살짝씩 변하고, 그걸 내가 알아보는 게 진짜 감동인 것이다. 내 노력과 내 리듬에 맞춰 얻어낸 변화는 오래 간다. 가슴을 일부러 흡입하지 않았을 때, 흡입한 다른 부위에 비해 상대적으로 볼륨이 커 보이는 것처럼, '남겨둘 줄 아는 선택'은 늘 보상처럼 돌아온다.

그래서 나는 지방에 대해 예전만큼 나쁘게 말하지 않는다. 다이어트를 한다고 무조건 없애야 할 대상이 아니라, 필요한 곳에는 채워주는 것도 가능하다는 것. 지방흡입은 단순히 빼는 기술이 아니라, 남길 곳을 남기는 미학이라는 걸 요즘 더 많이 느끼고 있다.

요즘 의학계에서는 복부 피하지방을
줄기세포의 보고(寶庫)로 여긴다

사실 지방은 단순히 '살'이 아니다. 줄기세포는 이름처럼 아직 무엇이 될지 정해지지 않은, 가능성의 세포다. 이 세포들이 피부를 재생하고, 주름을 완화하고, 염증을 줄이며, 심지어는 관절과 신경 재생까지 도와준다는 연구도 점점 늘고 있다.

그래서 요즘은 지방흡입을 하더라도, '단순히 빼는 수술'이 아니라 '좋은 지방을 잘 남겨두고 활용하는 수술'로 개념이 바뀌고 있다. 버릴 것이 아니라, 옮겨 심을 수도 있고, 필요한 부위에 적절히 쓸 수도 있는 '살아있는 자원'이라는 이야기다.

어릴 적 들었던 이야기 중에, 황금알을 낳는 거위가 있었다. 욕심을 부리면 그 거위는 죽어버린다. 지방도 마찬가지이다. 그냥 다 없애버릴 대상이 아니라, 어떻게 활용하느냐에 따라 황금알을 낳을 수도 있는 존재다. 줄기세포는 그 안에 숨겨진 황금 같은 가능성이고, 우리가 해야 할 일은 그 가능성이 살아남을 수 있도록 환경을 만들어주는 것이다.

그래서 나는 환자들에게 말한다. "우리는 그냥 지방을 뽑는 게 아니에요. 내 몸이 더 잘 살 수 있게 회로를 재설계하는 거예요."

건강한 다이어트, 좋은 수술, 꾸준한 루틴이 만나면 우리 몸은 생각보다 훨씬 똑똑하게 반응한다. 그리고 그 반응은 단지 '체중'이라는 숫자로만 오지 않는다. 피부의 탄력, 얼굴의 빛, 가슴의 볼륨처럼 작지만 확실한 변화로 다가온다.

결국 다이어트란, 줄이고 지우는 게 아니라 선택하고 설계하는 일이다. 살을 빼는 게 목적이 아니라, 나를 지키는 방법을 하나하나 알아가는 과정. 지방을 없애는 게 아니라, 남길 줄 아는 미학을 배우는 시간. 그리고, 내 몸이 살아남을 수 있도록 회복의 환경을 만들어주는 작업이다.

그렇게 우리는 다시, 더 나은 모습으로 살아간다.

수술을 잘 선택하고, 그 이후 삶을 어떻게 디자인하느냐에 따라 진짜 변화가 시작된다. 단순히 날씬해지는 것이 아니라, 빠르게 가속감량을 해내고, 동시에 저속노화의 대열에 오르는 것이다. 마치 고속도로에서 벗어나 경치 좋은 국도로 들어선 것처럼, 삶은 한결 여유롭고 깊어진다.

그 길은 생각보다 멀지 않다. 운동이라는 리듬, 식단이라는 지혜, 수면이라는 회복, 단백질과 항산화 영양소라는 도구가 함께 한다면, 우리는 '늦게'가 아니라 '제대로' 젊어질 수 있다.

그래서 나는 믿는다.

지방은 빼야 할 적이 아니라, 잘 이해해야 할 동료이다. 그리고 내 몸은, 꾸짖을 대상이 아니라, 잘 살아남게 도와줘야 할 생명체이다.

이제는 숫자가 아니라 설계의 시대이다. 다이어트는 체중을 줄이는 것이 아니라, 나를 회복시키는 설계이다. 그 설계의 끝에 남는 건 단 하나, 나답게 오래도록 건강하게 살아가는 힘이다.

지방을 이해하고, 나를 이해하는 이 새로운 시대에서 우리 모두는 더 강하게, 더 아름답게 살아갈 수 있다.

⋯ 마무리 한 마디 ⋯

운동이라는 리듬, 식단이라는 지혜, 수면이라는 회복,
단백질과 항산화 영양소라는 도구가 함께 한다면,
우리는 '늦게'가 아니라 '제대로' 젊어질 수 있다.

PART 4

나이 들어도 뇌도, 얼굴도, 스타일도 되돌릴 수 있다

시간을 거꾸로 걷는 법, 나를 다시 설계하는 기술

18장

노화는 유전이 아니다
— 후성 유전학이 바꾸는 내 나이의 속도

누군가는

"그래봤자 나이 먹는 건 어쩔 수 없잖아요"라고 말한다.

하지만 정말 그럴까. 최근 전 세계에서 회자되는 책 『Young Forever』는 노화를 피할 수 없는 운명이 아니라, 조절 가능한 상태로 본다. 저자는 말한다. "이 책을 읽는 누구라도 지금보다 20년 젊어질 수 있다."

일본에는 오래 사는 사람들의 철학, '이키가이'라는 개념이 있다. 자신이 사랑하는 일, 잘하는 일, 세상에 필요한 일, 그리고 그것으로 생계를 꾸릴 수 있는 일을 찾은 사람이 오래 산다고 한다. 다시 말해, 의미 있는 삶을 살아가는 사람이 오래 젊게 산다는 것이다.

나는 여기에 한 가지를 덧붙이고 싶다. 나이가 들어도 자신을 단정하게 지키고, 이왕이면 더욱 멋지고 아름답게 살아가려는 사람이다. 이런 사람은 주변까지도 바꾸기 때문이다. 그 사람 옆에 있으면 나도 더 나은 삶을 살고 싶어진다. 이런 흐름이 모이면, 우리는 늙어가는 시대에서 '되돌리는 시대', 즉 리턴에이징(Return-aging) 시대로 들어설 수 있다고 믿는다.

"120세까지 살면서도 사랑하는 사람과 산을 오르고, 계곡에서 수영하고, 맛있는 요리를 만들어 먹고, 사랑을 나누다가 행복하게 떠날 수 있다면 어때요?"

책 속의 이 문장은 정말 내 가슴에 콕 박혔다. 나는 이제 그렇게 살고 싶다. 젊음은 피부가 아니라, 방향성이다.

그리고 그 방향을 설정하는 나침반이 바로 '후성유전학(Epigenetics)'이다. 우리는 이미 '늙지 않는 유전자'를 타고났을지도 모른다. 하지만 그 유전자가 실제로 작동할지는 내가 지금 어떻게 살아가느냐에 달려 있다.

후성유전학은 말한다. "당신이 선택하는 하루하루가, 당신의 나이를 다시 쓰게 만든다." 어떤 유전자를 타고났든, 그 유전자가 켜질지 꺼질지는 후성 유전의 영역이기 때문이다. 그리고 그 스위치는 다름 아닌 생활 습관 속에 숨어 있다.

예를 들어, 수면은 후성유전학의 리모컨이다. 밤 12시 전에 자고 아침 햇살을 받는 일상은, DNA 위에 얹힌 시간의 먼지를 털어낸다.

내 인생에서 수면은 아주아주 중요한 부분을 차지 한다.

왜냐하면 내 인생의 가장 무겁고 힘들었던 3가지 큰 철문이 '잠'이라는 열쇠로 열렸기 때문이다. 그게 열리기 전까지 많은 돈과 시간, 노력,

정신적 스트레스가 소비되었다. 아무리 열심히 해도 안되니 사람이 점점 우울해졌고 자존감이 바닥으로 가라앉아서 끝없는 땅굴을 파고 늪으로 들어가는 느낌이었다.

첫번째 관문은 고등학생때 밤새 공부 열심히 해도 안 오르던 성적이 12시에서 7시에 충분히 잘 자고 일어나서 분초단위로 최선을 다해 공부했더니 성적이 단번에 올라 전교 1등을 했다.

두번째 관문은 30대에 심한 두통과 목, 어깨 통증으로 이 병원 저 병원을 돌아다니며 부정맥까지 생겨서 힘들었던 시기 직장을 그만 두고 3개월간 쉬었다. 그때 저녁 9시에 자고 아침7시에 일어나면서 두통이 말끔히 사라졌다. 무거운 머리를 계속 들고 있다가 오랜 시간 누워 잠자느라 내려놓아서 목 어깨가 나아졌다 하는 생각까지 했다. 사실 머리가 약 5kg정도라고 하는데 이 무게는 볼링공 하나 또는 수박 반통정도의 꽤 무거운 무게가 우리의 척추와 목 근육 위에 놓여있는 셈인 것이다. 누워서 이 머리를 땅에 좀 대고 좀 덜 들면 통증이 덜해지는 것을 이때 깨달았다. 그래서 잠을 잘 자고 아침에 일어났을 때, "머리를 내려놨더니 어깨가 가볍다"는 느낌이 실제로 과학적인 기반이 있는 셈이다. 두통이 사라진 것도 단순히 기분이 아닌, 근육과 신경의 회복이 이뤄졌기 때문일 수 있다. 잠은 머리를 눕히고 '무게를 내려놓는 시간'인 동시에, 뇌신경과 목 어깨 근육에게도 진정한 휴식 시간을 주는 재생의 창이다.

세번째 관문은 천만원 넘게 돈 쓰면서 아무리 해도 안 빠지던 살이 2달만에 11kg이 감량 되었는데 그 2달간 나는 12시에 자서 7시에 일어났다.

컨디션이 몇년만에 최상위급으로 올라갔고 기분도 최고였다.

첫번째 관문으로 공부의 걱정을 넘어섰고 두번 째 관문을 열어서 건강을 되찾았고 세번째 관문을 열고서는 자신감을 되찾았다.

아무리 열심히 해도 안된다면 잠이라도 충분히 자라.

밤 12시 전에 자고 아침 햇살을 받는 일상은 단순한 습관이 아니다. 그것은 우리의 텔로미어(telomere), 즉 염색체 끝을 보호하는 '시간의 캡슐(capsule)'을 지키는 일이다.

텔로미어는 나이를 먹어갈수록 짧아지며, 세포의 수명을 결정하는 핵심적인 구조물이다. 그런데 흥미롭게도, 수면 부족은 이 텔로미어를 조기 단축시키는 원인으로 지목된다. 여러 연구에서 6시간 이하의 짧은 수면은 텔로미어 길이를 유의미하게 줄이며, 수면 무호흡증이나 불면증이 있는 사람은 그렇지 않은 사람보다 텔로미어가 더 빨리 짧아진다고 보고됐다.

수면이 단지 '쉬는 시간'이 아니라, 세포 단위에서 '나를 재설정하는 시간'이라는 사실은 많은 연구에서 반복적으로 증명되고 있다.

2019년 The Journals of Gerontology에 실린 베를린 노화 연구(Berlin Aging Study II, BASE-II)에서는 사람의 '텔로미어 길이'와 '에피제네틱 시계(epigenetic clock)'가 서로 다르게 작동하면서도 동시에 노화와 관련된 정보를 주고 있다는 점을 밝혀냈다.

텔로미어는 세포의 염색체 끝에 달린 보호캡이다. 매번 세포가 복제될 때마다 조금씩 짧아지는데, 이것이 일정 수준 이하로 짧아지면 세포는 더 이상 분열하지 못하고 죽는다. 말하자면 '수명 타이머' 같은 것이다. 세포가 분열할수록 짧아지며 수명을 알려주는 일종의 '연필이 깎인 흔적' 같은 것이다.

반면 에피제네틱 시계는 DNA 위에 붙은 후성유전학적 변화들 — 즉, DNA 자체는 바뀌지 않지만 유전자 발현을 조절하는 표식들 — 을 추적해서 '생물학적 나이'를 계산하는 방식이다. 이건 DNA 위에 붙은 작은 화학 태그(DNA 메틸화 패턴)를 보는 것으로, 세포가 "얼마나 빠르게 늙고 있는지"를 보여주는 내부 속도계 같은 것이다. 마치 자동차가 몇 km를 달렸는지(총 주행거리)를 보는 게 텔로미어라면, 지금 몇 km/h로 달리고 있는지를 보는 게 이 에피제네틱 시계이다.

이 논문에서는 건강한 독일 성인 1,800명을 대상으로 이 두 시계를 동시에 측정했는데, 놀랍게도 서로 다른 결과를 보였다. 어떤 사람은 텔로미어가 짧아도 에피제네틱 시계는 느리게 가고, 반대로 어떤 사람은 텔로미어는 길지만 에피제네틱 노화 속도가 빠른 경우도 있었다.

텔로미어는 짧은데 에피제네틱 시계는 느린 사람:

과거에는 세포 분열이 많아 텔로미어가 짧아졌지만, 최근에는 건강한 생활습관(예: 수면이 양호하고 스트레스가 적음) 덕분에 노화 속도가 늦춰진 사람이다.

→ 요즘 잘 자고, 덜 스트레스받고, 회복을 잘하는 사람일 수 있다.

텔로미어는 긴데 에피제네틱 시계는 빠른 사람:

지금 당장은 젊고 텔로미어도 길지만, 최근의 생활습관이 엉망이라 세포가 빠르게 늙고 있는 사람이다.

→ 예를 들어 잠을 못 자고, 불안하고, 커피로 버티며 일에 치이는 사람이 여기에 해당한다.

요약하자면,

- '지금 잘 사는지'는 에피제네틱 시계가 알려주고,
- '예전에 얼마나 세포를 썼는지'는 텔로미어가 알려준다.

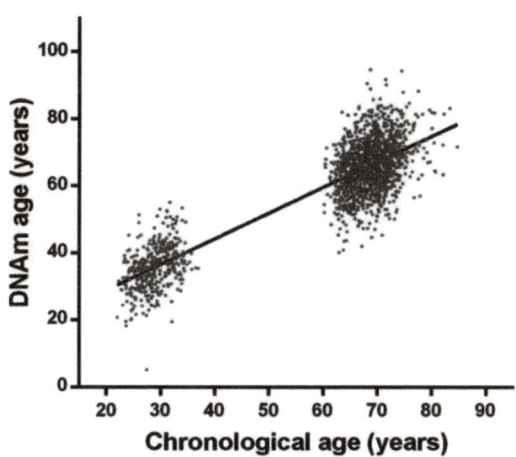

이 그래프는 **연령에 따른 생물학적 나이(DNAm age)**의 변화를 보여주는 산점도이다.(출처: Epigenetic Clock and Relative Telomere Length, Vetter et al., 2019)

어려운 용어 쉽게 풀기

- Chronological age: 실제 나이, 주민등록상 나이
- DNAm age: DNA methylation을 기반으로 한 생물학적 나이 (에피제네틱 시계)

이 그래프는 같은 연령대라도 생물학적 나이는 다를 수 있다는 것을 알려준다. 예를 들어, 70세인 사람들 중 어떤 사람은 생물학적 나이가 60세이고, 어떤 사람은 80세 이상이다. 이 말은 곧, 노화는 숫자가 아니라 세포가 정한다는 뜻이다. 그래프는 개인별 노화 속도 차이가 존재함을 시각적으로 보여주며, 수면, 스트레스, 운동, 식습관 같은 생활 습관이 실제 나이와는 다른 생물학적 나이를 만들어낼 수 있다는 연구 결과를 뒷받침한다.

따라서 "같은 70세라도, 어떤 사람의 세포는 60세처럼 활기차고, 어떤 사람은 80세처럼 느릿하다.""몸 안의 시계는 반드시 출생신고서와 일치하진 않는다."

우리는 같은 나이 70이라도 세포의 나이를 젊게 만든다면 몸 안의 시계는 훨씬 젊다는 것이다. 어떻게 하면 이렇게 젊게 살 수 있을까?

수면의 질이 낮은 사람일수록 에피제네틱 시계가 더 빨리 돌아가며, 이는 면역력 저하, 회복력 감소, 감정기복 증가, 전반적인 건강 위험 증가와 연결된다.

쉽게 말해, 수면은 우리 몸의 '내부 시계 공장'이다. 잠을 잘 자는 사람은 이 공장이 천천히 돌아가서 오래 사용할 수 있지만, 잠을 못 자는 사람은 시계가 부서져서 시간은 같은데 체력과 회복력은 2배 속도로 닳는다는 뜻이다.

아무리 좋은 운동과 식단을 하더라도, 밤마다 2~3시간씩 덜 자고 살면 결국 내 세포는 조용히 '노화'를 선택한다. 마치 밤마다 나도 모르게 노화를 자동 설정하는 것처럼.

반대로 아침형 생활, 적정 수면(7~8시간), 평온한 수면 환경을 유지하는 사람들은 텔로미어 길이를 더 안정적으로 유지하며, 에피제네틱 시계도 더 천천히 간다고 보고된다. 이는 단순한 의지의 문제가 아니다. 바로 유전자가 켜지거나 꺼지는 방식, 즉 우리 몸이 '회복 모드'로 전환되는 방식의 문제이다.

결국 우리는 이렇게 말할 수 있다. "잠은 내 유전자를 다시 쓰는 시간이다." 아침 햇살과 함께 깨어나는 삶이란, 내 DNA 위에 쌓인 시간의 '먼지'를 말끔히 털어내고, 나의 세포에 다시 젊음의 리듬을 입히는 일이다. 그것이야말로 가장 자연스럽고, 가장 강력한 '리턴에이징'의 시작이다.

나는 노화에 대해서 생각할 때 늘 잠에 대해 깊이 파고든다.

왜 아기들은 하루 종일 자는 걸까. 왜 노인이 되면 그 깊은 잠을 잃어가는 걸까. 잠은 단순한 휴식이 아니라, 우리 몸이 스스로를 수리하는 정교한 리모델링의 시간이다. 『우리는 왜 잠을 자는가 (Why We Sleep)』의 저자 매슈 워커(Matthew Walker)는 이렇게 말한다.

"수면은 자연이 선택한 최고의 건강 보험이다."
"Sleep is the single most effective thing we can do to reset our brain and body health each day."

수면 중에는 기억이 정리되고, 면역이 강화되며, 손상된 세포가 회복된다. 아기들이 하루 종일 자는 이유는, 그만큼 많은 성장과 회복이 일어나기 때문이다. 그래서 『하버드 수면혁명 (The Harvard Medical School Guide to a Good Night's Sleep)』에서는 이렇게 말한다.

"수면은 단지 쉼이 아니라, 성장호르몬의 무대이며, 면역 시스템의 회복 센터다."

"Sleep is not just a time to rest — it's the stage for growth hormone to act and for immune restoration to begin."

밤 12시 전에 자고, 아침 햇살을 받는 삶은 단순한 습관을 넘는다. 그건 뇌의 회로를 다시 잇고, DNA 위에 얹힌 시간의 먼지를 하나씩 털어내는 일이다. 늙음과 젊음은 결국 깨어 있는 시간보다 자는 시간에 결정된다.

왜냐하면, 재생은 잠들어 있을 때 비로소 시작되기 때문이다.

재생이라는 단어를 곱씹어보면 그 뜻이 뚜렷하다. '재'는 다시, '생'은 생명을 의미한다. 즉 재생은 다시 살아나는 것이다. 사람은 잠을 잘 때 다시 살아난다. 낮 동안 깎여나간 세포, 닳은 신경, 소진된 에너지가 밤 사이 다시 채워진다. 그래서 잠을 안 자는 시간은 곧 '죽음에 가까워지는 시간'이라고 봐야 한다. 한 시간이든, 두 시간이든 잠을 빼앗길수록 우리는 그만큼 흙으로 돌아가는 시간을 앞당기게 된다.

나폴레옹은 하루에 3시간만 잤다는 일화로 유명하다. 그는 "잠자는 시간을 줄이면 인생을 늘릴 수 있다"는 식의 발언을 했다고 전해진다. 하지만 아이러니하게도 그는 평생 위장병과 만성 피로에 시달렸고, 실제로 키도 작았다. 물론 유전적 요인도 있겠지만, 성장호르몬이 분비되는 시간을 꾸준히 놓친 결과일 수도 있다. 어쩌면 그가 조금 더 자고, 조금 덜 지휘했더라면, 그의 키가 아니라 그의 말들이 더 오래 역사에 남았을지도 모른다.

자는 시간을 줄여 열심히 사는 건 현명한 삶이 아니다. 오히려 자는 시간에 생명을 보충하고, 뇌와 장기를 회복시킨 다음에 눈을 떠야 진짜 열심히 살 수 있다. 회복 없이 질주하는 삶은 금세 무너지고, 불균형한 뇌는 식욕조절도, 감정조절도, 집중력도 모두 무너뜨린다. 그래서 진짜 부지런함은 '잘 자는 것'에서 시작된다.

나는 이 사실을 수면에 관한 해외 베스트셀러에서 더 확신하게 되었다. 『Sleep Smarter』의 저자 숀 스티븐슨은 "하루 일과를 바꾸고 싶다면, 아침 루틴이 아니라 전날 밤의 수면 루틴을 먼저 바꿔야 한다"고 말했다.

다시 말해, 수면은 단지 쉼이 아니라 전략이다. 자는 동안 몸은 지방을 연소하고, 인슐린 감수성을 회복하고, 뇌는 '이제 그만 먹어도 된다'는 신호를 정확하게 받아들일 수 있도록 회로를 다듬는다. 잠이 부족하면 뇌의 전두엽 기능이 저하되어 의사결정력이 떨어지고, 감정조절력이 약해져 충동적으로 먹게 된다.

그래서 나는 환자에게 이렇게 말한다.

"잠을 덜 자는 건, 비싼 차를 기름 없이 몰고 다니는 것과 같아요.
당장은 굴러가지만, 언젠가 갑자기 서 버려요."

아무리 하이엔드의 고급 레이저를 자주 받고, 위고비 주사를 맞아도, 잠을 안 자면 회복되지 않는다. 예뻐지려면, 잘 자야 한다. 젊어지려면, 더 잘 자야 한다. 우리 몸은 자는 동안 다시 살아나고, 다시 태어난다.

그리고 이것이 진짜 '리턴에이징'의 시작이다.

잠은 우리 몸의 가장 정직한 회복 장치이고, 가장 값싼 항노화 시술이다. 아무리 좋은 피부 레이저를 받아도, 밤에 자정 넘어서까지 핸드폰을 보고 불규칙한 수면을 반복하면 피부의 바탕 자체가 어두워진다. 마치 낡은 벽지 위에 아무리 새 페인트를 발라도 그 벽지가 곧 들뜨고 마는 것처럼, 진짜 재생은 겉이 아니라 속에서부터 일어나야 한다.

위고비도 마찬가지다. 식욕 억제 효과가 잘 드러나지 않는 환자들을 유심히 살펴보면, 대부분 수면 시간이 짧거나 수면의 질이 매우 나쁘다. 낮에는 집중력이 떨어지고, 밤이 되면 각성 상태로 뒤바뀌며 무언가를 끊임없이 먹고 싶어진다. 결국 뇌가 충분히 회복하지 못했기 때문이다. 뇌는 '이제 충분하다'는 포만감의 신호를 해석하는 장기이며, 이 회로는 자는 동안 유지되고 수리된다.

내가 일본어를 배우면서 느꼈다. 히라가나와 가타카나라는 기본 글자를 외우지 않으니, 그 다음 단계의 단어와 문장을 이해하지 못했다. 아무리 일본 애니메이션을 오래 본다 해도, 소리는 들리지만 의미는 해석되지 않았다. 건강도 같다. 같은 시간에 자고 같은 시간에 일어나는 습관은 마치 히라가나와 같다. 그 기본이 무너지면, 어떤 고급 건강 루틴도 제대로 기능하지 않는다.

사람들은 건강을 되찾기 위해 많은 돈을 쓰지만, 사실 가장 값진 회복은 깊은 잠 속에 숨어 있다. 수면이야말로 뇌와 장기, 호르몬의 균형을 되살리고, 다이어트 효과를 배가시키는 자연의 약이다. 만약 요즘 얼굴에 생기가 없고, 살도 잘 안 빠지며, 아무리 해도 피로가 사라지지 않는다면, 먼저 물어야 할 것은 이것이다. "나는 요즘, 잘 자고 있나?"

음식과 영양제는 유전자의 토양이다

"오늘 먹은 음식이 내일 내 유전자를 켤지 끌지를 결정한다면?"

이 문장을 처음 들었을 때, 나는 내 몸이 갑자기 한 뼘 더 깊어진 것 같은 기분이 들었다. 단순히 '다이어트에 도움이 된다', '이건 몸에 좋다' 같은 피상적인 문장이 아니었다. 그 문장은 마치 내 식탁 위에 놓인 당근 하나, 생선 한 점, 물 한 잔까지도 무언가를 명령하고 있다는 생각을 하게 했다.

그날 나는 진료실에서 한 여성 환자에게 이런 질문을 받았다. "원장님, 왜 저는 똑같이 굶고 운동하는데 살도 잘 안 빠지고 얼굴이 더 칙칙해졌을까요?" 그 순간 나는 환자의 눈을 보며 생각했다. 이건 칼로리 계산의 문제가 아니다. 유전자에 피로감이 쌓여 있는 것이다. 그 사람의 식탁이, 몸에 '살을 빼라'는 명령이 아니라 '버티기 바쁘다'는 신호만 보내고 있었던 것이다.

유전자는 마치 씨앗과 같다. 씨앗이 어떤 꽃을 피울지는 유전자가 품고 있는 기본 설계도에 달려 있다. 하지만 그 씨앗이 어떤 흙에 뿌리내리느냐에 따라, 같은 유전자를 가진 사람이라도 완전히 다른 모습으로 피어난다. 이때의 '흙'이 바로 음식이다.

우리 몸의 유전자는 평생 동일한 DNA를 가지고 있지만, 그것이 언제 켜지고 꺼지느냐는 후성유전학적 조절에 따라 달라진다. 그리고 그 스위치를 켜고 끄는 데 가장 중요한 인자가 바로 우리가 매일 먹는 음식이다. 무엇을 먹느냐에 따라 염증이 생기기도 하고, 반대로 회복이 일어나기도 한다. 다시 말해, 우리는 매 끼니마다 유전자에게 "오늘 어떤 모습으로 살아갈 것인지"를 지시하는 셈이다.

나는 기능의학을 공부하고 있는데 기능의학적인 영양제 중에서도 직접 경험한 것, 임상적으로 환자에게 적용했을 때 즉각적 효과가 있었던 것만을 믿는다. 성형외과 의사로서 우리는 눈에 보이는 변화를 기준 삼는다. 리프팅이 올라가지 않았다면 효과 없는 시술이고, 얼굴이 탱탱하지 않다면 실패한 시술이다. 그래서 영양제를 고를 때도 그 기준은 같다. 무의미하게 알약만 늘어놓는 걸로는 변화가 오지 않는다. '회복이 빠르다'거나, '컨디션이 살아난다'거나, '눈이 맑아진다'는 아주 구체적인 체감이 있어야 한다.

내가 이 세 가지를 꼽은 이유가 바로 그것이다.

오메가-3 (오메가벤) — 맑아지는 눈, 가벼워지는 뇌

나는 다이어트 프로그램을 시작하면서 진료 초반에 환자들의 혈액검사를 자주 보았다. 비만은 꼭 무엇인가 문제를 안고 있기 때문이었고 위고비를 비만치료제로 사용하기 위해서 전신상태를 체크해야만 하기 때문이었다.

그중에서도 유독 내 눈에 자주 걸리는 수치가 있었는데, 바로 free fatty acid, 즉 '자유 지방산' 수치였다. 300만 넘어도 높은 건데, 500, 700, 심지어 900이 넘는 경우도 적지 않았다. 이 수치는 단지 숫자의 문제가 아니라, 몸 안의 연료 체계에 심각한 문제가 있다는 경고음과도 같았다.

이런 수치가 높은 분들은 대개 겉으로 보면 눈에 띄게 살이 찐 분들이 많았다. 그런데 단순히 뚱뚱하다기보단 몸이 부어 있고, 무겁고, 늘 피곤해 보였다. 살의 문제를 넘어서, 몸의 컨디션 자체가 엉켜 있는 상태였다. 눈 밑은 잘 붓고, 오후만 되면 눈꺼풀이 무겁다고 했고, 다리는 이유 없이 저리고 아프다고 호소했다. "자고 일어나도 피곤해요"라는 말을 반복하는 분들 중 상당수가 바로 이런 상태였다.

free fatty acid는 단순히 '지방이 많다'는 의미가 아니다. 이는 마치 몸의 에너지 공급 시스템이 교통체증에 걸린 듯한 상태다. 지방은 몸에 충분히 있지만, 그 에너지를 제대로 쓰지 못해서 혈중으로 계속 떠다니는 것이다. 쉽게 말하면, 자동차에 기름은 넘치는데 시동이 안 걸려 있는 상태다. 그 결과, 세포는 굶주리고 있는데 몸 전체는 기름 더미에 쌓여 있는 모순적인 상황이 되는 것이다.

이런 분들에게 단순히 "적게 드세요, 운동하세요"라고 말하는 건 무책임한 이야기였다. 이미 몸 안의 연료 탱크는 넘쳐흐르고 있었고, 오히려 먼저 해야 할 일은 그 기름을 정리하고, 연료 라인을 복구하는 일이었다. 그래서 나는 먼저 '수면, 수분, 염증 조절'이라는 세 가지 축을 정돈하면서 식단과 운동을 아주 조심스럽게 설계했다. 몸을 혹사시키는 다이어트는 이들에게 독이 된다.

그분들에게는 오메가벤이라는 주사가 정말 놀라운 전환점이 되곤 했다. 몇몇 환자분들은 주사를 맞자마자 "눈이 확 뜨이는 느낌이에요", "머리가 맑아졌어요", "이상하게 기운이 돌기 시작해요"라고 표현하셨다. 단순히 기분 탓일까 싶을 정도로 즉각적인 회복 반응이었다.

그 이유는 오메가벤 주사에 오메가-3 지방산(DHA, EPA)을 포함하여 비타민 B군, 마그네슘, 셀레늄, 아연, L-카르니틴 등 세포 대사와 회복에 직접 관여하는 영양소들이 농축되어 들어 있기 때문이다. 이 주사는 뇌신경 전달, 혈류 개선, 미토콘드리아 에너지 생성, 항염작용에 직간접적으로 작용해, 머릿속에 뿌연 안개처럼 껴있던 피로감을 일순간에 걷어내는 것처럼 느끼게 만든다. 그건 free fatty acid가 줄기 시작했다는 몸의 신호이자, '지방을 태우는 엔진'이 다시 돌아가기 시작했다는 뜻이다.

특히 오메가-3는 세포막의 유연성 유지와 뇌의 염증 반응 억제, 도파민·세로토닌 등 기분 조절 신경전달물질의 균형에 중요한 역할을 한다. 쉽게 말해, 신경세포들이 원활하게 소통하도록 돕는 '윤활유' 역할을 하는 것이다. 특히 오메가3는 DNA 메틸화와 히스톤 아세틸화 같은 후성유전적 조절 과정에 영향을 미친다고 알려져 있다. 쉽게 말해, 오메가3는 유전자의 먼지를 털어주는 좋은 기름 같은 역할을 한다. 이런 사람에게 오메가벤을 맞는다는 건 지쳐버린 세포에 프리미엄급 연료를 넣어주는 것과 같은 효과를 주는 셈이다.

메틸화라는 말이 생소하게 느껴질 것이다. 생화학을 공부했던 의사인 나도 약간 어려우니 좀더 자세히 설명을 하자면,

'메틸화(methylation)'란 쉽게 말해 유전자 위에 작은 스티커 하나를 붙이는 것과 같다. 이 스티커는 메틸기(CH_3)라는 아주 작은 화학조각인데, DNA의 특정 위치에 붙으면 그 유전자가 '읽히지 않게' 막는다. 즉, 유전자의 스위치를 '꺼버리는' 역할을 한다.

예를 들어보자. 우리 몸에는 '회복 유전자'도 있고, '염증을 일으키는 유전자'도 있다. 그런데 염증 유전자에 메틸화 스티커가 붙어 있으면 그 유전자는 조용히 잠든 상태가 되고, 반대로 회복 유전자가 꺼져 있다면 몸은 자꾸 아프고 회복이 더뎌질 수 있다.

오메가3와 같은 좋은 지방산은 바로 이 '스티커 부착 시스템'을 조절하는 능력이 있다. 즉, 몸에 해로운 유전자엔 스티커를 붙이고, 유익한

유전자엔 스티커를 떼어주는 방향으로 작동한다. 덕분에 염증을 줄이고, 뇌와 심장 건강을 돕고, 심지어 노화를 늦추는 데까지 영향을 미친다.

메틸화는 유전자의 본질을 바꾸는 게 아니라, '언제 켜지고 꺼질지'를 조절하는 정교한 스위치 조절 시스템인 것이다.

후성유전학은 바로 이 스위치를 누가, 어떻게, 어떤 환경 속에서 조절하느냐에 따라 내 몸의 운명이 달라질 수 있다는 것을 의미한다. 그래서 나는 이렇게 응급처치로 회복의 반응을 보이는 환자들에게 늘 말한다. "이건 불이 난 집에 물을 뿌린 거예요. 이제 진짜 중요한 건 불이 다시 나지 않도록 일상의 회로를 재설계하는 일이에요. 이제 주사는 응급처치처럼 쓴 거고, 매일매일 좋은 오메가-3를 식습관으로, 또는 경구 보충제로 꾸준히 드셔야 해요." 실제로 꾸준히 섭취한 분들은 기분, 식욕, 체력, 수면 질까지도 서서히 바뀌는 걸 경험했다. 이건 단지 몸이 좋아진 것이 아니라, 유전자 스위치가 새로운 방향으로 다시 작동하기 시작했다는 신호이다. 내 몸의 유전자가, 이제 '회복'이라는 곡을 연주하기 시작한 것이다.

비타민 C — 항산화, 탄력, 그리고 '노화 되감기'

비타민 C는 나에게 있어 10년 넘게 몸을 지켜준 방패이자, 보이지 않는 톤업 필터다.

성형외과 의사로서 나는 늘 얼굴의 탄력과 윤기를 체크한다. 환자들에게 피부시술을 하면서도 가장 많이 듣는 말 중 하나는 "선생님, 얼굴이 참 맑아요"이다.

나는 그럴 때 "피부에 바르는 것만큼, 안에서 먹는 것도 중요해요"라고 말한다. 실제로 나는 10년 넘게 고용량 비타민 C를 복용해왔다. 하루 6000mg에서 시작해 1만 mg 이상으로 늘리기도 했다. 처음엔 너무 피곤해서 피로회복을 위해, 면역력이 나빠져서 감기 안 걸리려고 자주 먹은 것이었고, 지금은 항산화 회복력과 피로 방지, 그리고 텔로미어 보호(노화방지)를 위해 꾸준히 유지하고 있다.

비타민 C는 단순히 감기 예방용 비타민이 아니다. 최근 연구에서는 비타민 C가 DNA와 그 주변을 둘러싼 히스톤 단백질의 '메틸화 패턴'에 영향을 주어, 유전자 스위치를 조절하고 후성유전학적인 리셋을 유도할 수 있다는 결과들이 발표되고 있다. 다시 말해, 유전자의 일종의 먼지를 털어주고, 제 기능을 할 수 있도록 다시 깨어나게 만드는 데 도움을 준다는 뜻이다.

특히 수면 부족, 만성 피로, 피부 재생이 더뎌지는 시기 — 예를 들어 야근이 잦거나, 시차적응에 실패했거나, 계절이 바뀌는 환절기엔 — 비타민 C가 가장 먼저 손이 가는 영양제이다. 환자들에게도 나는 이렇게 설명한다. "몸이 뭔가 자꾸 정체되어 있다면, 가장 가볍고 빠르게 순환을 열어주는 게 비타민 C예요."

섭취 방법은 하루 2~3회로 나눠 먹는 것이 이상적이며, 위장이 민감한 사람은 분말보다는 장에서 흡수되는 형태의 '리포솜 비타민 C'나 '버퍼드 C'를 추천한다.

비타민 C의 작용은 급작스럽거나 요란하지 않다. 대신 마치 노화가 눌러놓은 유전자 스위치를 살며시 되돌리는 손가락처럼, 잔잔하지만 꾸준히 작동한다. 피부가 칙칙해졌을 때, 아침에 눈이 잘 안 떠질 때, 비타민 C를 꾸준히 복용한 사람들은 말한다. "어느 날 문득 거울을 봤는데,

피곤해 보이지 않더라고요."

이건 단순히 기분 탓이 아니라, 세포 단위에서 진짜로 회복이 일어나고 있다는 신호다. 후성유전학적으로 유전자의 스위치가 더 건강한 방향으로 조정되고 있는 것이다.

그래서 나는 비타민 C를 두고 이렇게 말하곤 한다."비타민 C는 내 유전자를 위해 매일 해주는 미세한 포옹이에요. 눈에 잘 보이진 않지만, 매일 반복될수록 그 힘은 커져요."

운동은 후성유전학적 조절의 가장 강력한 스위치다

후성유전학이란, 유전자 자체를 바꾸지 않더라도 유전자가 언제, 얼마나 작동할지를 조절하는 '운명의 스위치'라고 할 수 있다. 마치 스마트폰 속에 숨겨진 수많은 앱들처럼, 어떤 앱은 늘 켜져 있고, 어떤 앱은 비활성화된 채로 구석에 숨어 있다. 운동은 이 중 잠자고 있던 건강 유전자의 앱을 다시 홈 화면에 꺼내 작동시키는 것과 같다.

나는 성형외과 의사로서, 평소 안티에이징에 관심이 많은 사람들을 자주 본다. 그런데 대부분은 피부 시술만을 먼저 떠올린다. 보톡스, 레이저, 고주파. 물론 이들도 도움은 된다. 하지만 진짜 강력한 안티에이징은 피부가 아니라 세포에서부터 시작된다. 피부가 윤기나는 얼굴을 만들지만, 운동은 반짝이는 생명을 만든다. 가장 빠르고도 돈 들이지 않는 안티에이징, 그것이 바로 운동이다.

운동을 시작하면 내 몸에 탄력이 생긴다. 이건 단지 근육이 커져서가 아니라, 세포 하나하나가 살아나기 때문이다. 운동을 하면 뇌에서는 BDNF(Brain-Derived Neurotrophic Factor)라는 물질이 분비된다. 이건 뇌세포의 비료 같은 역할을 한다. 기억력도 좋아지고, 감정 조절도 잘된다. 게다가 근육에서 분비되는 마이오카인(myokines)은 염증을 줄이고, 인슐린 감수성을 개선하며, 각종 만성질환을 예방해준다. 최근 연구에 따르면 마이오카인은 지방세포의 발현 패턴도 변화시키며, 후성유전학적 리셋을 유도한다고 한다.

내 주변에 운동을 시작한 환자들을 보면 공통점이 있다. 처음에는 걷기로 시작하지만 어느 순간 효과가 정체된다. 걷기만으로 살이 빠진다는 사람은 평소 정말 안 걷던 사람이다. 걷기는 중장기적으로 체력 유지와 관절 보호, 노년기의 낙상 예방에는 효과적이지만, 이미 비만 상태로 후성유전적 스위치가 꺼진 몸에는 자극이 부족하다.

나는 이렇게 설명한다. 걷기는 '기초'지만, 체중 조절의 '변곡점'을 만들려면, 발이 지면에서 떨어지는 운동을 해야 한다. 즉, 달리기나 슬로우 조깅이다. 특히 슬로우 조깅은 체중이 있거나 무릎이 약한 사람도 시작할 수 있는 훌륭한 입문 운동이다. 일본의 타나카 교수는 '슬로우 조깅'이라는 개념을 만들며 말했다. "속도보다 중요한 건 리듬이다. 걷는 것과 거의 비슷한 속도로, 아주 작게 점프하듯 달려라. 숨이 차지 않고, 무릎에도 부담이 적다." 슬로우 조깅의 핵심은 빨리 뛰는 것이 아니라 '수직으로 살짝 뛰는' 움직임이다. 이때 장기들은 상하로 흔들리며 장운동이 활발해지고, 대사율이 올라간다.

특히 나는 위고비 치료 중인 환자들에게 슬로우 조깅을 권유한다.

GLP-1 작용제는 식욕을 조절하는 데 탁월하지만, 그만큼 위장의 움직임을 줄여 변비를 유발할 수 있다. 그때 가벼운 슬로우 조깅은 마치 장을 손으로 마사지하듯, 내부 장기들을 '살짝 흔들어 깨우는' 작용을 한다. 실제로 위고비를 맞고 나서 속이 더부룩하고 구역감이 심하다는 환자들에게 하루 10~20분 슬로우 조깅을 권했더니, "신기하게도 화장실을 잘 가게 되었다"고 말하는 경우가 많았다.

게다가 슬로우 조깅은 심리적으로도 안정감을 준다. 뇌는 규칙적인 리듬에서 안정감을 느낀다. 천천히 뛰면서 바람을 맞고, 몸의 진동을 느끼며 걷는 것과 달리 뛸 때의 리듬은 '살아 있음' 자체를 느끼게 해준다. 세포 하나하나가 마치 응답하듯 깨어나는 느낌. 이것이야말로 운동의 진짜 효과다.

나는 이렇게 말한다. "비만한 몸의 유전자를 바꾸려면, 그 몸을 진짜로 '흔들어야' 한다." 그냥 살짝 걷는 것만으로는 그 회로가 깨지지 않는다. 조깅은 단순한 유산소 운동이 아니라, 후성유전학적으로 '꺼진 앱'을 다시 홈 화면에 꺼내는 행동이다. DNA는 바꿀 수 없지만, 유전자의 사용설명서는 우리가 다시 쓸 수 있다. 그리고 그 첫 페이지는 오늘 10분간 뛴 당신의 발걸음으로 열릴 것이다.

스트레스 조절은 유전자의 보안시스템이다
─ 나를 젊게 잠그는 루틴의 힘

몸은 기억한다. 우리가 무엇을 먹었는지, 어떻게 잠들었는지, 어떤 생각을 품고 살았는지를. 그리고 그 모든 기억은 유전자의 스위치에 하나씩 낙인처럼 찍혀 남는다. 어떤 날은 아침부터 예민한 일이 이어져 '짜증 유전자'가 켜지고, 어떤 날은 햇살 속에서 산책하며 '회복 유전자'가 조용히 눈을 뜬다.

이게 가능한 이유는 후성유전학이라는 체계 덕분이다. 유전자는 고정되어 있어도, 그 유전자가 실제로 '발현되느냐'는 우리의 삶의 방식에 따라 달라진다. 쉽게 말해 유전자는 파일이고, 후성유전은 그 파일을 여는 '암호'다. 스트레스는 그 암호를 바꿔버린다. 평소에는 잠들어 있던 염증성 유전자가 스트레스 하나로 불쑥 깨어나기도 한다. 반대로 명상이나 웃음, 감사일기 같은 작지만 반복적인 습관은 젊음을 지키는 유전자의 자물쇠를 풀고, 회복의 신호를 보낸다.

실제로 여러 연구들은 만성 스트레스가 염증 유전자(IL-6, TNF-alpha 등)의 메틸화를 줄이고 발현을 높인다는 결과를 보여주었다. 동시에 스트레스는 텔로미어라는 유전자의 '시간 초침'을 단축시킨다. 텔로미어는 마치 DNA의 끝을 보호하는 신발끈의 캡처럼, 유전자를 외부 자극으로부터 지키는 구조물이다. 그런데 스트레스가 지속되면 이 텔로미어가 빨리 닳는다. 닳은 텔로미어는 세포의 노화를 촉진시킨다. 다시 말해, 마음이 지치면 몸이 먼저 늙는다.

우리는 흔히 피곤할 때 "좀 쉬면 나아질 거야"라고 말한다. 하지만 정말 그럴까. 최근 베스트셀러로 떠오른 책 『자는 것은 쉬는 것이 아니다』는 이 익숙한 믿음을 뒤집는다. 이 책에 따르면, 진짜 회복은 단순히 몸을 누이는 것이 아니라, 마음까지 쉬게 해주는 '적극적인 휴식'에서 시작된다고 말한다.

책에서는 7가지 종류의 휴식이 소개된다. 육체적 휴식뿐 아니라 감각적, 정서적, 창의적, 정신적, 사회적, 그리고 영적인 휴식까지. 이들 각각은 후성유전학적으로 뇌와 유전자의 스위치를 켜고 끄는 데 관여한다. 쉽게 말해, 감정적으로도 안전한 환경을 만들어야 유전자도 회복을 시작한다는 것이다.

나는 실제로 이런 회복의 전환점을 환자들 속에서 목격했다. 하루에도 수십 명의 환자들이 "스트레스로 아무리 자도 피곤해요", "레이저 시술을 받아도 얼굴빛이 안 돌아와요", "위고비 맞아도 살이 안 빠져요"라고 말하곤 했다. 그럴 때 나는 되묻는다. "요즘, 언제 진짜 쉰 적이 있으세요?"

놀랍게도, 대부분의 사람들은 그저 스마트폰을 만지작거리거나 침대에 누워 TV를 보며 쉬고 있다고 답한다. 하지만 이런 수동적인 '무기력한 휴식'은 교감신경을 꺼주지 않는다. 오히려 무언가를 하면서 내 감정이 충전되는, 능동적인 '감정 회복 루틴'이 필요하다.

실제로 교감신경이 계속 항진된 상태는 '자율신경항진증'이라는 병적 상태로 이어질 수 있다. 이 상태에서는 심장박동이 빨라지고, 손발이 차가워지며, 불면증이 심해지고, 소화 장애와 면역력 저하까지 겹친다. 하지만 똑같이 바쁜 삶을 살고 있어도, 어떤 사람은 명상이나 감사일기, 음악 듣기 같은 '감정 회복 루틴'을 통해 스스로 균형을 잡아낸다.

나는 한 환자를 기억한다. 위고비를 맞고도 효과가 없고, 수면 질도 엉망이던 분이었다. 시술도 여러 번 했지만, 결과는 만족스럽지 않았다. 그런데 어느 날부터 그는 달라졌다. 매일 자기 전에 좋은 일을 한 가지씩 적고, 클래식 음악을 들으며 잠들기 시작한 것이다. 그리고 3개월 후, 그의 눈빛은 맑아졌고, 체중은 드디어 떨어지기 시작했다.

나는 그때 확신했다. 우리 몸의 리모컨은 손에 있는 게 아니라, 마음에 있다는 걸.

후성유전학은 단순한 유전자 이야기가 아니다. 그것은 우리의 감정, 스트레스, 수면, 회복, 휴식이 모두 유전자 스위치를 켜고 끄는 리듬이라는 걸 알려준다. 그 리듬을 바꾸는 건 거창한 일이 아니다. 하루에 단 10분이라도 나를 위해 따뜻한 차를 마시고, 향을 피우고, 나 자신에게 "오늘 잘했어"라고 말해주는 일이다.

교감신경을 진정시키고 부교감신경을 켜는 이 감정 루틴은 노화를 되돌리고, 회복을 촉진시키는 후성유전학적 '온기 버튼'이다.

그래서 나는 말하고 싶다. 쉬는 게 중요한 게 아니다. 어떻게 쉬느냐가 당신의 유전자를 바꾼다.

요즘 나는 명상을 '앱 잠금 해제'에 비유한다. 스트레스는 마치 중요한 유전자 앱을 비활성화시키고 홈 화면에서 사라지게 만든다. 그런데 매일의 작은 루틴은 그 앱을 다시 꺼내서 실행하는 동작이다. 단순하지만 강력한 행동. 이건 '리부트'보다 훨씬 세련된 방식이다.

당신은 이미 유전자의 보안을 해제할 수 있는 '패턴'을 갖고 있다. 그것은 바로 당신의 리듬이다. 감정의 파도에 떠밀리지 않고, 내가 다시 중심을 잡을 수 있는 루틴. 내가 매일 산책을 하기로, 글을 쓰기로, 숨을 세기로 한 약속이다.

나는 더 이상 "노화는 피할 수 없다"고 말하지 않는다. 그보다 이렇게 말한다. "노화는 방향이다. 늙는 게 아니라, 흐름을 트는 것이다."

그리고 그 첫 흐름은 거창한 수술도, 값비싼 영양제도 아닌 단 하나의 질문에서 시작된다.

오늘 나는 나에게, 평화를 주고 있는가?

『Young Forever』의 말처럼,

"우리는 모두 20년 젊어질 수 있다."

그건 과장이 아니라, 후성유전학이 만들어낸 새로운 시대의 언어이다. 그리고 그 언어를 읽는 사람은 누구든, 자신의 시간을 다시 디자인할 수 있다.

나는 그렇게 믿는다. 당신이 오늘 하루, 단 한 가지라도 더 젊은 방향으로 살아낸다면 당신은 이미 되돌리는 삶을 시작한 것이다.

19장

가속 다이어트로 뇌가 노화되기 전에 젊어지는 법

— 깨어나는 집중력과 뉴로 리듬

다이어트를 하며 내 환자들이 가장 자주 말하는 건 이거다. "살만 빠지는 게 아니라, 집중력이 올라갔어요." 처음엔 나도 단순히 살이 빠지고 기분이 좋아져서 그렇게 느끼는 줄 알았다. 잠을 충분히 자라고 해서 컨디션이 좋아지니까 정신도 맑아지는 것이 아닐까 생각했다.

그런데 공부를 해보니 단지 컨디션의 문제만은 아니었다.

뇌 MRI 연구를 보면, 하기 싫은 일을 꾸역꾸역 해내는 뇌의 한 영역, 바로 전중 대상회(anterior cingulate cortex, ACC)가 실제로 활성화되었다. 이곳은 자기 조절과 감정 통제, 집중력, 동기부여를 담당하는 핵심 회로다. 즉, 다이어트를 성공적으로 해내는 사람들은 뇌의 이 부위가 강해진다. 신체 변화만이 아니라, 정신의 회로도 바뀌는 것이다.

"하고 싶은 일만 하고 산다면 몸은 어떻게 변할까." 이 문장은 한 번쯤 우리 모두가 스스로에게 던져야 할 질문이다.

많은 사람들이 '자율성'을 자유와 동일시한다. 하지만 진정한 자율성은 '내가 하고 싶은 일을 하는 것'이 아니라 '하기 싫은 일도 참고 할 수 있는 힘'이다.

요새 내가 항상 머릿 속에 생각하고 되뇌는 말이 있다.

"하고 싶은 일만 하고 살면, 결국 하고 싶은 일 조차 못하게 되고

하기 싫은 일을 해내면, 원하는 일을 자유롭게 할 수 있다."

왜냐하면 우리가 매번 기분 내키는 대로만 행동하면, 몸과 뇌는 점점 퇴화하기 때문이다.

이 말은 단지 정신론적인 동기부여가 아니다.

우리 뇌는 실제로 그렇게 만들어져 있다.

우리의 뇌는 사실 '안 하려고' 만들어져 있다. 에너지를 아끼려는 습성은 진화적으로 생존에 유리했지만, 현대사회에서는 오히려 스스로를 갉아먹는 힘이 된다. 집중, 감정 통제, 동기부여는 마치 고무줄을 당기듯 에너지를 써야 만들어진다. 여기에 적용되는 개념이 바로 열역학 제2법칙이다.

열역학 제2법칙은 간단히 말하면 '모든 것은 더 무질서한 방향으로 간다'는 것이다. 담배의 끝에서 나오는 작은 연기가 무질서하게 공기 중으로 퍼져 나가는 것이 바로 열역학 제 2법칙이다. 방을 아무도 치우지 않으면 어지럽혀지듯, 뇌도 훈련하지 않으면 아주 무질서하게 노화로 간다.

'감정 통제력' '집중력' '동기부여'는 절대로 가만히 둔다고 생기지 않는다. 계속해서 의식적인 에너지로 포커싱을 유지해야만 가능한 것이다.

즉, 우리는 매일 뇌의 질서를 유지하는 작은 노력을 반복해야 한다. 책을 펴는 습관, 조깅하는 루틴, 하루 10분 감사일기 쓰기. 이런 행위들은 작지만, 뇌의 뉴로 회로를 정비하는 '리듬의 기술'이다.

하고 싶은 일만 하고 살다 보면, 어느 순간부터 '하고 싶은 일조차 못 하는 뇌'가 된다. 왜냐하면 뇌는 스스로를 게으르게 설계하기 때문이다.

다이어트라는 것은 단지 음식을 적게 먹고 안 하던 운동을 하는 것이 아니라 그 이상의 문제이다. 자기 자신을 수련하는 과정이다. 어른이 되어서는 아무도 자기 자신에게 공부해라 운동해라 잔소리 하지 않는다.

자기 스스로에게 잔소리 하는 경지가 되어야 참고 하는 그 자제력이 생기는 것이다.

이렇게 하기 싫은 단 것 안 먹기, 운동하기와 같은 일을 시작할 때 뇌 속의 전중대상피질(Anterior Cingulate Cortex, ACC)가 활성화된다. 이 부위는 감정 억제, 갈등 조절, 동기 부여, 집중력 유지라는 매우 중요한 기능을 수행한다. 마치 내면의 '사령탑' 같은 역할이다.

비만 환자들의 뇌 MRI를 보면 이 전중대상피질의 크기가 줄어들어 있는 경우가 많다. 의욕이 떨어지고, 습관 유지가 어려우며, 자제력이 낮은 이유가 뇌 구조 자체에서 오는 것이다. 반면, 꾸준히 운동을 하고 식단을 지키며 스스로를 다스려 온 사람들은 이 부위의 회색질 밀도가 증가해 있다.

결국 뇌는 쓰는 방향으로 발달하고, 쓰지 않는 방향으로 퇴화한다. 그래서 어떤 사람은 같은 나이에도 뇌가 젊고 또렷하며 어떤 사람은 점점 피로해지고 무기력해지는 것이다.

우리는 살을 빼기 위해 다이어트를 시작하지만, 실제로는 뇌의 방향을 젊게 리셋하는 과정과 닮아 있다.

전중 대상피질

이 부위는 불안, 충동, 산만함을 억제하고 집중을 유지하게 해준다. 그래서 집중 루틴을 잘 유지하는 사람일수록 공부, 업무, 자기계발에서도 훨씬 높은 성과를 낸다. 실제로 우울증, ADHD, 비만, 폭식장애 환자들에게서 공통적으로 전중 대상회의 활성도가 떨어져 있다는 연구도 있다. 다시 말해, 이 회로가 꺼진 사람일수록 "해야 할 줄은 아는데 도무지 몸이 안 따라준다"는 말을 하게 된다.

나도 사실 요새 우울하고 힘들어지는 시기가 왔는데 이상하게 집중력과 기억력이 많이 감소되었다는 것을 알게 되었다. 단어가 생각 안 나고 어려운 문제가 보이면 머리가 엉켜버린 듯한 생각이 들었다. 이런 상황 역시 전중 대상회의 활성도가 떨어져 있는게 아닌가 하는 생각이 든다. 하지만 정신력으로 버티면서 이 책을 쓰고 있다. 엔트로피를 감소시켜 깨진 유리잔의 조각들을 다시 모아서 원상복구하는데에 많은 에너지를 사용하고 있다.

이렇게 전중 대상회의 활성도가 떨어져 있는 집중력을 잃은 사람들은 해야 할 일을 하기 위한 노력도 잘 되지가 않는다. 꼭 먹고 싶을때 먹고 자고 싶을 때 자며 해야할 일을 미루고만 있는 상태가 되는 것이다.

그리고 이것이 무서운 건, 단순히 게으름 때문이 아니라는 점이다. 이 회로가 약해진 뇌는 '하기 싫은 일'에 대한 저항력이 약하다. 그래서 다이어트도, 운동도, 공부도, 모두 중간에 포기하게 되는 것이다. 사람들은 의지가 약해서 그렇다고 탓하지만, 나는 말한다. 그건 뇌 회로가 약했기 때문이다. 그런데 이 회로는, 놀랍게도 훈련이 가능하다.

우리 뇌는 늘 같은 모습으로 머무르지 않는다. 우리는 뇌를 다시 설계할 수 있는 존재이다. 이것이 바로 '신경가소성', 즉 뉴로플라스티시티(neuroplasticity)의 힘이다. 쉽게 말하면, 뇌는 내가 반복하는 리듬에 맞춰 스스로 회로를 바꾸는 생체 시스템이다.

같은 산책길을 매일 걷다 보면 어느 날 흙길이 단단해지는 걸 본 적 있을 것이다. 뇌도 그렇다. 우리가 매일 반복한 행동은 뇌 안에 새로운 길을 만들고, 그 길은 시간이 갈수록 단단해진다. 처음엔 불편했던 일이, 어느 순간 익숙한 루틴이 되는 것이다.

나도 그런 길을 하나씩 만들었다. 아침마다 눈을 뜨면 양치 후 스쿼트 30번. 전자렌지에 음식 데우는 2분 동안은 팔굽혀펴기 20회. 손 씻고 난 뒤, 타월로 손을 말릴 때는 킥백 20회.

처음엔 이게 무슨 의미가 있을까 싶었다. 하지만 3년쯤 지나니, 놀라운 일이 생겼다. 내 몸이 먼저 기억하고 움직이기 시작한 것이다. 양치를 하면 자연스럽게 다리에 스트레칭밴드를 끼고 구부리고 있었고, 전자렌지를 돌리는 동안 벽에 손이 먼저 닿았다. 푸쉬업을 하면 굽어진 등이 강화되면서 시원함이 느껴졌다. 어느새 운동은 내 루틴이 아니라 신경회로 그 자체가 되어 있었다.

그때 알았다. 이건 의지가 아니라, 회로라는 것을. 몸이 먼저 기억하게 만드는 일이, 뇌를 젊게 만드는 가장 현실적인 길이라는 것을. 뇌를 바꾸고 싶다면, 오늘 작은 루틴부터 바꿔야 한다.

우리는 밥 먹고 양치하듯, 뇌에도 익숙한 동작을 심어줄 수 있다. 그리고 그 습관 하나하나가, 오늘의 뇌를 내일 더 젊고 유연하게 만들어주는 길이 된다.

나는 이걸 환자들에게 '뉴로 리듬'이라고 설명한다. 단순한 루틴이 아니라, 뇌가 새롭게 깨어나는 리듬. 매일 같은 시간에 일어나서 물 한 컵을 마시고, 걷거나 조깅을 하고, 아침에 단백질을 섭취하고, 잠자리에 드는 시간을 일정하게 유지하는 그 단순한 반복이 뇌를 다시 디자인하는 것이다.

'기분 따라 움직이기'는 뇌를 무기력하게 만든다

윌 스미스는 이렇게 말했다. "나를 이 자리까지 이끈 건 재능이 아니라 '루틴의 반복'이었다. 매일 아침, 가장 하기 싫은 일을 제일 먼저 해냈고, 그게 나의 습관이 되었다." 그는 운동, 식단, 명상, 독서로 시작되는 아침 루틴을 10년 넘게 이어왔고, 그 안에서 집중력과 창의성을 끌어냈다.

팀 페리스 역시 매일 아침 명상, 찬물 샤워, 그리고 가장 중요한 세 가지 일만 정리하는 '5분 저널'을 실천해왔다. 그는 "성공은 시스템의 문제"라고 말하며 뇌를 설계하는 일상의 중요성을 강조했다. 그가 실험했던 수면 최적화, 집중력 유지를 위한 간헐적 단식, 운동 리듬 설계 모두 뇌를 리듬에 맞추는 '뉴로 재설계'였던 셈이다.

오프라 윈프리는 "나는 나 자신에게 매일 아침 묻는다. 오늘은 무엇을 사랑할 것인가."라는 질문으로 하루를 시작한다. 그녀는 마음챙김과 감정일기를 20년 넘게 써오며, 외부가 아닌 내부의 평온을 루틴으로 만들어냈다. 이것은 단순한 자기계발이 아니라, 그녀 스스로가 트라우마와 불안, 과거의 상처로부터 회복해가는 '뉴로 리듬'이었다.

스티브 잡스는 자신만의 루틴을 '단순함의 미학'으로 다듬었다. 같은 옷, 같은 음식, 같은 시간에 산책하며, 그는 뇌가 결정에 낭비할 에너지를 최소화했다. 그래서 더 깊은 창의와 집중을 끌어냈다. "오늘이 내 인생의 마지막 날이라면, 지금 하려는 일을 할 것인가?"라는 질문은 그의 뇌를 날카롭게 유지시킨 루틴이었고, 그것이 바로 뉴로 리듬의 정수다.

심지어 16세기 일본의 농민 출신 장군, 도요토미 히데요시는 어려운 환경 속에서도 아침에 일어나 자신의 옷과 무기를 정갈하게 다듬으며 마음의 리듬을 유지했다고 전해진다. 그는 신분을 뛰어넘는 극적인 성공을 이뤘고, 사람들은 그를 '청소와 리듬의 제왕'이라고 불렀다. 리듬은 시대와 환경을 뛰어넘는 성공의 공통 분모였다.

나는 환자들에게 꼭 이렇게 묻는다. "당신은 지금 어떤 리듬으로 살고 있나요?" 살은 빠졌는데 뇌가 늘 피곤하고 집중이 안 된다면, 그것은 몸만 바뀌고 뇌는 바뀌지 않았다는 뜻이다. 그리고 뇌가 바뀌어야, 다이어트도 공부도 인생도 진짜 달라진다.

우리는 종종 '공부할 힘이 없다'고 말하지만, 사실은 공부를 시작하기까지의 뇌 회로가 아직 열리지 않았을 뿐이다. 다이어트와 공부가 비슷한 이유다. 모두 하기 싫은 일을 조금씩 해내며 뇌의 저항을 이겨내야 하는 일이다. 그리고 그 순간, 전중 대상회는 조금씩 커지고 강화된다.

비만 상태의 뇌는 자꾸 외부 자극에만 반응하려고 한다. SNS, 폭식, 스트레스 해소용 간식. 하지만 몸을 움직이고 다이어트를 하면, 점점 뇌의 주도권이 내가 원하는 방향으로 돌아온다. 그래서 나는 운동을 먼저 하라고 말한다. 공부가 안 된다면 먼저 뛰자. 몸이 먼저 깨어나야 뇌도 깨어난다.

공부 루틴과 집중력 루틴은 뇌 회로를 훈련시키는 툴이다. 일정한 시간에 책을 펴고, 똑같은 자리에서 앉아, 같은 방식으로 생각하는 훈련. 이 단순한 반복이 뇌의 습관을 만들고, 그 습관이 생각을 바꾸고, 결국 인생을 바꾼다.

비만은 단순히 체중의 문제가 아니다. 그것은 몸의 리듬이 망가지고, 뇌의 회로가 무너졌다는 신호다. 그리고 회복은 루틴에서 시작된다.

뇌는 훈련된다. 뇌는 회복된다. 뇌는 젊어질 수 있다.

당신이 지금 만드는 루틴이 곧, 당신 뇌의 미래다.

가속 다이어트가 뇌를 바꾼다

나는 성형외과 의사이지만, 진료실에서 상담을 하면서 환자의 얼굴보다 먼저 환자의 뇌를 본다.

나의 질문에 어떠한 대답을 하는지, 그리고 눈빛과 사용하는 단어를 듣는다.

특히 반복적인 요요와 폭식을 경험한 환자들은 공통적으로 말한다.

"하기 싫은 걸 도무지 못 참겠어요." "마음은 먹는데, 몸이 안 따라줘요." "처음엔 잘 되다가 꼭 무너져요."

"조금만 먹는데 살이 쪄요. 온갖 돈을 다 들여도 다 실패해서 미칠 것 같아요."

그리고 눈빛이 힘이 없고 동문서답을 하기도 한다. 자주 말하는 단어에 그 사람이 진짜 원하는 바가 힌트로 전해진다.

그건 당신이 의지가 약해서가 아니다. 뇌의 자기조절 회로가 약해졌기 때문이다. 그 회로는 강한 다짐으로 바뀌지 않는다. 지속적인 루틴과 적절한 자극으로만 조금씩 회복된다.

나는 다이어트 프로그램을 할 때 운동을 반드시 병행시키고, 그 운동은 단순한 걷기보다 슬로우 조깅이나 근력 운동을 권한다.

상담을 해보고 바로 운동을 하는 사람일지 아닐지 금방 눈치 챈다.

그럴 경우 오늘 5분만 뛰어보라고 한다. 그리고 언제 뛸지 시간을 정하고 인증 사진을 찍으라고 격려한다.

그러면 뇌신경은 그에 맞는 신경가닥 하나를 처음으로 만들어내기 시작한다. 불꽃이 하나씩 튀다 보면 옆으로 번진다. 바로 그 촉발점을 만드는 것이 의사가 할 일이라고 생각한다.

유산소 운동은 뇌에 '기억을 비우는 힘'을 준다

뇌과학자들은 이야기한다. 걷기나 달리기 같은 유산소 운동은 해마(hippocampus)를 활성화시킨다. 해마는 기억과 감정을 저장하는 곳이다. 이 부위가 건강하면 새로운 정보를 잘 받아들이고, 오래된 감정도 흘려보낼 수 있다. 실제로 유산소 운동 후에는 기억력과 학습력이 상승하고, 스트레스 호르몬인 코르티솔 수치가 낮아진다.

즉, 운동은 과거의 감정적 피로를 덜어내는 '정신 청소기'다.

특히 슬로우 조깅(slow jogging)은 초보자에게 이상적이다. 느리게,

하지만 발이 지면에서 떨어지게 걷듯이 뛰는 방식이다. 무릎에 부담이 덜하고, 15분만 해도 심박수가 올라가며 뇌에 산소가 급속히 공급된다.

나는 이 방식으로 운동을 시작해 유산소 운동의 효과를 실감했다. 특히 위고비를 맞는 환자들 중에는 장운동이 느려져 변비나 소화불량을 겪는 이들이 많은데, 가볍게라도 점프가 포함된 동작을 권하면 장운동도 확실히 좋아진다.

무산소 근력운동은 미래지향적 뇌를 만든다

반면, 근력 운동은 전두엽(prefrontal cortex)과 전중대상피질을 자극한다. 이 부위는 '계획을 세우고, 실행하고, 참고 견디는 힘'을 주는 곳이다. 쉽게 말해, 미래를 설계하는 능력이다. 실제로 꾸준한 근력 운동은 우울증, ADHD, 인지 장애 개선에 뚜렷한 효과를 보이며 성인 이후에도 전두엽의 신경가소성을 유지하는 데 큰 역할을 한다.

이런 작용을 "신경계의 헬스장 효과"라고도 부른다. 근육을 쓰면, 뇌도 성장한다.

집중력은 '마음의 근육'이다

어느 날, 진료실에서 한 환자가 말했다. "선생님, 전엔 아무것도 할 의욕이 없었는데 운동을 하니까 자꾸 뭔가 더 하고 싶어져요. 뭔가 뇌가 맑아지는 느낌이에요."

나는 그 말이 너무 좋았다. 그건 체중이 빠진 게 아니라 뇌가 다시 연결되고 있다는 증거였기 때문이다.

결국 집중력은 마음의 근육이다. 지금 당신이 운동을 시작하고, 작은 루틴을 지켜가는 그 자체가 당신 뇌의 리듬을 되살리고 있다는 뜻이다.

그게 바로 뉴로 리듬(Neuro Rhythm)이다. 나는 이 리듬을 매일 쌓아가며 단지 몸무게가 아니라, 뇌 나이를 되돌리는 삶을 살아가고 있다.

그래서 운동하는 사람들이 진취적이고 밝은 것 같다. 눈빛만 봐도 삶을 대하는 태도만 봐도 이 사람이 운동하는 사람인지 아닌지 이제 조금은 알 것 같다.

20장

생각이 굳으면 얼굴도 굳는다
─ 멈춰 있는 뇌가 가장 빨리 늙는다
─ 나이가 들수록 예체능을 잘해야 멋지다

예전에 어떤 환자가 내게 이런 말을 했다. "원장님, 저는 요즘 얼굴이 점점 굳어가는 것 같아요. 웃는 것도 어색하고, 예전엔 반짝이던 눈빛도 사라졌어요."

이 환자는 보톡스를 맞는 환자도 아니었다. 보톡스는 얼굴의 근육을 마비시켜서 수축되지 않도록 하여 주름을 안 생기도록 하는 것이다. 주름은 없지만 다양한 인간적인 감정을 표현하는 마음의 창은 닫힌다. 그 말을 듣고 나는 속으로 조용히 생각했다. 표정이 굳는다는 것. 감정이 보여지지 않는다는 것이다. 얼굴이 굳는 건 또한 단순히 피부 노화 때문만은 아니다. 뇌가 굳고 있다는 신호일지도 모른다.

우리는 흔히 '얼굴이 나이 든다'고 말한다. 하지만 실제로 가장 먼저 늙기 시작하는 것은 뇌다. 그 중에서도 가장 빨리 변화를 느끼는 영역은 전두엽, 그 다음은 감정 조절과 운동 조절을 담당하는 해마와 기저핵이다. 이들은 우리 몸과 마음의 방향키를 쥐고 있다. 그런데 이 방향키를 너무 오래 같은 패턴만 반복해서 사용하면, 뇌는 '새로운 길'을 잃어버리기 시작한다.

나이가 들수록 변화를 꺼리고, 늘 하던 대로 살아가게 되는 이유가 여기에 있다. 아침에 일어나 같은 시간에 같은 커피를 마시고, 같은 음악을 듣고, 같은 사람을 만나고, 같은 길을 걷는다. 편안하고 안전하다. 하지만 이 편안함이 오히려 뇌를 늙게 만든다. 왜냐하면 '새로운 자극'이 없는 뇌는 신경회로가 덜 발달되고, 결국 뇌세포 간 연결이 끊기거나 약해지기 때문이다.

나는 편의점에 가면 새로운 맛부터 고른다. 새로 나온 음료가 있으면 늘 먼저 마시고 시도한다. 꼭 스타벅스에서 시즌 음료가 나오면 처음 보는 것도 그냥 시도해보는 사람들이 있다. 바로 나다.

나와 비슷한 성향을 가진 사람은 그래도 변화를 즐기는 사람들이다. 하지만 노인들이 이러긴 쉽지 않다. 그저 편하고 안전하고 쉽고 그런 상황에서 더 안정감을 느낀다. 그래서 이사도 쉽게 가려하지 않는다. 친구도 새친구보다 옛친구만 좋다.

내가 요즘 자주 환자들에게 말하는 문장이 있다."당신의 얼굴을 젊게 하고 싶다면, 당신의 뇌를 먼저 젊게 하세요." 이건 단순한 비유가 아니다. 신경가소성, 즉 뇌의 회로가 새로운 자극을 받을 때마다 끊임없이 재설계되는 능력은 나이와 무관하게 존재한다. 우리는 늘 같은 방식으로 사고하고 행동하면 그 회로만 단단해지고, 나머지는 점점 무뎌지게 된다. 마치 안 쓰는 길은 잡초가 무성해지고, 자주 다니는 길만 반질반질해지는 것처럼 말이다.

그래서 나는 나이가 들수록 예체능을 배워야 한다고 생각한다. 어린 학생 때에는 국영수를 잘해야 좋다. 하지만 나이를 먹을수록 공부를 잘 하는 것은 큰매력이나 혜택이 되지 않는듯하다. 시험 점수보다 더 중요한 것은 인간관계 사회생활이다.

사회생활을 잘할 때 매력은 예체능을 잘 할때 올라간다. 평범한 친구가 그림을 잘 그릴 때, 갑자기 마주친 피아노를 연주할 때, 곁에서 노래 한 구절 불러줄 때 그 사람의 매력은 수직상승한다. 하지만 그것은 단지 매력있고 멋있는 모습을 넘어, 살아있는 생명력으로 보인다. 음악을 배워보고, 그림을 그려보고, 악기를 만져보고, 춤을 배워보는 것. 그것은 뇌에 전혀 새로운 회로를 만든다. 뇌는 '안 해본 일'을 할 때 가장 크게 반응한다. 실수하고, 어색하고, 헤매는 그 순간들이 바로 뇌의 젊음을 되살리는 시간이다.

나이가 들어 한번쯤은 어떠한 분야에서 초보가 되어봐야 한다. 그래야 조마조마 두근두근 새로 차근차근 배우는 설레임이 생긴다.

나는 예전에 피아노를 다시 배우기로 결심했을 때, 두근두근했다. 어릴 때 배웠던 기억은 희미했지만, 손가락이 다시 건반을 누르기 시작하자 마치 잊고 있던 길을 다시 찾는 느낌이었다. 그리고 그때 처음으로 느꼈다. "아, 내 뇌가 지금 살아 움직이고 있구나." 리듬을 기억하고, 박자를 계산하고, 손가락을 조정하고, 눈과 귀와 손이 동시에 반응하는 것. 그 하나하나가 뇌의 각기 다른 부위를 깨우고 있었다. 마치 잠자고 있던 앱이 다시 활성화되는 느낌이었다. 그리고 재즈피아노를 배우고 싶어서 평소에 눈 여겨 보았던 재즈피아니스트였던 피아니스트 오화평님께 재즈피아노를 배웠다.

　5살때부터 피아노를 쳤고 초등학교 1학년 때부터 교회 반주를 20살 넘게까지 했으니 피아노는 너무 쉬웠다. 하지만 약간의 엇박과 불협 화음같이 어색한 화음들이 아름답게 어우러지는 재즈 피아노는 내겐 너무 어려웠다.

　코드는 왜 봐도봐도 모르는지. 내 자신이 한심하기도 하고 그래도 참고 또 연습해보기도 하고 외워보기도 했으나 몇년간 감으로 치던 피아노를 공부를 해서 코드로 연주하려니 너무 어려웠다. 오화평 선생님은 늘 나에게 그랬다.

　"원장님은 머리가 좋으시니 코드는 진짜 쉬울 거예요. 저도 하는데 의사선생님이시니 더 잘하시겠죠."

　그런데 나는 세상 어려웠다. 좌절과 연습을 반복하다 결국 포기했.

　그러다가 몇년 후, 첼리스트 성승한 선생님을 통해 알게된 민시후 피아니스트선생님께 재즈 피아노를 하나하나 다시 배웠다.

　선생님들의 연주를 간혹 듣는 것은 즐거웠으나 내가 치는 것은 또 다른 일이었다.

　사실 한분야의 초보가 되는 것은 즐겁기도 하면서도 잘 못하는 나를 봐야하는 슬픈 일이기도 하다. 하지만 그런 내가 조금씩 성장하는 모습을 보면 대견하기도 하고 뿌듯하기도 하다.

　그리고 춤이라는 새로운 것을 배울 때에도 얼마나 울기도 많이 울었는지 모른다.

　그냥 무대만 봤을 때는 5분만에 끝나는 음악의 댄스였지만 그 뒤에는 5개월 넘는 엄청난 연습이 있었던 것을 직접 해보고서야 깨달았다.

무대에서 한곡을 뛰기 위해서는 오디션을 통과해야하는데 그날은 어찌나 떨리던지. 선배들 앞에서 외운 춤을 출 때 어느 한부분을 잊어버리면 눈앞이 깜깜했다. 그러다가 오디션에 떨어지면 정말 많이 울었다. 서로를 위로해주던 동기들이 아직도 기억난다. 몇달간의 연습이 한순간에 날아가 버렸고 나는 무대에 설 수 없었다.

도전이라는 것은 늘 실패가 따르는 것이다.

그것 딛고 일어나는 것이 바로 초보가 그 분야의 전문가가 되기 위해 맞서야 하는 관문이다.

작년엔 플룻이라는 악기를 새로 시작했는데 나는 하고 싶은 마음이 생기면 바로 실행해버린다. 플룻을 일단 구입했다. 나는 야마하의 레슨용 기본 플룻을 구매했고 집에서 가장 가까운 곳의 플룻선생님을 검색으로 찾은뒤 찾아갔다.

이름도 나와 비슷한 유혜리 선생님이었다. 플룻을 배워가는 과정역시 안되는 것을 되도록 매주 가서 연습하는데 힘들었다. 동시에 행복했다.

이제보니 힘들며 행복한 이 아이러니한 느낌을 나는 즐기고 있었나 싶기도 하다.

또 하프까지 배웠다. 사실 인스타 광고로 5만 원 정도의 미니하프 리라가 눈에 아른거리기에 "뭐지?" 하고 샀다가 큰 켈틱하프를 연주하게 되는 지금까지 오게 되었다. 사실 2년전 닥터쵸코3050다이어트라는 책을 내고 한달뒤 바로 북콘서트를 하게 되었는데 나는 북콘서트를 하고 싶은 마음에 책을 빨리 낸 것도 있다. 그때 하프연주를 하고 싶었다. 혼자 독학하며 연주한 하프로는 폼도 안나고 소리도 안 멋졌다. 그래서 또 하프 선생님께 북콘서트 대비 한달 레슨을 받았다. 손가락 모양, 연주 자세, 퉁길 때 파동을 멀리 가도록 하는 법, 하프는 정말 너무 신기하고 재미있고 환상적이었다.

나는 현악기에 대해서 두려움이 있었는데 건반악기인 피아노를 현으로 손가락을 퉁기니 너무 쉽게 연계가 되었다. 피아노의 연주가 하프의 현으로 옮겨져서 편하게 아무곡이나 소화하게 되었다. 그래서 그렇게 유혜리 플룻선생님과 함께 다이어트 북콘서트를 열게 되었다. 음악과 향기와 함께 하는 다이어트 강연.

그 때 노래를 잘하는 서재걸 원장님도 함께 강연까지 해주셔서 정말 감사했고 뜻깊었다.

실제로 fMRI 연구에서는 악기 연주나 춤을 배울 때, 뇌의 운동피질, 전두엽, 해마, 편도체 등 여러 부위가 동시에 활성화되는 것을 보여준다. 특히 댄스는 음악에 맞춰 몸을 조절해야 하므로, 기억력, 유연성, 감정 반응까지도 함께 훈련된다. 그리고 이런 자극은 단순히 그 순간의 즐거움만이 아니라, 실제로 치매를 예방하고, 우울감을 줄이고, 학습 능력을 높이는 데도 효과가 있다는 연구가 꾸준히 나오고 있다.

이런 뇌의 반응은 얼굴에도 반영된다. 단조로운 표정만 반복하는 사람과, 매일 새로운 사람을 만나고 새로운 표현을 배우는 사람은 얼굴의 근육 사용부터 다르다. 후자는 표정근이 더 다양하게 쓰이고, 미세한 움직임이 살아 있어서 얼굴이 더 생기 있어 보인다. 그래서 나는 요즘 성형외과 의사로서 환자에게 시술만 권하지 않는다. "표정부터 바꿔보세요. 뇌를 젊게 하면 얼굴도 따라 젊어집니다."

"너무 보톡스만 많이 맞지 마세요 표정이 있어야 감정도 풍부해지고 인간관계도 좋아집니다."

이 말을 들은 어떤 환자는 이렇게 말한다. "그럼 유튜브 영상 찍으면서 나를 찍어보는 것도 도움이 되겠네요?" 정답이다. 스스로 말하고, 표정 짓고, 감정을 표현하는 것만으로도 뇌와 얼굴은 동시에 깨어난다.

나도 유튜브를 스스로 찍으면서 표정이 많이 자연스러워졌다. 그러다가 엄지의 제왕에 처음 출연하게 될 때에는 10개도 넘는 카메라가 날 비추고 있는 것을 깨닫고 말을 하려니 안면근육에 마비가 왔다. 지금 봐도 참 어색한데 이제는 카메라가 들어와도 편하게 외우지 않고도 이야기를 하는 나를 발견한다. 신기하다.

우리는 점점 자동화된 삶을 살고 있다. 스마트폰은 알아서 우리 취향을 분석하고, AI는 검색 없이도 정보를 제공해 준다. 하지만 뇌는 자동화되는 순간부터 퇴화한다. 새로운 문제를 스스로 풀지 않으면, 그 회로는 사라진다. 그러니 더더욱 의식적으로 새로운 것을 배워야 한다. 피아노 한 곡을 외우는 것도 좋고, 유화 붓을 잡아보는 것도 좋고, 새로운 언어를 배우는 것도 좋다. 나이가 들수록 뇌는 '사용하지 않으면 사라지는' 기관이기 때문이다.

나는 하루 5분만이라도 새로운 것을 시도하는 시간을 권유한다. 처음 해보는 명상, 처음 써보는 일기, 처음 먹어보는 음식, 처음 가보는 거리. 이 작은 '처음들'이 모이면, 뇌는 다시 살아난다. 그리고 뇌가 살아나면, 얼굴도 살아난다.

내가 가장 감동받았던 한 실험이 있다. 노인들을 대상으로 한 '30년 전처럼 살기' 실험이었다. 70대 이상 노인들에게 30년 전 신문, 음악, 드라마를 들려주고, 당시 유행하던 물건으로 가득 찬 공간에서 일주일을 지내게 했다. 단순한 추억 여행이 아니라, 마치 그 시절로 되돌아간 듯한 세팅이었다. 놀랍게도 일주일 후, 참가자들의 걷는 속도, 말투, 심지어 손의 유연성까지 젊어졌다.

무엇이 뇌를 젊게 만들었을까? '새로운 환경'과 '집중된 자극'이다. 그 순간, 뇌는 더 이상 과거의 패턴대로 움직이지 않고, 스스로 살아 움직이기 시작했다.

그래서 나는 이렇게 말하고 싶다. "멈춰 있는 뇌가 가장 빨리 늙는다." 움직이는 뇌, 배우는 뇌, 실수해도 계속 시도하는 뇌가, 진짜 늙지 않는 뇌다.

나는 이중에서 실수해도 계속 시도하는 뇌가 제일 맘에 든다.

실수에서 넘어지고 그만 두면 안된다. 실수는 틀린 문제와 같다. 틀린문제는 계속 풀어야 좋아진다. 계속 풀고 풀어야 내것이 된다.

난 악기와 춤을 배우면서 실패를 여러번 맛보고 또 다른 곡을 연습하고 바보같은 내모습에 실망하면서 계속 해왔다. 그러면서 마음과 뇌까지 단련이 된 것 같다.

얼굴도 같다. 같은 표정, 같은 말투, 같은 하루를 반복하면, 얼굴도 점점 단조로워진다. 주름보다 더 무서운 건 '표정의 굳어짐'이다. 하지만 생각이 유연한 사람은 표정도 유연하다. 감정 표현이 풍부한 사람은 얼굴도 살아 있다.

요즘 들어 나는 "예쁘다"는 말보다 "생기가 있다"는 말을 더 좋아하게 되었다. 그건 단지 외모가 아닌, 그 사람의 뇌가 살아 있다는 느낌이기 때문이다. 나이를 멈출 수는 없지만, 굳는 것을 막을 수는 있다. 멈추지 않고, 시도하고, 어설퍼도 도전하는 것. 그게 뇌를 젊게 하고, 얼굴에 생명을 불어넣는 가장 강력한 방법이다.

당신의 오늘 하루가 어제와 달랐다면, 당신의 뇌는 오늘도 젊어진 것이다. 이제 얼굴도, 삶도 그 리듬을 타고 조금씩 다시 움직일 것이다.

21장

외모는 멋부림이 아니라 수련이다
— 꾸준한 관리가 만든 얼굴의 힘

요즘 거리엔 보톡스, 필러, 리프팅 광고가 넘쳐난다. SNS를 열면 '10분 리프팅', '바로 예뻐지는 주사' 같은 자극적인 문구들이 가득하다. 많은 사람들이 얼굴을 바꾸는 것을 마치 빨리 감기 재생처럼 생각한다. 클릭 한 번이면 음악이 재생되고, 배달도 10분 만에 오는 시대. 당연히 외모도 빠르게 바뀌야 한다고 느낀다.

하지만 나는 그럴수록 더 '수련'이라는 단어가 중요하다고 느낀다. 얼굴도, 몸도, 마음도 하루아침에 바뀌지 않는다. 아름다움은 생존력이자, 반복의 산물이다.

우리가 자라며 봤던 무협지, 중국 영화, 혹은 일본 애니메이션에서도 주인공은 늘 '수련'을 거친다. 어떤 이는 산속에서 스승을 만나 아침마다 돌을 나르고, 어떤 이는 똑같은 발차기 동작을 수천 번 반복한다. 처음엔 비틀거리지만, 점점 동작이 정제된다. 그런 수련 끝에 주인공은 복수를 하러 가거나, 세상을 구하는 결투에 나선다.

내가 가장 인상 깊게 본 장면 중 하나는 〈귀멸의 칼날〉의 주인공 탄지로가 '돌을 가르는 수련'을 하는 장면이다. 그는 가족을 잃고, 혈귀가 된 여동생을 인간으로 되돌리기 위해 검술의 '주'가 되기로 결심한다. 산에 올라가 매일 달리고, 검을 휘두르고, 다시 넘어지고, 다시 일어난다. 그러던 어느 날, 그는 드디어 수면베기라는 기술을 익혀 거대한 바위를 정확하게 두 동강 낸다. 그 순간, 나는 깨달았다. 얼굴을 바꾼다는 것도 결국은 이런 수련의 과정과 닮아 있다.

누군가 나에게 해주는 것은 수동적인 것이다. 하지만 건강과 아름다움은 무엇보다 능동적이어야 한다. 그래야 내적인 에너지가 생성된다. 밖에서만 받는 에너지는 정말 몸이 망가지고 마음이 무너졌을 때에는 반드시 필요하다. 꼭 아플 때 병원 가서 맞아야 하는 주사와 치료, 그리고 힘들 때 위로가 되는 말처럼, 외부에서 나에게 들어오는 따뜻한 치유는 소중하다.

하지만 문제는 '그 이후'다. 그 에너지로 일으켜 세워졌다면, 이제는 다시 능동적으로 내 몸을 움직여야 한다. 마사지와 의학적인 시술에만 의존하는 것은 결국 일시적이고, 수동적인 아름다움일 수 있다.

그렇게 만들어진 몸은 자세와 눈빛에서 에너지가 느껴지지 않는다. 반면 능동적인 운동, 식습관, 피부관리 루틴으로 만들어진 얼굴과 몸에는 힘이 있다. 앉아 있는 자세도 바르고, 미소 하나에도 근육의 힘이 느껴진다.

나는 면접을 볼 때, 또는 중요한 사람을 만날 때 '자세'를 먼저 본다.

자세는 훈련되지 않으면 금방 무너진다. 구부러진 어깨는 단지 보기에 안 좋을 뿐만 아니라, 호흡을 얕게 만들고, 혈액순환을 막고, 결국 얼굴에도 탁한 기운을 만들기 때문이다.

그렇다면 수련이란 무엇인가. 수련은 뭔가 특별한 무공을 익히는 것이 아니라, 매일 아침 거울 앞에서 나를 다시 세우는 일이다. 구부러진 허리를 펴는 작은 의식. 잠을 줄이기보다 충분히 자는 용기. 운동화를 신고 나가는 반복. 스킨케어 루틴을 지키는 꾸준함. 이것이 바로 외모를 수련하는 자세다.

나는 환자들에게 종종 말한다. "보톡스는 6개월이지만, 표정은 평생입니다."

요즘처럼 바이오스티뮬레이터가 각광받는 시대에는, 단순히 채우고 팽팽하게 만드는 것이 아니라 세포를 활성화시키는 방향으로 진화하고 있다. 레이저, 주사, 고주파 장비도 모두 피부 재생을 위한 장치들이다. 하지만 이 모든 기술도 결국 몸이 반응할 수 있는 상태일 때에만 진짜 효과를 발휘한다.

그 상태란 무엇일까? 바로 기본적인 체온, 순환, 회복력이다. 그리고 이 기초 체력은 수련 없이는 만들어지지 않는다.

다시 탄지로의 장면으로 돌아가보자. 돌을 가른 검의 기술은 '수면베기'였지만, 그 기술을 완성한 건 수많은 수련의 날들이었다. 수련은 무너짐을 단단하게 만드는 리듬이다. 화장으로, 시술로만 바뀐 얼굴은 시간이 흐르면 금세 무너진다. 하지만 하루하루 쌓인 루틴이 만든 얼굴은, 시간이 지나도 더 단단해진다.

나는 진심으로 믿는다. 외모는 멋부림이 아니라 수련이다. 멋을 내려면 먼저 땀을 흘려야 한다. 수술의 시기보다 중요한 것은, 내가 지금 얼마나 스스로를 단련하고 있는가이다.

그리고 기억하자. 가장 오래가는 아름다움은, 남이 해주는 것이 아니라 스스로 매일 쌓아 올린 얼굴에서 나온다.

외모 역시 다르지 않다. 어떤 필터나 화장보다 강력한 건, 반복된 루틴이 깃든 얼굴의 힘이다. 그 사람만의 시간이 피부 위에 쌓여 있다. 나는 성형외과 의사다. 다양한 시술과 수술을 한다. 하지만 동시에, 누구보다 얼굴이나 몸매 역시 자신을 수련하는 과정이 필요하다고 생각한다. 보톡스는 세계에서 대한민국이 가장 흔하게 많이 하는 나라이다. 그만큼이나 당연해진 세상이고, 필러를 많이 넣으면 예뻐진다는 착각은 더는 감탄을 일으키지 못한다. 진짜 차이는 '어떤 사람이 그 기술을 어떻게 사용하느냐'에서 나온다.

수술의 타이밍도 그렇다. 어떤 이는 눈가 주름 하나, 입가 주름에 집착해 수술을 서두르지만, 진짜 중요한 건 눈과 입의 주름의 위치가 아니라 표정의 구조다. 나는 얼굴을 볼 때 그 사람의 '생활 리듬'이 먼저 보인다. 수면은 어떤지, 수분은 챙기는지, 비타민C를 꾸준히 먹는지, 움직임이 있는 삶을 사는지. 최근 전 세계적으로 주목받고 있는 치료법 중 하나가 바로 '바이오스티뮬레이터'이다. 이는 단순히 채워주는 것이 아니라, 피부 속에 '자기재생'을 유도하는 기술이다. 리프팅 효과와 함께 콜라겐 생성을 자극해, 시간이 지날수록 더 나아지는 얼굴을 만든다. 나는 이 치료법을 좋아한다. 왜냐하면 이것이야말로 '수련형 얼굴'을 만드는 도구이기 때문이다. 단기간의 인위적인 팽창이 아니라, 스스로 회복하는 얼굴을 위한 설계. 수련은 결국, 내가 하고 싶은 것만 하는 것이 아니라, 하기 싫은 것도 참아내는 힘이다. 피곤한 날도 클렌징을 꼼꼼히 하고, 마스크팩을 붙이고, 자외선 차단제를 꼬박꼬박 바르는 것. 마치 매일 아침 탄지로가 일어나서 차가운 아침 공기를 마시면서 산을 달리며 같은 시간에 묵묵히 돌을 나르듯이. 그 쌓임이 결국 나만의 얼굴이 된다. 스티브 잡스는 '심플함' 자체였다. 검은 터틀넥, 청바지, 뉴발란스 운동화. 거의 30년 동안 그의 복장은 변함이 없었다. 잡스는 옷장을 단순화함으로써 아침마다 반복되는 '의사결정 피로'를 제거하고, 에너지를 가장 중요한 일에 집중했다. 이건 단순한 패션이 아니었다. 그에겐 '내가 누구인지'를 끊임없이 묻는 명상의 도구였다.

"디자인은 어떻게 보이느냐의 문제가 아니라,
어떻게 작동하느냐이다."
- Steve Jobs

그에게 외모는 '장식'이 아니라 '도구'였다. 신체와 정신, 외모와 철학은 모두 연결되어 있었다. 그는 단식과 명상을 통해 감각을 깨우고 창의성을 회복했다고 말한다. 실제로 인도에서 영적 수련을 마치고 돌아온 이후, 식사량을 줄이고 과일 위주로 식단을 구성했으며, 정기적으로 '단식'의 효능을 주변에게 전파하기도 했다. 1970년대 초, 잡스는 자신을 깨우기 위해 일주일 동안 사과만 먹는 '사과 단식'을 하기도 했다. 잡스의 '잡스다운 외모'는 사실, 극도의 절제와 수련 끝에 나온 결과물이었다.

오프라 윈프리도 다르지 않다. 그녀는 전 세계에서 가장 영향력 있는 여성 중 한 명이지만, 동시에 감정의 기복과 체중 문제로 오랜 시간 고통

받아온 사람이기도 하다. 1990년대, 공개적으로 요요현상으로 고통받았던 그녀는 "몸을 바꾸려면, 먼저 마음을 바꿔야 한다"고 선언했다.

그녀의 루틴은 단순하지만 강력하다. 감사일기 5줄 쓰기. 1일 20분 걷기. 일주일에 1회 이상 정리 정돈. 그리고 자신을 비난하지 않기.

"하루를 마무리할 때 내가 가진 것을 적는다. 작고 소박한 것들, 이를테면 오늘 마신 따뜻한 홍차 한 잔. 그러면 뇌는 점점 '풍요' 쪽으로 훈련된다."라고 그녀는 말했다.

오프라는 다이어트를 숫자가 아닌 '에너지 회복'의 관점으로 접근한다. 그녀는 "살을 빼는 목적은 단순히 예뻐지기 위한 것이 아니라, 내 삶의 통제권을 되찾기 위한 것"이라고 강조한다. 60대에 접어든 지금도 오프라는 고단백 위주의 식단, 짧은 명상 루틴, 충분한 수면을 지키며 체중을 유지하고 있다.

"몸이 내 편이 되어줄 때, 비로소 나는 이 세상을 더 잘 사랑할 수 있다." 그녀에게 다이어트는 자기혐오가 아니라 자기회복의 언어였다.

마지막으로, 티모시 페리스. 그는 책《타이탄의 도구들》과《나는 4시간만 일한다》를 통해 수많은 자기계발 독자들의 '루틴 코치'가 된 인물이다.

그의 아침 루틴은 다음과 같다.

- 기상 후 10초 내 침대 정리
- 5분 저널 작성 (오늘의 감사 3가지, 목표, 다짐)
- 10~20분 명상
- 20초간 찬물 샤워

- 5~10분 스트레칭 또는 킷벨 스윙
- 그리고 Bulletproof 커피 (버터+MCT오일+커피)

"의지력이 필요 없을 정도로 루틴을 짧고
강력하게 만드는 것이 핵심이다."
-Tim Ferriss

그는 자기 루틴을 '고도화된 실험'처럼 생각한다. 매일의 루틴은 하나의 과학 실험실이고, 자기 몸과 뇌의 반응을 관찰하는 도구다. 팀 페리스는 실제로 자신의 뇌파를 측정하면서 어떤 명상법이 집중력과 감정 조절에 효과적인지를 데이터화했다.

그는 "모든 성취는 아주 사소한 반복에서 출발한다"고 말한다. 그의 아침 루틴이 단 30분이어도, 그 속에 담긴 자기 조율력은 하루 전체의 흐름을 바꾸어놓는다.

결국 공통점은 명확하다. 스티브 잡스는 외모를 단순화했고, 오프라는 마음을 단단하게 했으며, 팀 페리스는 루틴을 과학처럼 정제했다.

그들의 몸과 얼굴은 그냥 만들어진 것이 아니다. 반복된 수련, 자기절제, 감정 조율, 신체 루틴을 통해 '관리된 철학'이 얼굴에 배어든 것이다.

나는 이런 말을 자주 환자들에게 건넨다. "외모는 결국, 마음의 루틴이 만든 작품입니다."

92세에 펜을 들고,
99세에 베스트셀러 작가가 되다

노화는 단지 주름에서 시작하지 않는다. 자세가 무너지기 시작하면 몸도 얼굴도 같이 처진다. 몸매는 수련 없이는 절대 유지되지 않는다. 운동을 하루만 빼먹어도 거울 속 실루엣은 변한다. 옷은 몸의 구조를 감추지 않는다. 좋은 패션은 좋은 자세에서 시작된다. 그래서 나는 "멋은 몸매에서 나오고, 몸매는 루틴에서 나온다"고 말한다. 나이 들수록 더욱 아름다워질 수 있다.

허리 통증으로 일본 무용을 그만두고, 깊은 낙담에 빠져 있던 92세의 시바타 도요 할머니. 움직일 수 없는 몸보다 더 고통스러웠던 건, 삶의 의미를 잃어가는 감정이었다.

그런 그녀에게 전환점이 된 것은 외아들의 권유였다. "엄마, 한 번 시를 써보는 건 어때요?" 그녀는 낡은 노트 한 권에 마음을 적기 시작했다.

그리고 기적처럼, 그 시는 산케이신문 1면 '아침의 시' 코너에 소개되었다. 짧은 시 한 줄이 전국 독자의 마음을 울렸다. "약해지지 마, 너는 아직 아름다워."

그녀는 99세가 되던 해, 첫 시집 『약해지지 마』를 출간했다. 이 책은 출간과 동시에 일본 열도를 휩쓸며 150만 부 이상의 판매고를 올렸다. 90대의 무명의 할머니가 쓴 시집이, 일본 아마존 종합 1위를 차지한 것이다. 사람들은 그녀를 '가장 늦게 핀 꽃, 그러나 가장 오래 기억될 이름'이라 불렀다.

도요 할머니는 인터뷰에서 이렇게 말했다. "늦었다고 생각하는 나이에도, 마음이 다시 피어날 수 있어요. 젊음은 나이에 있지 않아요. 오늘 시작하는 그 마음에 있어요."

저도 '도요 씨처럼 살아가자.'라는 생각을 하며 누굴 만날 것도 아닌데 매일 아침 거울을 향해 얇게 립스틱을 바릅니다. 그렇습니다, 도요 씨처럼 살아가는 나를 만나기 위해서입니다. 지금도 여전히 싱그러운 감성을 가지고 계시다니 이 얼마나 멋진 일인가요?- 본문「도요 씨처럼 살아가자」중에서

〈인생은 지금부터야〉 - 시바타 도요

아흔이 넘었지만
나는 아직 꿈이 있어요

늙었다고
포기하지 마세요
인생은 지금부터예요

슬픔도 있었고
고통도 있었지만
지나고 나면
모두 다 추억이에요

아직 늦지 않았어요

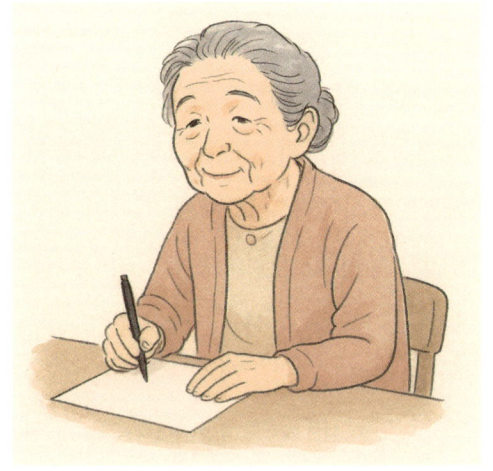

하고 싶은 일이 있다면
오늘부터 시작해요

어떤 날은
기운이 없을 수도 있지만
햇살은
매일 다른 방향에서
당신을 비춰줄 거예요

이 시는 "나이"에 대한 두려움을 "지금"이라는 희망으로 덮어주는 도요할머니의 특유의 따뜻함이 전해지는 시이다.

자신을 돌보는 일은 사치가 아니다. 남에게 잘 보이기 위해 꾸미는 게 아니라, 스스로 나를 지키는 최소한의 예의다. 바쁜 일상 속에서도 매일 아침 커피를 내리는 마음으로, 매주 한 번 내 얼굴을 살펴보는 일. 그것이 곧 수련이다. 한 방에 되는 건 없다. 하지만 한 방울씩 모인 루틴은 얼굴을 바꾼다. 마치 비가 땅을 적시듯.

지금 당신이 마주한 거울 속 얼굴이 마음에 들지 않는다면, 어떤 시술을 하기 전에 스스로 묻자. "나는 지금 어떤 루틴을 살고 있지?" 수련한 얼굴은 단정하고, 조용하지만 단단하다. 시간이 흘러도 무너지지 않는 그 얼굴을, 나는 누구보다 믿는다.

Q&A 독자 질문에서 나온 루틴 정리

Q. 바쁜 사람도 따라 할 수 있는 '수련 루틴'은 어떤 게 있나요?

A.
1. 아침에 일어나자마자 물 한 잔 + 3분 스트레칭
2. 세안 후 1분간 손바닥 온열로 얼굴 전체 감싸주기
3. 연 1~2회 스킨부스터 시술 또는 고주파 셀프케어
4. 매일 저녁 10분 감사일기 또는 명상
5. 수면 루틴 고정 (밤 11시 이전 취침, 7시간 이상 수면)

스티브 잡스가 평생 유지했던 단정한 외모는 그저 미니멀한 취향의 결과가 아니다. 그는 '결정 피로(decision fatigue)'를 줄이기 위해 같은 옷을 반복해 입었다. 하루의 에너지를 쓸모없는 선택에 낭비하지 않기 위한 자기 통제의 루틴이었다. 그의 검은 터틀넥과 청바지는 단순히 옷차림을 넘어, 생각과 삶의 구조 자체를 디자인한 결과였다. 심플하지만 깊이 있는 그 철학은 얼굴에도, 말투에도, 제품 디자인에도 일관되게 묻어났다. 팀 페리스는 '수련'의 중요성을 반복해서 말한다. 그는 새벽 5시에 일어나 스트레칭, 콜드샤워, 아침 저널 쓰기, 특정한 아사나 동작을 매일 반복한다. 그는 말한다. "성공은 '몰입의 리듬'을 타는 사람에게 온다." 얼굴도 마찬가지다. 단 한 번의 시술보다, 매일의 자율적 관리가 얼굴의 선을 바꾼다. 오프라 윈프리는 하루를 감사일기로 마무리한다. 그녀는 가장 힘든 시절에도 '고마운 일'을 하나씩 적으며 자신을 다잡았다. 얼굴의 힘은 그 사람의 감정 주파수와 연결되어 있다. 감사하는 사람은 표정이 부드러워지고, 눈빛이 따뜻해진다. 오프라의 얼굴에서 느껴지는

힘은 단지 메이크업이나 명성에서 오는 것이 아니라, 감정 훈련의 결과다. 외모의 수련은 얼굴만이 아니다. 몸매, 걸음걸이, 옷을 입는 태도까지도 포함된다. 같은 체형이라도 허리를 곧게 펴고 걷는 사람은 두뇌 회전도 빠르다. 실제로 노년기의 가장 눈에 띄는 노화 지표 중 하나는 '자세'다. 등이 굽고 걸음이 느려지면, 얼굴까지 처져 보인다. 단지 피부 처짐이 아니라, 그 사람의 '살아있는 의지'가 꺼져버린 것처럼 보이는 것이다. 나는 그래서 수련의 얼굴에는 '근육의 기억'이 필요하다고 본다. 하루 10분의 표정 근육 운동, 가벼운 스트레칭, 그리고 자세를 신경 쓰는 습관이 얼굴을 살린다. 아무리 명품을 입어도, 자세가 흐트러지면 얼굴의 선도 무너진다. 얼굴이란 결국, 내면의 '정렬'이 겉으로 드러나는 창이다. 나이 들어서도 모델이 되는 사람들, 70대에 요가 트레이너가 된 사람들, 100세에 그림을 그리는 작가들. 그들의 공통점은 젊음이 아니라 '수련'이다. 일본의 유명한 작가 '야요이 쿠사마'는 정신병을 앓으면서도 매일 그림을 그리며 90세가 넘은 지금까지도 세계적인 전시를 연다. 그녀의 눈은 또렷하고, 표정은 강단 있다. 그건 수술이 아니라 수련이 만든 얼굴이다. 노화는 결국 시간의 싸움이 아니다. 태도의 문제다. 오늘도 내가 얼마나 나를 돌봤는지, 얼마나 루틴을 지켰는지가 얼굴에 고스란히 드러난다. 그 누구도 한순간에 빛나는 얼굴을 만들 수는 없다. 하지만 매일 아침 거울 앞에서 단정한 마음으로 나를 마주하는 사람은, 시간이 지날수록 더 빛나는 얼굴을 갖게 된다. 그 얼굴은 수련의 결과이며, 꾸준함의 증거다.

22장

120세를 살아도 지치지 않는 리듬 만들기

― 프레스티지 인생 설계법

누군가 나에게 이렇게 물었다.

"만약 120세까지 살 수 있다면 어떻게 살고 싶으세요?"

당신이라면 뭐라고 대답할까. 많은 사람들은 비슷하게 말한다.

"그렇게 오래 살아서 뭐 해요? 아프고 힘들어 누워만 있는 노인이 될 텐데." 맞는 말이다. 하지만 정말 그렇게 될까?

삶은 길이보다 '질'이 중요하다.

삶의 질은 시간의 길이로 결정되지 않는다. 삶의 질은 내가 설계한 리듬 위에서 움직인다. 설계도 없이 집을 만드는 건축가는 없다. 인생도 마찬가지다. 삶을 설계할 때에는 나만의 설계도, 나만의 디자인이 필요하다. 그 리듬은 나의 몸과 마음, 그리고 내가 살아가는 사회적 환경과 끊임없이 호흡하는 조화로운 움직임이다.

인생을 120년이라는 긴 여정의 비행에 비유한다면, 각 '리듬'은 우리가 선택하고 경험할 수 있는 좌석 등급과 같다. 낮은 등급에서 시작해 차근차근 올라설수록, 당신의 삶은 더욱 안락하고 풍요로우며 특별한 '프레스티지' 경험으로 채워질 것이다.

프레스티지석을 타기 위해서는 계획이 먼저다. 아무 생각 없이 타면 이코노미도 못 탄다.

우리는 모두 인생이라는 비행기에 탑승한다. 어떤 사람은 최고급 프레스티지석에서 편안하고 만족스러운 여행을 즐기지만, 어떤 사람은 비좁은 이코노미석조차 타지 못하고 때론 탑승조차 하지 못한다. 그 차이는 무엇일까? 바로 '계획'에 있다.

스티븐 코비 박사는 그의 저서 『성공하는 사람들의 7가지 습관』에서 일곱 번째 습관인 '날을 갈아라(Sharpen the Saw)'를 설명하며 다음과 같은 비유를 사용한다.

숲에서 나무를 베는 한 벌목공이 있었다. 그는 정말 열심히 일했다. 며칠 밤낮으로 쉬지 않고 도끼질을 했다. 그의 땀방울은 비 오듯 쏟아졌고, 숲에는 그의 도끼질 소리만 울려 퍼졌다. 그는 자신이 누구보다 부지런하다고 자부했다.

하지만 시간이 갈수록 그의 작업 속도는 점점 느려졌다. 처음에는 거뜬히 베던 나무도 이제는 힘겹게 느껴졌다. 도끼질은 더욱 고통스러워졌고, 그의 몸은 지쳐갔다. 그는 불평하기 시작했다.

'왜 이렇게 힘든 거지? 나무가 너무 단단해졌나?'

다른 사람이 그에게 다가가 조언했다.

"당신의 도끼날이 무뎌진 것 같습니다. 잠시 멈춰서 날을 가는 것이

어떻습니까? 그러면 훨씬 빠르고 쉽게 나무를 벨 수 있을 텐데요."

그러자 벌목공은 한숨을 쉬며 대답했다.

"나는 너무 바빠서 톱날을 갈 시간이 없어요! 지금 당장 이 나무들을 다 베어야 한단 말입니다!"

그는 무딘 도끼로 계속해서 힘겹게 나무를 베는 일을 반복했다.

이 이야기의 핵심 교훈은 이것이다. 이 벌목공은 눈앞의 일(나무 베기)에만 매몰되어, 더 큰 효율을 가져올 수 있는 근본적인 해결책(톱날 갈기 = 자기 계발)을 외면하고 있다. 그는 '열심히'는 하지만, '효율적'이지 못한 것이다. 결국 그는 지치고, 성과는 저하될 수밖에 없다.

코비 박사는 이 '톱날을 가는 것'이 바로 우리 자신을 구성하는 네 가지 차원, 즉 신체, 정신, 지성, 영혼을 꾸준히 재충전하고 발전시키는 것이라고 강조한다.

- 신체적 차원: 건강한 식습관, 규칙적인 운동, 충분한 수면
- 정신적 차원: 명상, 자기 성찰, 스트레스 관리, 긍정적인 사고
- 지적 차원: 독서, 학습, 새로운 기술 습득, 창의적인 활동
- 사회/정서적 차원: 의미 있는 인간관계 형성, 봉사 활동, 공감 능력 향상

"너무 바빠서 톱날을 갈 시간이 없다고 말하는 벌목공은, 너무 바빠서 숨 쉴 시간도 없다고 말하는 사람과 같다."

이 명언처럼, 우리는 삶의 속도에 휩쓸려 가장 중요한 '자기 관리'를 소홀히 해서는 안 된다. 당신의 건강, 지식, 관계, 정신 상태는 모두 당신의 '도끼날'이다. 이것들을 주기적으로 점검하고 갈지 않으면, 아무리 열

심히 살아도 원하는 목적지에 도달하기 어려울 것이다.

프레스티지 인생은 그저 '열심히' 사는 것으로 얻어지는 것이 아니다. 당신이 인생이라는 비행기에서 최고의 편안함과 만족감을 누리려면, 당신의 '도끼'를 항상 날카롭게 유지하고 '비행 계획'을 면밀하게 세워야 한다.

아무 생각 없이 하루하루를 보내는 것은 무딘 도끼로 나무만 베는 벌목공과 같다. 그렇게 살면 '이코노미석'조차 타지 못하고, 심지어 '비행기 탑승표'를 구하는 것 자체에 실패할 수도 있다. '저속 노화'를 편안하게 즐기는 프레스티지석에 앉으려면, 몸과 마음, 지성과 영혼을 끊임없이 관리하고 발전시켜야 한다. 그것이 바로 현명하게 '날을 가는' 행위이다. 당신의 남은 120년이 그저 흘러가는 대로가 아닌, 의도적이고 충만한 프레스티지 비행이 되도록 지금 바로 당신의 '인생 도끼'를 갈기 시작하라.

결국 저속노화 프레스티석 비행기 탑승권을 구하는 것은 단순히 체중을 줄이는 것을 넘어, 몸의 시스템을 건강하게 재정비하여 노화를 늦추고 활력을 되찾는 것이 핵심이다. 무작정 굶거나 극단적인 방법으로 다이어트를 헤맬수록 몸은 더 망가져 가고, 행복은 좀 더 느려진다.

최근 포브스를 비롯한 여러 매체와 전문가들은 "지금 태어나는 아이들은 120살까지 살 수 있다"는 예측을 내놓고 있다. 이는 단순한 기대수명 연장을 넘어, 건강하게 활동하며 살아갈 수 있는 건강 수명까지도 길어진다는 의미다. 머지않아 우리는 80세, 90세, 100세를 넘어 120세까지 왕성하게 활동하는 시대를 맞이하게 될 것이다.

하지만 그 '건강수명 120세'라는 건 어느 날 갑자기 주어지는 선물이

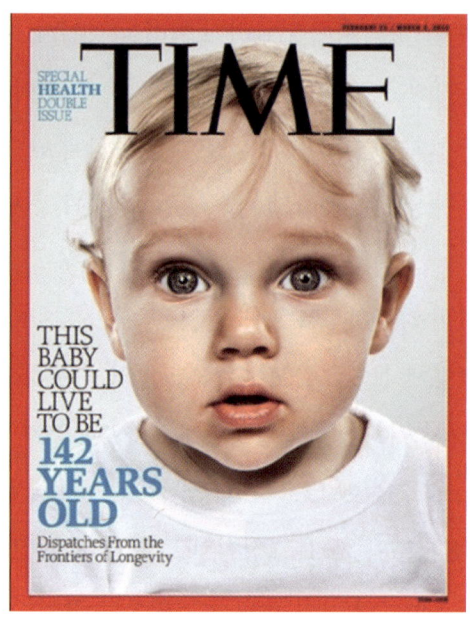

아니다. 일찍부터 준비하고 설계한 사람에게만 허락되는 특별한 보너스이다. 그리고 그 준비는 바로 당신의 '리듬'에서 시작된다.

지금 40대라면, 인생의 2막이 막 시작되는 시점이다. 20~30대에 쌓아온 경력과 인간관계는 어느 정도 자리를 잡았지만, 몸은 서서히 예전 같지 않다고 느끼기 시작할 것이다. 수면 시간이 줄고, 감정 기복이 생기고, 살은 예전보다 쉽게 찐다. 이때 필요한 건 단기적인 '땜질 처방'이 아니라, 남은 인생 전체를 아우르는 '장기적인 설계'다. 매일 반복되는 나의 루틴을 점검하고, 피로를 회복하고 몸을 재생시키는 나만의 리듬을 만들기 시작해야 한다.

프레스티지석의 비행은 단순히 값비싼 티켓을 사는 것으로 끝나지 않는다. 몸과 마음을 최상의 상태로 유지하고, 관계를 정비하며, 끊임없이 배우고 성장하는 '능동적인 자세'가 필요하다. 이는 마치 마술사의 마지막 '프레스티지'처럼, 수많은 반복과 훈련, 그리고 정확한 타이밍이 모여 만들어지는 예술과도 같다. 노화란 단순히 늙어가는 것이 아니라, 삶의 리듬을 잃어가는 과정이다. 이 책에서 나는 당신의 남은 인생을 가장 빛나게 만들어 줄 10가지 '생존 리듬'을 소개하고, 지금 당장 실천할 수 있는 구체적인 방법들을 공유할 것이다.

이 리듬들은 나의 삶에서 직접 효과를 검증한 것들이며, 복잡하거나 거창한 이론이 아니다. 일상 속에서 작은 변화를 통해 시작할 수 있는 실질적인 지침들이다. 당신의 120년 여정이 편안하고, 의미 있으며, 무엇보다 활기찬 비행이 될 수 있도록 이 프레스티지 인생 설계를 함께 시작해 보는 것은 어떤가? 자, 이제 당신의 남은 인생을 위한 프레스티지 비행에 탑승할 준비가 되었는가?

100세가 넘어서도 활발히 활동한 김형석 교수는 "60세 이후가 인생의 황금기였다"고 말했다. 왜였을까? 그가 60세부터 능동적으로 삶을 설계했기 때문이다. 나 역시 그런 삶을 꿈꾼다.

프레스티지 인생 설계: 10가지 생존 리듬 좌석표

인생을 120년이라는 긴 여정의 비행에 비유한다면, 각 '리듬'은 우리가 선택하고 경험할 수 있는 좌석 등급과 같다. 낮은 등급에서 시작해 차근차근 올라설수록, 당신의 삶은 더욱 안락하고 풍요로우며 특별한 '프레스티지' 경험으로 채워질 것이다.

리듬 1. 이코노미 클래스:
몸과 마음의 유연성을 위한 '웰니스 습관' 설계이다

가장 기본적인 좌석인 이코노미 클래스에서도 편안한 여행을 위해서는 최소한의 준비가 필요하다. 120년의 삶을 위한 첫걸음은 바로 육체적, 정신적 건강을 위한 기본적인 '웰니스 습관'을 구축하는 것이다.

정재승 교수의 『열두 발자국』에서 뇌는 우리가 반복하는 행동 패턴에 따라 길을 낸다고 말하듯이, 우리 몸과 마음의 건강 역시 꾸준히 반복되는 습관에 의해 좌우된다.

매일 꾸준히 몸을 움직이고, 균형 잡힌 식사를 하며, 충분한 수면을 취하는 것은 단순히 아프지 않는 것을 넘어 뇌와 몸의 건강한 리듬을 만드는 핵심이다. 이는 지치지 않는 삶의 가장 단단한 기반이 된다. 이 기본이 흔들리면 다음 단계로 나아가기 어렵다. 규칙적인 운동은 혈액 순환을 돕고 면역력을 강화하며, 신체 각 기관의 기능을 활발하게 유지시킨다. 특히 중년 이후에는 근력 유지와 골밀도 강화가 중요하며, 이는 노년기 삶의 질을 결정하는 핵심 요소이다.

근육량이 감소하는 '근감소증'은 노년의 건강을 위협하는 주요 원인 중 하나이므로, 유산소 운동과 함께 근력 운동을 꾸준히 병행하는 것이 중요하다.

또한, '감정의 배설'이라 불리는 스트레스 해소는 정신 건강의 필수

조건이다.

현대 사회는 스트레스의 연속이다. 만성적인 스트레스는 호르몬 불균형을 초래하고, 이는 다시 신체 면역력 저하와 질병으로 이어질 수 있다.

요가, 명상, 취미 활동, 자연 속 걷기 등 자신에게 맞는 방법으로 스트레스를 관리하고, 긍정적인 감정을 유지하는 연습을 해야 한다. 몸과 마음은 연결되어 있다는 사실을 항상 기억해야 한다. 몸이 건강해야 마음이 평온하고, 마음이 건강해야 몸의 회복 탄력성도 높아진다. 이 모든 웰니스 습관은 당신의 120년 비행이 흔들림 없이 안정적으로 이어지도록 돕는 가장 기본적인 안전벨트이자 엔진이 될 것이다. 마치 비행 전 필수적으로 점검해야 할 체크리스트처럼, 이 웰니스 습관들은 당신의 삶의 항해를 위한 가장 기본적인 필수 조건이 된다.

독자가 바로 따라 할 수 있는 방법:
'5분 미니 명상과 기도'

나는 하나님을 믿기 때문에 기도를 한다. 매일 아침 눈을 뜨자마자 혹은 잠들기 전 5분만 시간을 내어서 하루를 정리하고 감사하며 앞으로의 모든 계획에 대해서 하나님의 인도하심을 기도한다. 많은 책에서는 이와 같이 혼자만의 조용한 시간을 삶에서 아주 중요하게 평가한다. 교회를 다니지 않는 사람들은 편안한 자세로 앉거나 누워 눈을 감고, 온전히 자신의 호흡에 집중하며 외부 자극과 연결을 끊어보자. 숨을 들이쉬고 내쉬는 과정에 의식을 집중하고, 잡념이 떠오르면 "생각이구나" 하고 알아차린 후 다시 호흡으로 돌아온다. 이 5분 명상은 당신의 뇌를 리셋하고, 하루의 스트레스를 관리하며, 마음의 평온을 되찾는 데 큰 도움이 된다. 꾸준히 실천하면 감정 기복이 줄어들고 집중력이 향상되는 것을 느낄 수 있다. 호흡을 관리하고 천천히 내 폐에 들어오고 나가는 것을 느끼는 것은 내 자신에게 집중하는 시간을 허락해준다. 또한 부교감신경을 자극해서 하루종일 예민해진 뇌를 쉴 수 있게 해준다.

명상, 그리고 기도의 시간은 꼭 필요하다.

리듬 2. 프리미엄 이코노미 클래스: '긍정적 태도와 회복 탄력성' 함양이다

이제 조금 더 넓어진 좌석에서 여행의 즐거움을 더할 차례이다. 삶은 언제나 순탄하지만은 않고, 수많은 역경과 마주하게 된다. 나 역시 정말 힘든 삶을 살아온 듯하다. 하지만 내 스스로 나를 칭찬하는 한가지는 잘 버틸 줄 아는 것과 힘들어도 언젠가는 좋게 바뀔 것이라고 믿는 것이다. 이런 긍정적인 태도를 유지하고 어려움을 극복하는 '회복 탄력성'을 갖추는 것이 바로 살아가는 역량의 핵심이다. 심리학에서는 '성장 마인드셋(Growth Mindset)'을 강조하는데, 이는 어려움을 배우고 성장할 기회로 여기는 태도를 말한다. 실패를 성장의 기회로 삼고, 변화를 두려워하지 않는 정신력은 120년의 여정을 성공적으로 이끄는 강력한 힘이 된다. 이 태도가 없다면 아무리 좋은 환경도 의미가 퇴색될 수 있다. 우리는 살면서 예상치 못한 난기류를 만나기도 하고, 때로는 비행이 지연되거나 목적지가 변경될 수도 있다. 이때 좌절하거나 불평하는 대신, 상황을 받아들이고 다음 단계를 위한 해결책을 모색하는 유연한 사고가 필요하다.

회복 탄력성은 단순히 역경을 견디는 것을 넘어, 역경을 통해 더욱 강해지는 능력을 의미한다. 마치 폭풍우가 지나간 뒤 뿌리가 더 깊어지는 나무처럼, 우리는 고난을 통해 내면의 힘을 기를 수 있다. 긍정적인 태도는 스트레스를 줄여 면역력을 높이고, 회복 탄력성은 좌절을 딛고 일어설 수 있는 정신적인 근육을 길러준다. 『회복탄력성』의 저자인 김주환 교수도, 회복탄력성이 학업 성취는 물론 행복한 삶을 위한 필수 요소임을 강조한다. 그는 회복탄력성이 높은 사람들은 실패를 개인적인 결함으로 여기지 않고, 외부 환경과 자신의 노력을 분리해서 볼 줄 아는 지혜를 가졌다고 말한다. 특히 120세 시대에는 예측 불가능한 변수가 더욱 많아질 것이므로, 이러한 정신적 근육은 선택이 아닌 필수 생존 능력이다. 작은 일에도 쉽게 흔들리거나 포기하는 대신, "이 또한 지나가리라"는 마음으로 끈기 있게 버티는 연습을 해야 한다. 이 리듬은 당신의 120년 비행이 어떤 돌발 상황에서도 궤도를 이탈하지 않고 목적지를 향해 나아갈 수 있도록 돕는 정신적인 연료 역할을 할 것이다. 이 좌석은 단순한 편안함을 넘어, 당신의 정신적 강인함을 강화시켜 줄 것이다.

독자가 바로 따라 할 수 있는 방법:
'감사 일기 쓰기'

매일 밤 잠들기 전, 오늘 하루 감사했던 일 세 가지를 짧게라도 적어보자. 사소한 것이라도 좋다. "오늘 날씨가 좋았다",

"맛있는 점심을 먹었다",

"친구와 즐거운 통화를 했다" 등 어떤 것이든 괜찮다. 감사 일기를 쓰는 행위는 뇌의 긍정 회로를 활성화시키고, 부정적인 생각의 비중을 줄여준다. 꾸준히 하다 보면 일상 속에서 긍정적인 면을 더 잘 발견하게 되고, 스트레스에 대한 저항력도 강해지는 것을 느낄 수 있을 것이다.

리듬 3. 뇌를 깨우는 '방탄 위고비 커피' 한 잔

비즈니스 클래스에 앉아 효율적인 하루를 시작해보라. 나는 모든 일을 최대한 같은 시간에 큰 효과를 볼 수 있는 방법을 하도록 노력한다. 한마디로 가성비 높게 일하려고 한다. 오전의 컨디션은 하루 전체를 좌우한다. 나는 아침에 뇌를 깨우고 피로를 풀기 위해 MCT 오일과 버터를 넣은 방탄커피를 단백질과 함께 마신다.『타이탄의 도구들』에서도 티모시 페리스는 성공한 사람들의 아침 루틴을 강조하며, 방탄커피와 같은 에너지 부스터가 하루의 시작을 어떻게 바꾸는지 이야기한다. 그는 수많은 분야에서 성공한 사람들의 습관을 분석했고, 그들 대부분이 자신만의 '모닝 루틴'을 가지고 있으며, 이 루틴이 하루의 생산성을 극대화하는 핵심임을 발견했다. 특히, 아침에 섭취하는 지방과 단백질이 뇌 활동에 중요한 역할을 한다는 연구 결과는 많다. MCT 오일은 지방 연소를 돕는 케톤 생성을 촉진해 뇌에 깨끗한 에너지를 공급하고, 고품질 버터는 긴 시간 포만감을 유지시켜 불필요한 간식을 막아준다. 이는 마치 식욕 억제 주사인 '위고비'처럼 작용한다. 그래서 나는 이 커피를 '방탄 위고비 커피'라 부르며, 하루를 활기차게 시작하는 나만의 비밀 병기로 삼는다. 4년 전 2달 11kg 다이어트를 성공 시키면서 계속 지켜온 이 작은 루틴 하나가 내 집중력과 활력을 높여준 든든한 아침 식사였다.

단순히 카페인에 의존하는 것이 아니라, 뇌에 최적의 연료를 공급하여 인지 기능을 최대치로 끌어올리는 전략적 접근이다. 맑은 정신으로 시작하는 하루는 업무 효율성을 높일 뿐만 아니라, 긍정적인 사고와 판단력에도 큰 영향을 미친다. 아침을 어떻게 시작하느냐가 그날의 전반적인 컨디션과 생산성을 결정하는 중요한 바로미터가 된다. 뇌가 깨어나면 창의적인 아이디어가 떠오르고, 복잡한 문제도 더 쉽게 해결할 수 있게 된다. 이는 나이가 들수록 중요해지는 '뇌 건강 관리'의 한 부분이기도 하다. 우리의 뇌는 활동을 위해 포도당을 주 에너지원으로 사용하지만, 케톤체 역시 훌륭한 대체 에너지원이 될 수 있다. 특히 케톤체는 뇌의 염증을 줄이고 신경 보호 효과를 가진다고 알려져 있다. 또한, 충분한 단백질 섭취는 근육량 유지뿐만 아니라 신경전달물질 합성에 필수적이므로, 아침 식사에 단백질을 포함하는 것은 매우 중요하다. 많은 사람들이 아침을 굶는다. 하지만 아침을 굶고 2끼만 먹는 사람보다 하루 3끼를 좋은 음식으로 잘 챙겨 먹는 사람들이 더 살을 잘 뺀다고 한다. 그리고 1끼를 먹는 사람은 늘 살이 잘 찌는 체질인 사람들이 많다. 내 진료실을 찾는 과체중인 분들이 하루 1끼만 먹으면서 불규칙한 식사를 하는 분들이다. 단백질을 3끼에 다 넣어서 아이 분유 먹이듯 근육을 의식적으로 먹여야 한다.

이 리듬은 당신의 120년 비행에서 중요한 결정을 내리거나 복잡한 문제를 해결할 때 필요한 최상의 '뇌 컨디션'과 '근육 컨디션'을 유지하도록 돕는 강력한 시스템이다. 마치 비즈니스 여행객이 효율적인 비행을 위해 최적의 환경을 조성하듯이, 당신의 뇌를 위한 최상의 아침 환경을 구축하는 것이 바로 이 리듬의 핵심이다.

독자가 바로 따라 할 수 있는 방법:
'나만의 모닝 루틴 만들기 - 뇌 깨우는 커피 & 스트레칭'

아침에 일어나자마자 미지근한 물 한 잔을 마시고, 다음으로 MCT 오일 (혹은 코코넛 오일) 한 스푼과 무염 기버터 작은 조각을 넣은 커피 한 잔을 마셔보라. 설탕이나 시럽은 넣지 않는 것이 좋다. 이와 함께 소화가 잘되는 단백질음료를 곁들이면 더욱 좋다. 나는 한동안 이렇게 방탄커피를 만들어 마시다가 오전시간에 너무 바빠서 아예 방탄커피를 만든 창시자가 세운 홈페이지에서 해외 직구를 해서 먹는다. 방탄커피 가루를 파는데 이 가루를 아메리카노에 뭉침없이 잘 섞어서 마신다. 여기에 단백질음료도 조금 넣어서 마신다. 맛도 좋고 든든하다. 커피를 마시면서 5분 정도 간단한 스트레칭을 해주라. 목 돌리기, 어깨 돌리기, 허리 옆으로 구부리기 등 몸을 부드럽게 깨우는 동작이면 충분하다. 이 루틴은 몸과 뇌에 활력을 불어넣고, 하루를 상쾌하게 시작하는 데 큰 도움이 될 것이다.

리듬 4. 일상을 운동장으로 만드는 '생존 운동'

이제 일상의 효율을 극대화하는 비즈니스 플러스 좌석이다. 비지니스 좌석을 타더라도 같은 자세로 오랜시간을 가는 것은 불편한 일이다. 하지만 운동할 시간이 없다는 건 현대인에게 가장 흔한 핑계다. '바빠서 운동할 시간이 없어.' 우리는 늘 이런 말을 입에 달고 산다. 나 역시 진료와 연구로 운동하러 갈 시간을 내기 어렵다. 그래서 일상 자체를 운동의 장으로 만들었다. 양치질을 하며 스쿼트를 하고, 전자레인지가 돌아가는 동안 까치발을 들고, 손을 닦으며 복근에 힘을 준다. 이런 '틈새 운동'은 더 이상 선택이 아닌 '생존 운동'이다. 『저속노화 식사법』의 저자 정희원 교수는 노화를 늦추기 위한 핵심 전략 중 하나로 '일상 속 움직임'을 강조한다. 그는 "우리 몸은 원래 움직이도록 설계된 존재"라며, 특별한 운동보다 평소 생활에서의 활동성 유지가 더 중요하다고 말한다. 사람들은 운동을 헬스장이나 조깅처럼 특정 시간과 장소에서만 해야 하는 일로 여기기 쉽지만, 정 교수는 오히려 계단 오르기, 집안일, 바른 자세 유지처럼 작고 꾸준한 움직임이 장기적인 노화 속도에 결정적인 영향을 준다고 설명한다. 그의 철학은 분명하다. "저속노화는 특별한 일이 아니라, 매일의 습관에서 시작된다."120세 시대를 건강하게 살아가기 위해서는 운동이 삶의 일부분이 되어야 하며, 무언가를 '추가'하는 것보다 이미 있는 일상을 '조금 더 활동적으로' 바꾸는 것이 진짜 변화라는 것이다. 이동과 대기 시간, 그리고 자투리 시간을 활용하는 것이 핵심이다. 계단 이용하기, 짧은 거리는 걸어 다니기, 서서 일하기, 앉아있을 때 허리 펴고 코어 근육에 힘주기, 물 마시러 갈 때 제자리걸음 10회 하기 등 사소한 움직임들이 쌓여 혈액순환을 돕고 근육량을 유지하며, 신진대사를 활발하게 한다. 또한 자동차를 많이 운전하며 계속 앉아서 생활하는 사람들은 조금이라도 주차를 멀리 해서 걸어가는 시간을 늘리도록 의식적으로 불편을 조금씩 만드는 방법도 좋다. 이는 노화를 늦추고 활력을 유지하는 데 필수적이다. 이런 현대인의 좌식 생활은 '운동 부족 질병'의 주범이며, 만성 질환의 위험을 높인다.

세계보건기구(WHO)는 좌식 생활이 심혈관 질환, 당뇨병, 암 등의 위험을 높인다고 경고한다. 하루 종일 앉아 있는 대신, 틈틈이 일어나 스트레칭을 하거나 간단한 근력 운동을 하는 것만으로도 몸의 변화를 체감할 수 있다. 이처럼 의식적으로 움직임을 늘리는 것은 신체 활동량을 증대시켜 비만, 당뇨, 심혈관 질환 등의 위험을 줄이는 데 크게 기여한다. 이는 마치 비행 중에 잠깐씩 일어나 기내를 걷는 것처럼, 몸의 순환을 돕고 피로를 줄여주는 효과를 가져온다. 이 정도의 노력 없이는 100세행 프레스티지 좌석에 탑승할 수 없다. 당신의 몸을 항상 깨어있게 하는 능동적인 자세가 중요하다. '티끌 모아 태산'이라는 속담처럼, 작은 움직임들이 모여 당신의 장수를 위한 거대한 근육을 만들 것이다.

독자가 바로 따라 할 수 있는 방법:
'틈새 생존 스쿼트 & 까치발 들기'

매일 양치질을 하는 동안 틈틈이 스쿼트를 30~40회 해보라. 깊게 앉지 않아도 좋다. 무릎이 발끝을 넘지 않도록 주의하며 허벅지 근육에 집중한다.

의학에서는 종아리를 '제2의 심장'이라 부른다. 심장은 혈액을 전신으로 보내는 펌프라면, 종아리는 발끝에 모인 혈액을 다시 심장으로 끌어올리는 역방향 펌프다. 종아리 근육이 수축할 때 정맥 안의 판막이 작동해 혈액이 중력에 거슬러 위로 이동하게 된다. 이 순환이 멈추면 하체부터 혈액이 고이고, 부종이 생기며, 노화가 가속된다. 결국 '움직이는 종아리'는 온몸의 순환과 노화의 속도를 결정짓는 핵심 기관인 셈이다.

또한, 설거지를 하거나 서서 기다리는 동안(예: 엘리베이터 기다릴 때, 신호등 기다릴 때) 까치발을 10초씩 유지했다가 내려오는 동작을 반복해보라. 종아리 근육을 강화하고 혈액순환을 돕는다. 이 두 가지 동작은 언제 어디서든 쉽게 할 수 있으며, 꾸준히 하면 하체 근력과 혈액순환 개선에 큰 효과를 볼 수 있다. 스마트폰 알림 앱을 활용해 1시간마다 잠깐 일어서서 2~3분간 스트레칭을 하는 습관을 들이는 것도 좋다.

리듬 5. 퍼스트 클래스:
수면의 질을 '전략적으로' 관리하기다

최고의 휴식을 선사하는 퍼스트 클래스처럼, 수면은 단순한 잠을 넘어 전략적인 관리가 필요하다. 예전엔 맡은 일을 끝내지 못하면 잠을 자지 않았다. 그것이 책임감이라 믿었다. 하지만 이제는 다르다. 밤 12시를 넘길 것 같은 일은 과감히 접고 잠자리에 든다. 그리고 다음 날 새벽 6시에 일어나 맑은 정신으로 다시 시작한다. 『영 포에버』의 저자 마크 하이먼 박사는 "잘 자야 젊어진다"고 강조한다. 수면은 단순한 휴식이 아닌, 세포 재생과 면역력 회복의 핵심 시간이며, 뇌 속 노폐물인 베타 아밀로이드가 청소되고, 성장호르몬이 분비되어 손상된 조직을 복구한다. 특히 서파 수면(깊은 잠) 단계에서 이러한 회복 과정이 활발히 일어난다. 잠들기 전 너무 뜨거운 물로 샤워하지 않는 것도 나만의 팁이다. 우리 몸은 체온이 서서히 떨어질 때 깊은 잠(서파 수면)에 빠지기 때문이다. 뜨거운 샤워는 일시적으로 체온을 올리므로, 미지근한 물로 샤워하고 잠자리에

드는 것이 좋다. 스마트폰이나 TV 시청을 줄이고, 침실 환경을 어둡고 조용하며 시원하게 유지하는 것도 양질의 수면을 위한 필수 조건이다.

숙면은 뇌의 노폐물을 제거하고 기억력을 강화하며, 감정을 조절하는 데 결정적인 역할을 한다. 불면증이나 수면 부족은 면역력 저하, 만성 피로, 인지 기능 저하 등 다양한 문제로 이어진다. 심지어 장기적인 수면 부족은 치매 발병 위험을 높인다는 연구 결과도 있다. 단순히 '오래 자는 것'이 아니라, '깊고 질 좋은 잠'을 자는 것이 핵심이다. 잠은 우리 몸의 '초고성능 회복 시스템'이라고 할 수 있다. 이 시스템이 제대로 작동하지 않으면 아무리 좋은 음식과 운동도 효과를 보기 어렵다. 수면의 질이 낮으면 다음 날 피로감이 쌓이고, 집중력과 생산성이 저하되며, 감정 조절이 어려워져 삶의 전반적인 질을 떨어뜨린다.

'미라클 모닝'을 맹신하진 않지만, 맑은 뇌 컨디션을 위한 전략적 수면 관리는 필수다. 이 리듬은 당신의 120년 비행 동안 쌓이는 피로를 효율적으로 해소하고, 매일 아침 새롭게 이륙할 준비를 마칠 수 있도록 돕는 가장 강력한 에너지원이다. 퍼스트 클래스에서 제공하는 최상의 안락함처럼, 당신의 몸과 뇌에 깊은 휴식과 재충전의 시간을 선물하는 것이 바로 이 리듬의 핵심이다.

독자가 바로 따라 할 수 있는 방법:
'잠들기 1시간 전 스마트폰 끄기 & 따뜻한 샤워'

잠자리에 들기 최소 1시간 전에는 스마트폰, 태블릿, 컴퓨터, TV 등 모든 전자기기를 끄라. 화면에서 나오는 블루라이트는 멜라토닌(수면 호르몬) 분비를 방해하여 숙면을 방해한다. 가능하다면 침실에서는 전자기기를 사용하지 않는 '디지털 디톡스 존'으로 만들어보라. 때론 휴대폰 감옥을 이용하는 것도 괜찮은 방법이다. 대신 책을 읽거나, 잔잔한 음악을 듣거나, 따뜻한 물로 샤워를 하는 등 몸을 이완시키는 활동을 해보라. 이때 물의 온도는 너무 뜨겁지 않게 미지근한 정도로 유지하는 것이 좋다. 체온이 서서히 내려가면서 자연스럽게 깊은 잠에 빠지는 데 도움이 된다. 수면 환경을 어둡고 조용하게 유지하는 것도 중요하다. 암막 커튼을 사용하거나 귀마개를 착용하는 것도 좋은 방법이다.

리듬 6. 프레스티지 스위트:
최고의 자산인 '나'에게 투자하다

이제 비행의 가장 개인적이고 깊은 공간, 프레스티지 스위트룸에 도착했다. 이곳에서는 오직 '나 자신'에게 집중하고 투자하는 시간이 허락된다. 시간과 돈을 배움에 투자하는 것을 아까워해서는 안 된다. '내가 이걸 배워서 어디에 쓰겠어?', '돈 아깝게 굳이 배워야 하나?' 이런 생각은 당신의 성장을 가로막는다. 나는 한 달에 적어도 20~100만 원 정도는 나를 성장시키는 데 쓴다. 어떤 이들은 사치라고 할지 모르지만, 나는 이 투자가 그 어떤 명품이나 부동산보다 값지다고 확신한다. 워런 버핏이 "최고의 투자는 자기 자신에게 하는 투자"라고 말했듯, 나는 이 말을 온몸으로 실감하고 있다. 자기 자신에 대한 투자는 사라지지 않는 무형의 자산으로, 시간이 지날수록 그 가치가 더욱 높아진다.

주식이나 부동산 투자는 플러스가 될 수도 있지만 마이너스가 될 확

률도 분명 존재 한다. 그러나 나에게 하는 투자는 거의 항상 플러스이다.

최근 내가 가장 큰 효용을 얻은 투자는 바로 'PPT 제작 스킬'과 '메이크업 강좌'였다. 얼핏 들으면 전혀 다른 분야 같지만, 이 두 가지는 내 전문성을 효과적으로 드러내고 자신감을 불어넣는 최고의 자산이 되어주었다.

레지던트 시절, 그리고 학생 때 만들던 PPT는 그야말로 '정보 나열'에 불과했다. 하지만 이제는 단순히 지식을 전달하는 것을 넘어, 나의 브랜딩을 차별화해야 하는 시대다. 낡은 옷을 입고 명품을 논할 수 없듯, 유치한 PPT로는 더 이상 나의 전문성을 제대로 표현할 수 없었다. 나는 수많은 유튜브 강의와 책을 탐독하고, 직접 수업을 들으며 끊임없이 따라 만들었다. 마치 그림을 그리듯 슬라이드를 구성하고, 메시지를 시각화하는 과정은 단순히 기술을 익히는 것을 넘어, 나의 사고방식을 확장시키는 계기가 되었다. 이제 나는 단순한 발표자가 아닌, 나의 이야기를 시각적으로 가장 효과적인 방법으로 전달하는 스토리텔러가 되었다. 효과적인 프레젠테이션 스킬은 어떤 직업군에서든 자신의 아이디어를 설득하고, 협업을 이끌어내며, 궁극적으로 자신의 가치를 높이는 데 필수적인 능력이 되었다. PPT를 잘 만드니 외국에 가서 발표를 해도 눈에 띈다. 화장실에 가면 외국인 여자의사선생님들이 나에게 다가와서 물어본다. 그 동영상 배경화면을 어떻게 글자 뒤에 깔고 하느냐고. 대만의 한 의사선생님은 나에게 만드는 법을 가르쳐달라고 강의 뒤에 일부러 찾아오시기까지 했다. 본인의 발표는 너무나 단조롭고 재미가 없다며 노트북을 가져와서 분석해달라고 까지 하셨다. 나는 발표의 내용도 무척 신경쓰지만 이 발표를 잘 포장하고 눈과 마음까지 박히도록 즉, 기억나도록 집중도를 높이기 위해서 하는 모든 과정들을 공부해서 배웠다. 요새 내가 발표를 하고 나면 선생님들은 한편의 영화를 본 것 같다고 이야기 하신다. 뿌듯하다. 그 영화의 스토리가 기억에 남는 것이다. 많은 의사들이 학회에 가서 수많은 정보들을 듣고 잊어버린다. 발표는 면접과 같다.

잊혀지면 없어지는 존재가 되는 것이다. 기억에 남으면 그 정보는 그 사람의 삶을 조금이라도 바꿔준다. 말이 살아서 역사하는 기적이 생기는 것이다.

또한 내가 돈 내고 배운 가장 뿌듯한 것이 바로 메이크업이다.

메이크업은 단순히 예뻐 보이기 위한 기술이 아니다. 나는 감히 모든 여성이 평생 한 번은 제대로 배워야 할, '나를 위한 투자'의 핵심이라고 단언한다. 그동안 내가 예쁘다고 생각하며 해왔던 화장들이 얼마나 촌스럽고 오히려 내 외모를 가리고 있었는지, 전문 강좌를 통해 비로소 깨달았다. 마치 오래된 안경을 벗고 세상이 선명하게 보이듯, 내 얼굴에 대한 새로운 시각을 얻게 된 것이다. 잘 배운 화장 하나 열 성형 안 부럽다고 생각한다.

예쁘게 눈코 성형을 한 뒤 화장을 잘 못해서 본인의 매력을 반감시키는 경우들이 있다.

어릴 적 눈화장에만 집중하면 화장이 산으로 간다는 말이 딱 맞았다. 나는 눈썹 모양, 속눈썹을 한 올 한 올 자연스럽게 붙이는 법, 그리고 앞광대 위를 밝혀 눈에 하이라이터를 켠 듯 파운데이션을 자연스럽게 얹는 법 등 이전에 전혀 몰랐던 새로운 팁들을 배웠다. 그리고 내 피부색과 헤어컬러에 맞는 색조톤에 대해서도 처음 배웠다. 매일 똑같이 입는 옷보다 매일 하는 화장을 제대로 배우는 것이 훨씬 더 미모를 업그레이드할 수 있다는 것을 알게 된 것이다. 여기서 중요한 점은, 우리가 추구하는 '나만의 취향'이 때로는 객관적인 시각에서 벗어날 수 있다는 것을 인정할 줄 아는 용기다. 나 역시 오랫동안 내가 최고라고 믿었던 방식이 사실은 보완이 필요한 부분이었다는 것을 깨닫는 데 시간이 걸렸다. '나는 이게 편해', '나는 원래 이래'라는 생각에 갇히지 않고, 전문가나 타인의 시각을 기꺼이 받아들여 내 안목을 키우려는 노력이 필요하다. 진정한 성장은 나만의 세계에 머무르지 않고, 더 넓은 시야를 통해 나를 객관화할 때 비로소 시작된다.

전문의를 따고 처음 나갔던 강의를 하러가는 날, 나는 메이크업아티스트 서미란 원장님께 메이크업을 받았다. 서미란 원장님은 연예인들이나 강사, 신부, 정치인들까지 메이크업을 우아하게 해주시는 분이셨다. 그때 나는 마치 마법에 걸린 듯한 경험을 했다. 원장님께서 해 주신 메이크업은 내 피부를 아름답게 표현하고 우아하면서도 지적인 아우라를 선사했다. 강연장의 조명과 분위기에 맞춰 섬세하게 조언해주신 덕분에, 나는 남들 앞에 설 때 진정한 자신감을 가질 수 있었다. 마치 내 얼굴에 행운의 매력을 레이어링 해주시는 것 같았고, 이렇게 예쁜 메이크업을 받은 날은 신기하게도 언제나 좋은 강의를 할 수 있었다. 아무리 눈코의 이목구비가 뚜렷하고 피부가 예뻐도, 짙고 부자연스러운 화장은 매력을 반감시킨다. 메이크업은 나에게 자신감이라는 아우라를 입혀주었고, 이는 내 전문성과 시너지를 일으켜 더욱 빛나게 만들어주었다.

더불어, 유튜브나 방송에 출연하면서 메이크업을 하고 참석하는 것이 나를 초대해 준 분에 대한 예의라는 것을 깨달았다. 한번은 쇼호스트

설희님이 내 유튜브에 출연했는데, 헤어 메이크업을 완벽하게 하고 오셔서 너무나 고마움을 느꼈다. '아, 이런 기분이구나. 나와의 인터뷰와 이 자리를 이렇게 소중히 생각해 주는구나'라고 말이다. 그리고 〈말투만 바꿨을 뿐인데〉, 〈지금 당장 포르쉐를 타라〉의 저자이자 쇼호스트인 김민성님도 다른 사람의 유튜브에 초대되어 가면 일부러 샵에 들려서 헤어 메이크업을 받고 가장 깔끔하고 멋진 모습으로 참여한다고 한다. 이처럼 외적인 중요함은 늘 예의와도 맞닿아 있는 것이다. 자신에게 투자하여 얻는 외적인 변화는 단순히 개인의 만족을 넘어, 타인에게 긍정적인 인상을 주고 관계의 질을 높이는 데도 기여한다. 이 리듬은 당신의 120년 비행에서 당신을 가장 빛나게 만들어 줄 '개인 브랜드'를 구축하는 핵심 과정이다.

독자가 바로 따라 할 수 있는 방법:
'분야별 전문가 찾아 배우기 & 비포&애프터 기록'

평소 배우고 싶었던 분야(예: 글쓰기, 사진, 외국어, 발표 스킬, 이미지 메이킹 등)의 온라인 강의나 오프라인 워크숍을 찾아 한 달에 20~30만 원 정도를 투자해보라. 단순한 지식 습득을 넘어, 해당 분야의 전문가에게 직접 배우는 경험은 큰 영감과 성장으로 이어진다. 예를 들어, 줌(Zoom)을 통한 1:1 온라인 코칭은 시간과 장소의 제약 없이 개인화된 피드백을 받을 수 있어 매우 효과적이다. 특히, 시작 전과 후의 자신의 모습(예: 만든 PPT, 화장한 얼굴 사진, 외국어 회화 영상 등)을 기록해두면, 놀라운 성장을 눈으로 확인할 수 있어 동기 부여에도 큰 도움이 될 것이다. '나의 변화 일지'를 작성하며 작은 성취라도 기록하고 칭찬해 주는 습관을 들여

라. 초보인 자신을 드러낼 줄 아는 용기가 있다면 성공한 자신도 기쁘게 볼 수 있다.

리듬 7. 셰프's 테이블:
피부가 아닌 '뿌리'에 물 주기다

미식의 정수를 경험하는 셰프's 테이블처럼, 물은 당신의 몸에 가장 본질적인 영양을 공급하는 리듬이다. 나이 들수록 많은 분들이 피부 건조를 호소하며 수많은 크림을 겹겹이 바르고, 온종일 미스트를 뿌린다. '이 크림이 좋다더라', '이 미스트는 필수템이라던데?' 하며 이것저것 시도하지만 건조함은 쉽게 해결되지 않고, 오히려 피지 분비가 막혀 비립종 같은 트러블만 늘어난다. 이는 나뭇잎이 말랐을 때 잎에만 분무기로 물을 뿌리는 것과 같다. 진짜 해결책은 '뿌리'에 물을 주는 것이다. 『영포에버』에서도 우리 몸의 세포에 직접적인 영향을 주는 수분과 영양소의 중요성을 강조한다. 우리 몸의 세포는 70% 이상이 물로 이루어져 있으며, 물은 영양소 운반, 노폐물 배출, 체온 조절 등 생명 유지에 필수적인 역할을 한다. 몸 전체의 수분 균형과 영양 섭취는 피부 건강뿐만 아니라, 세포의 기능 유지, 장기 보호, 노폐물 배출 등 전반적인 신체 시스템에 필수적이다.

나는 눈이 건조하거나, 코가 마르거나, 얼굴이 당기는 느낌이 들면 화장품을 덧바르는 대신 물 한두 컵을 더 마신다. 단순히 물을 많이 마시는 것을 넘어, 몸에 필요한 미네랄이 풍부한 좋은 물을 마시는 것이 중요하다. 정수기 물만 마시기보다는 미네랄이 풍부한 생수나 보리차, 허브티 등을 활용하는 것도 좋은 방법이다. 신선한 채소와 과일을 충분히 섭취하고, 가공식품을 줄이는 것도 '뿌리'에 물을 주는 행위다.

현대인의 식단은 가공식품과 설탕 함량이 높아 체내 염증 반응을 유발하고, 이는 노화와 질병의 주범이 된다. 반면, 항산화 물질이 풍부한 채소와 단백질 위주의 식단은 세포를 보호하고 재생을 돕는다. 특히, '색깔별 채소 섭취'는 다양한 비타민, 미네랄, 파이토케미컬을 골고루 섭취하는 효과적인 방법이다. 이러한 내적인 관리는 겉으로 드러나는 피부 건강뿐만 아니라, 오장육부의 기능과 면역력, 그리고 활력 수준에 직접적인 영향을 미친다. 몸속부터 수분을 채워야 진짜 '촉촉한' 사람이 될 수 있다. 이 리듬은 당신의 120년 비행 동안 몸이라는 가장 소중한 비행기가 최상의 컨디션을 유지하도록 돕는 가장 근본적인 연료 공급 시스템이 될 것이다. 셰프가 최고의 재료로 요리하듯, 당신의 몸에도 최고의 '재료'를 공급해야 한다.

독자가 바로 따라 할 수 있는 방법:
'물병 들고 다니기 & 채소 섭취 습관화'

하루 종일 가지고 다닐 수 있는 예쁜 물병을 준비하고, 항상 물을 가득 채워 다니라. 수시로 물을 마시는 습관을 들이면 자연스럽게 수분 섭취량이 늘어난다. 또한, 매 끼니 식사 시 접시의 절반은 채소로 채우겠다는 목표를 세워보라. 샐러드, 볶음, 나물 등 어떤 형태든 좋다. 가능하다면 매일 다른 색깔의 채소(예: 빨간 파프리카, 초록 브로콜리, 노란 당근, 보라색 양배추)를 골고루 섭취하려고 노력해보라. 이렇게 채소를 먼저 섭취하면 포만감도 높아지고, 자연스럽게 과식을 줄일 수 있어 일석이조의 효과를 볼 수 있다.

리듬 8. VIP 라운지 :
마음의 공간을 위한 '인간관계 정리'다

　여행의 피로를 풀고 다음 여정을 준비하는 VIP 라운지처럼, 마음의 공간도 주기적인 정리가 필요하다. 나에게 상처를 주거나 자존감을 깎아내리는 사람들을 곁에 두는 것은, 쓰레기를 치우지 않은 책상에서 일하려는 것과 같다. '나는 왜 이 사람 때문에 늘 힘들어할까?' '이 관계는 나를 지치게만 해.' 이런 고민을 하고 있다면, 이제는 결단이 필요하다. 부정적인 관계를 정리해야 그 자리에 나에게 소중한 사람들이 채워진다. 긍정적인 인간관계는 삶의 만족도를 높이는 핵심 요소이며, 스트레스 해소에도 큰 도움이 된다. 심리학 연구에 따르면, 고립감과 외로움은 수명 단축과 직결될 만큼 치명적이다. 만성적인 외로움은 흡연이나 비만만큼 건강에 해로울 수 있다고 보고된다. 반면, 따뜻하고 지지적인 관계는 삶의 활력을 불어넣고 정신 건강을 증진시킨다. 이는 우울감과 불안감을 낮추고, 위기 상황에서 심리적 지지대가 되어준다.

　나는 3년간 연락하지 않은 사람의 연락처는 과감히 지운다. 스마트폰에 저장된 수많은 연락처가 모두 '진정한 관계'를 의미하는 것은 아니다. 불필요한 인간관계는 시간과 감정 에너지를 소모시키는 요인이 된다. 때로는 과거의 인연이라는 이유로 끊어내지 못하는 관계가 우리의 성장을 방해하고 불필요한 에너지를 빼앗아갈 수 있다. 이러한 '독이 되는 관계'는 단호하게 정리할 필요가 있다. 명함은 받는 즉시 사진을 찍어 앱에 저장하고, 상대의 특징(긴 머리, 안경 등)을 캐릭터로 그려두기도 한다. 이는 효율적인 관계 관리를 위한 나만의 방식이다.

"인생은 장소와 만나는 사람이 달라지면 바뀐다"는 말을 믿는다. 이 말은 내가 서울로 직장을 옮기면서 조언을 구했던 많은 사람들로부터 들은 말이고 몸으로 실제 체험하고 있는 말이다.

새로운 인연을 맞이할 공간을 만들기 위해서라도, 불필요한 관계를 정리하는 용기가 필요하다. 더 이상 당신의 에너지를 갉아먹는 관계에 매달리지 말라. 당신의 정신적 에너지를 소중한 사람들에게 온전히 쓸 수 있는 공간을 마련하라. 이 리듬은 당신의 120년 비행이 항상 쾌적하고 긍정적인 에너지를 받을 수 있도록 돕는 가장 중요한 심리적 환경 조성이다. 마치 VIP 라운지에서 불필요한 소음을 차단하고 오직 중요한 대화에 집중하듯이, 당신의 마음을 위한 공간을 현명하게 관리해야 한다.

특히 '지샤오안'의 〈인생의 중간쯤 왔다면 책상을 정리해야 한다〉는 제목의 책을 보면 있어도 그만 없어도 그만인 선택을 제거하고 진짜 하고 싶은 일에 에너지를 집중하자라고 말한다. 휴대폰에서 의미없는 인간관계를 정리하고 친구와의 대화에서 감정을 함부로 낭비하지 말라고 한다. 또한 회사에서는 멀티태스킹이라는 허상에서 벗어나라. 잠들기 전 내일의 결과에 마음을 빼앗기지 마라 라고 이야기 한다. 엉망인 책상에서는 효율이 오르지 않듯이 인생의 중간, 40대 50대에 우리는 인생의 책상을 정리해야한다.

독자가 바로 따라 할 수 있는 방법:
'연락처 주기적으로 비우기 & 소중한 관계에 집중하기'

6개월 또는 1년에 한 번씩 스마트폰 연락처 목록을 확인해보라. 지난 1년 동안 한 번도 연락하지 않았거나, 연락이 와도 딱히 반갑지 않고 에너지를 뺏긴다고 느끼는 사람들의 연락처는 과감하게 정리하라. 그리고 연락하고 싶고 만나면 에너지를 얻는 소수의 사람들에게 더 많은 시간과 에너지를 투자하라. 직접 만나 식사를 하거나, 의미 있는 대화를 나누는 시간을 자주 가지며 관계의 깊이를 더하는 것이 중요하다. 주기적으로 연락하며 안부를 묻고, 작은 선물이나 따뜻한 메시지를 보내는 등 적극적인 노력을 기울여야 한다.

리듬 9. 프라이빗 제트:
하루의 마무리는 '성장'으로 기록하기다

가장 빠르고 자유롭게 원하는 곳으로 이동하는 프라이빗 제트처럼, '성장'은 당신의 뇌를 한계 없이 확장시킨다. 작년, 영국 옥스퍼드의 닥터 케이티고디 박사의 벨로테로, 레디어스 트레이닝 워크숍에서 영어로 발표할 기회가 있었다. 중학생 때 영어 발표대회에 나갔던 것처럼 열심히 외우고 발음 연습을 해 겨우 발표는 마쳤지만, 정작 동료 의사들과 깊이 있는 대화나 질문을 나누는 데 큰 한계를 느꼈다. 그 속상함이 계기가 되어, 1:1 영어 줌 수업을 시작한 지 거의 1년이 되었다. 이제는 외국인 환자와 영어로 편안하게 상담하고 시술할 때 "미국에서 살다 왔냐"는 질문을 받을 정도다. 『타이탄의 도구들』에 나오는 수많은 '타이탄'들처럼, 나는 하루의 끝을 어학 공부로 마무리하며 어제보다 나은 나를 확인한다. 『영포에버』에서도 마크 하이먼 박사는 끝없는 호기심과 지적 활동이 뇌를 젊게 유지하는 핵심이라고 강조한다. 뇌는 사용하면 할수록 발달하는 기관이며, 새로운 자극은 뇌 세포의 연결을 강화하고 치매 예방에도 도움을 준다.

특히 120세 시대에는 기술 발전과 사회 변화가 가속화될 것이므로, 새로운 지식과 기술을 빠르게 습득하고 적용하는 '학습 민첩성'이 필수적이다. '알던 것만 아는' 자세로는 도태될 수밖에 없다. '내가 나이가 몇인데 뭘 다시 배워?'라고 생각하는 순간, 당신의 성장은 멈춘다. 젊은 세대에게서 배우고, 새로운 트렌드를 이해하며, 때로는 직접 경험해보는 용기가 필요하다. 이는 당신이 100세 프레스티지석에 앉아도 여전히 세상과 소통하고 영향력을 행사하는 '브랜드'로 남을 수 있도록 돕는다. 학습은 단지 자격증을 따거나 학위를 얻는 것을 넘어, 삶에 대한 호기심을 유지하고 매일매일 새로운 나를 발견하는 즐거운 과정이다. 나의 경우, 영어 공부는 단순한 언어 습득을 넘어 새로운 세상과 소통하는 문을 열어주었고, 이는 다시 새로운 배움과 기회로 이어지는 선순환을 만들었다. 하루의 끝을 그날의 성과를 기록하고, 다음 날의 목표를 설정하는 시간으로 삼는 것은 자기 주도적인 삶을 위한 강력한 동기가 된다. 당신의 뇌를 늘 젊고 역동적으로 유지하는 최상의 방법이다. 이 리듬은 당신의 120년 비행이 항상 새로운 지평을 향해 나아갈 수 있도록 돕는 강력한 추진력이다.

독자가 바로 따라 할 수 있는 방법:

'나만의 성장 노트 작성'

매일 밤 잠들기 10분 전, 작은 노트를 펴고 오늘 하루 내가 배우고 성장한 점을 3가지 이상 적어보라. 거창할 필요는 없다. "새로운 단어 5개를 외웠다", "어려운 문제 하나를 해결했다", "유튜브에서 흥미로운 강의를 들었다" 등 사소한 것이라도 괜찮다. 그리고 다음 날 무엇을 배우고 싶은지, 어떤 목표를 달성할지 짧게 적어보라. 이 과정은 당신의 뇌에 긍정적인 피드백을 주고, 학습에 대한 동기를 지속적으로 부여할 것이다. 단순히 쓰는 것을 넘어, 가능하다면 2~3일에 한 번씩 지난 기록을 다시 읽어보며 자신의 성장을 시각화하고 격려하는 시간을 가지는 것도 좋다.

리듬 10. 종착지이자 새로운 시작: 세상을 향한 '호기심'의 안테나 세우기다

길고 긴 비행의 종착지에 도착했지만, 이는 또 다른 여정의 시작이기도 하다. 120세를 지치지 않고 살아가는 사람들의 공통점은 명확하다. 첫째, 자기만의 루틴이 있다. 둘째, 감정을 돌보는 방식이 있다. 셋째, 배움을 멈추지 않는다. 그리고 넷째, 스스로를 설계한다. 그 설계는 화려할 필요도, 거창할 필요도 없다. 매일 아침 얼굴을 씻으며 "오늘도 잘 살자"라고 말하는 것, 매주 일요일에 '다음 주를 위한 장보기 리스트'를 만드는 것, 일 년에 한 번 자기 얼굴을 사진으로 기록하는 것. 이 모든 것이 프레스티지 설계다. 끝없는 호기심과 목적의식을 갖는 지적 활동이 뇌를 젊게 유지하는 핵심이다. 호기심은 우리를 미지의 세계로 이끄는 가장 강력한 동기이며, 새로운 것을 배우고 경험하게 하는 원동력이 된다. 그러한 호기심이 바로 나이든 우리의 건조한 마음을 다시 촉촉하게 하는 동심으로 돌아가게 한다.

이를 위해선 일상 속에서 작은 호기심의 안테나를 끄지 않는 것이 중요하다. '이 나이에 뭘 또 궁금해해?' 하는 순간 당신의 뇌는 굳어간다. 길을 가다 새로 생긴 카페에 들어가 보고, 가까운 서점에 종종 들려서 신간과 베스트셀러를 쭈욱 보다 보면 사람들의 관심사를 알 수 있다. 나는 여기에 더하여서 책 표지의 컬러와 제목의 느낌, 그리고 글자폰트 모양과 디자인도 같이 보고 좋은 부분이 있으면 사진을 찍어서 갤러리에 저장한다. 좋은 폰트와 색상은 나중에 내가 책을 내거나 PPT를 만들 때 메인 컬러와 글자체로도 추출해서 사용할 수 있기 때문이다.

서점에 가서 평소 읽지 않던 분야의 책을 펼쳐보고, 온라인이나 오프라인 강의를 등록해서 새로운 기술을 배워보는 것 등이 모두 호기심의 발현이다. 요새는 구청이나 백화점에서도 소규모 강의와 수업을 저렴한 비용으로 많이 한다. 이러한 클래스에 참여하게 되면 새로운 사람도 만나고 새로운 선생님이 해주는 다른 분야의 공부를 하면서 뇌는 시냅스를 계속 발전시켜 나간다. 이렇게 뇌에 끊임없이 새로운 자극을 주어 인지 기능을 활성화시키다보면, 삶에 대한 만족도를 높이는 효과를 가져온다.

호기심이 많은 사람들은 변화를 두려워하지 않고, 새로운 도전에 기꺼이 뛰어드는 경향이 있다. 이러한 개방적인 태도는 노년기에도 삶의 활력을 유지하고, 젊은 세대와의 소통을 원활하게 하며, 사회의 흐름에

뒤처지지 않도록 돕는다. 또한, 호기심은 문제를 해결하고 창의적인 아이디어를 떠올리는 데 필수적인 요소다. 단순히 아는 것을 넘어, '왜?'라는 질문을 던지고 답을 찾아가는 과정 자체가 뇌를 활성화시키고 삶을 더욱 풍요롭게 만든다. 정체되지 않고 끊임없이 배우고 탐구하는 삶은 당신의 120년 여정을 지루할 틈 없이 흥미롭고 의미 있게 만들 것이다. 이 리듬은 당신의 120년 여정을 계속해서 흥미롭고 의미 있게 만들 것이며, 당신의 프레스티지 인생을 더욱 빛나게 할 것이다. 이는 단순히 오래 사는 것을 넘어, 매 순간을 충만하게 살아가는 비결이기도 하다.

독자가 바로 따라 할 수 있는 방법:
'관심 분야 뉴스레터 구독 & 새로운 경험 시도'

그래서 나는 의도적으로, 내가 잘 모르는 영역을 일부러 찾아간다. 평소 궁금했던 분야나 전혀 관심 없던 분야의 온라인 뉴스레터나 유튜브 채널을 2~3개 정도 구독하는 것부터 시작한다. 나 같은 경우는 부동산 관련 모임에 참여해서, 그분들이 올려주는 경제 칼럼과 시황 분석을 매일 아침 틈틈이 읽는다. 병원과 수술방에만 있다 보면 세상이 어떻게 돌아가는지 도통 알 수가 없다. 하지만 그렇게 5분만 투자해도, 내가 몰랐던 관점과 사고 방식이 흘러들어온다.

주제는 무엇이든 좋다. AI 기술, 환경 문제, 심리학, 예술, 조경, 건축, 도시계획, 또는 전혀 모르는 나라의 뉴스까지. 중요한 건 내 일상과 전혀 상관없어 보이는 주제를 '의도적으로 끌어오는 것'이다. 그렇게 해야만 뇌는 닫히지 않고 열린다. 뇌도 근육처럼 반복된 자극에만 노출되면 '단단해지기'보다 '굳어지기' 쉽다.

또 한 달에 한 번은 내 일상 밖으로 '새로운 경험'을 시도한다. 평소 가지 않던 동네의 서점에 가거나, 혼자서 미술 전시를 본다. 생소한 장르의 음악을 들어보기도 하고, 관심 없던 분야의 무료 온라인 강의도 듣는다. 낯선 음식을 맛보는 것도 나에겐 작은 모험이다. 그런 순간들 속에서 뜻밖의 영감이 스며든다.

"대부분의 사람들은 자신이 아는 것의 울타리 안에서만 살아간다.
그러나 진짜 성장은 그 밖을 넘보는 데서 시작된다."
- 에릭 호퍼 (Eric Hoffer)

의도적으로 '자신이 아닌 사람들'과 어울리는 일도 중요하다. 나도 20년간 의학을 공부하고 병원에 있다 보니 주변 사람은 대부분 의사였다. 대화 주제도, 문제 해결 방식도 비슷했다. 그런데 어느 날부터는 달랐다. 피아노나 하프, 플루트를 연주하는 음악가들, 부동산을 연구하는 사람들, 베스트셀러 작가들과 어울리기 시작하면서 공부할 주제가 완전히 바뀌었다. 세상을 바라보는 각도가 전혀 다르기 때문이다. 음악가들은 감각적이면서도 프로페셔널하다. 그러한 음악적인 감정과 감각을 연습하는 세계와 그리고 아름답게 표현하는 공연을 마주하는 자세에 대한 것을 이야기할 때면 흥미진진하다. 부동산 공부는 학교에서 전혀 배우지 않았던 것이지만 모르면 평생 내가 노력하고 모은 자산을 잘 이끌어 갈 수 없기에 또다른 챌린지가 되었다. 뉴스를 읽는 법, 장소와 건축물, 주차장과 도로를 보는 새로운 시선이 생기면서 이세상이 매트릭스 영화에 나오는 설계도처럼 보이기 시작했다. 그리고 베스트셀러 작가님들을 만나는 일은 너무나 많은 인사이트를 주었다. 책에서 만난 작가님이 좀더 나에게 맞춰서 조언과 응원을 직접적으로 주시니 몸둘바 모르게 감사했다. 위로도 받을 뿐 아니라 앞으로의 내 인생과 어려움에 대한 하나의 열쇠를 받은 기분이었다. 이 책도 그렇게 해서 쓰여진 것이다.

그들과 교류하며 나도 조금씩 변한다. 대화의 주제가 확장되고, 나도 그들을 위해 준비하고 공부하게 된다. 삶이 단조롭고 웅덩이에 고여 있는 것처럼 느껴질 땐, 나의 세계 바깥에서 사는 사람들과 연결되는 것이 가장 빠른 돌파구다.

에필로그

삶은 하루하루
나를 조각하는 예술이다

   삶은 조각이다. 거대한 돌덩이 같은 날들이 있다. 무겁고 투박해서 도무지 나를 드러내지 못하는 시간들. 하지만 매일 조금씩 쪼아낸다. 한 모서리를 다듬고, 거친 면을 문지른다. 그게 하루의 루틴이다.

   한 번에 완성되는 인생은 없다. 매일 다듬는 손길이 쌓여야 비로소 '나답다'고 불릴 수 있는 얼굴, 몸, 삶이 만들어진다.

   『아틀라스』의 저자 올리버 버크먼은 "인생은 4,000주밖에 없다"고 말했다. 그 4,000주의 대부분은 우리가 무심히 스쳐 보내는 평범한 일상에 들어 있다. 하지만 아이러니하게도, 바로 그 '평범함'을 어떻게 살아내느냐가 노화의 속도를 결정하고, 마음의 온도를 결정하며, 당신의 얼굴에 새겨질 선을 결정한다.

   "사람은 태어난 대로 늙지 않는다. 사는 대로 늙는다." 이 말처럼, 당신이 매일 걷는 그 리듬이 결국, 당신의 얼굴이 된다.

한 번은 아이들에게 찰흙을 주며 "아무거나 만들어보라"고 했던 실험 이야기를 읽은 적 있다. 한 아이는 찰흙을 조물거리다 말고 그냥 뭉텅이로 남겨두었다. 시간이 지나자 그것은 단단하게 굳어버렸다. 다른 아이는 배를 만들고, 돛대를 세우고, 작은 창문을 붙였다. 시간이 지나자 그것은 선명한 '형태'를 가진 인생이 되었다.

인생도 그렇다. 계획 없이 흐르는 대로 살면, 굳는다. 감정대로 하루를 보내고, 귀찮다고 루틴을 놓아버리고, 남들이 하라는 대로만 하면 나는 점점 나답지 않게 굳는다.

하지만 매일을 설계하고, 지금 당장은 귀찮아도 해야 할 일을 해내고, 내가 바라는 모습으로 스스로를 조각하는 사람은 시간이 지날수록 선명한 형태로 빚어진다. 나답게. 당당하게. 아름답게.

이 책을 통해 나는 '늙지 않는 법'을 말하고 싶지 않았다.
체중계의 숫자만 단기적으로 줄이는 법은 더더욱 싫었다.
그보다 더 깊이 있는 질문을 던지고 싶었다.

"어떻게 살아야, 나이 들어도 빛날 수 있을까."
"어떻게 살아야, 오늘의 내가 내일의 나를 부끄러워하지 않을까."
"어떻게 살아야, 80세의 내가 지금의 나에게 감사할 수 있을까."

나는 그 해답을 루틴에서 찾았다.

수면 루틴, 수분 루틴, 운동 루틴, 감정 루틴, 감사 루틴.
그리고 무엇보다 '나를 사랑하는 루틴'에서.

하루를 설계하는 사람은
인생을 설계하는 사람이다.
그리고 그런 사람은,
늙지 않는다.
늙음이 두렵지 않다.
시간이 흐르는 것을 허락하면서도,
그 흐름을 주체적으로 타는 사람은
지혜롭게 나이들고, 우아하게 빛난다.

"늙어가는 것이 아니라, 깊어지는 것이다."
나는 이 말을 믿는다.
내가 걷는 리듬이,
내가 살아낸 흔적이,
내가 품은 감정들이,
결국은 내 얼굴을, 내 목소리를, 내 눈빛을 만든다고 믿는다.

당신도 그렇게 되기를.
남보다 늦어도 괜찮다.
당신만의 리듬으로
자신을 조각하기 시작하면 된다.

어쩌면 120세의 당신은
지금보다 더 단단하고 부드럽고 지혜로울 것이다.

그리고 더 아름다울 수도 있다.

그 여정을 시작하기에,
오늘이 가장 좋은 날이다.

"삶은 기다림이 아니라, 다듬음이다."
당신이 오늘의 리듬을 선택하는 순간,
당신은 더 이상 시간이 지나가는 대로 사는 사람이 아니다.

당신은 매일을 살아내는 예술가다.
그리고 당신의 얼굴은, 그 예술의 흔적이다.

지금 이 순간부터,
새로운 조각을 시작하자.

아름다움은 수련이고,
건강은 루틴이며,
삶은 매일의 작은 선택으로 완성된다.

그리고 나는,
당신이 그 길을 걷는 모든 날을 진심으로 응원한다.
나도 그 길을 걷고 있다.
느리지만 확실한 리듬으로,
내 몸과 마음을 다듬는 하루를 살아가고 있다.

이 책을 읽는 모든 이들이
예쁘고 지혜롭게,
길고 깊은 리듬 속에서
자신만의 의미를 만들어가길 바란다.

그 리듬은 당신을 늙지 않게 할 것이다.
그 리듬은 당신을 지치지 않게 할 것이다.

그리고 언젠가,
당신과 나의 얼굴에는 주름진 선보다
그 리듬이 만들어낸 빛나는 선들이 남아 있을 것이다.

— 유혜미 드림

참고문헌

1. Leidy, H. J., Clifton, P. M., Astrup, A., Wycherley, T. P., Westerterp-Plantenga, M. S., Luscombe-Marsh, N. D., Woods, S. C., & Mattes, R. D. (2015). The role of protein in weight loss and maintenance. *American Journal of Clinical Nutrition*, 101(Suppl 6), 1320S–1329S. https://doi.org/10.3945/ajcn.114.084038

2. Van Cauter, E., Leproult, R., & Plat, L. (2000). Age-related changes in slow wave sleep and REM sleep and relationship with growth hormone and cortisol levels in healthy men. *Journal of the American Medical Association (JAMA), 284*(7), 861–868. https://doi.org/10.1001/jama.284.7.861

3. van Egmond, L. T., Meth, E. M. S., Engström, J., Ilemosoglou, M., Keller, J. A., Vogel, H., & Benedict, C. (2022). Effects of acute sleep loss on leptin, ghrelin, and adiponectin in adults with healthy weight and obesity: A laboratory study. *Obesity*, 31(3), 635–641. https://doi.org/10.1002/oby.23616

4. Dubnov-Raz, G., Constantini, N. W., Yariv, H., Nice, S., & Shapira, N. (2011). Influence of water drinking on resting energy expenditure in overweight children. *International Journal of Obesity, 35*(10), 1295–1300. https://doi.org/10.1038/ijo.2011.130

5. Clausen, R. D., & Astorino, T. A. (2024). Excess post-exercise oxygen consumption after reduced exertion high-intensity interval training on the cycle ergometer and rowing ergometer. *European Journal of Applied Physiology*, 124, 815–825. https://doi.org/10.1007/s00421-023-05309-x

6. * Havas, E., Parviainen, T., Vuorela, J., Toivanen, J., Nikula, T., & Vihko, V. (2004). Lymph flow dynamics in exercising human skeletal muscle as detected by scintigraphy. *The Journal of Physiology, 504*(1), 233–239. https://doi.org/10.1111/j.1469-7793.1997.233bf.x

* Van Loon, E., van der Veen, M., Wouda, R. A., Bruggeman, A. A., Dahan, A., & Niesters, M. (2020). Impaired lymphatic drainage and interstitial inflammatory stasis in chronic musculoskeletal and idiopathic pain syndromes: Exploring a novel mechanism. *Medical Hypotheses, 143*, 110093.
https://doi.org/10.3389/fpain.2021.691740

7. Jackowska, M., Hamer, M., Carvalho, L. A., Erusalimsky, J. D., Butcher, L., & Steptoe, A. (2012). Short Sleep Duration Is Associated with Shorter Telomere Length in Healthy Men: Findings from the Whitehall II Cohort Study. *PLoS One, 7*(10), e47292.
https://doi.org/10.1371/journal.pone.0047292

8. Çıtar Dazıroğlu, M. E., & Tek, N. A. (2023). Water Consumption: Effect on Energy Expenditure and Body Weight Management. *Current Obesity Reports, 12*(2), 99–107.
https://doi.org/10.1007/s13679-023-00501-8

9. Lee, K.-K., Choi, W.-S., Yum, K.-S., Song, S.-W., Ock, S.-M., Park, S.-B., & Kim, M.-J. (2012). Efficacy and safety of human placental extract solution on fatigue: A double-blind, randomized, placebo-controlled study. *Evidence-Based Complementary and Alternative Medicine*, 2012, Article ID 130875.
https://doi.org/10.1155/2012/130875

10. Grove, P. E. (2019). Use of the "Cool Fat Burner" in conjunction with drinking of cold water is associated with acute and minor increases in energy expenditure and fat metabolism in overweight men and women. *Journal of Sports Medicine and Physical Fitness, 59*(7), 1238–1243. PMID: 30722649.
https://doi.org/10.23736/s0022-4707.18.09010-2

11. Venkatraman, J. T., & Pendergast, D. R. (2002). Effect of dietary intake on immune function in athletes. *Sports Medicine, 32*(5), 323–337.
https://doi.org/10.2165/00007256-200232050-00004
https://link.springer.com/article/10.2165/00007256-200232050-00004

12. Ma, X., Chen, Q., Pu, Y., Guo, M., Jiang, Z., Huang, W., Long, Y., & Xu, Y. (2020). *Skipping breakfast is associated with overweight and obesity:*

A systematic review and meta-analysis. Obesity Research & Clinical Practice, 14(1), 1–8.

https://doi.org/10.1016/j.orcp.2019.12.002

13. Shaheen A, Sadiya A, Mussa BM, Abusnana S. (2024). Postprandial Glucose and Insulin Response to Meal Sequence Among Healthy UAE Adults: A Randomized Controlled Crossover Trial. *Diabetes Metab Syndr Obes,* 17, 4257–4265. doi: 10.2147/DMSO.S468628. PMCID: PMC11572438 / PMID: 39559800

https://doi.org/10.2147/DMSO.S468628

14. Mechanick JI, Butsch WS, Christensen SM, Hamdy O, Li Z, Prado CM, Heymsfield SB. (2024). Strategies for minimizing muscle loss during use of incretin mimetic drugs for treatment of obesity. *Obesity Reviews.* e13841. doi:10.1111/obr.13841 (PMID: 39295512)

https://doi.org/10.1111/obr.13841

15. Henriksen, R. E., Skogen, J. C., & Hyyppä, M. T. (2023). Loneliness increases the risk of type 2 diabetes: a 20-year follow-up – results from the HUNT study. *Diabetologia,* 66, 82–92.

https://doi.org/10.1007/s00125-022-05791-6

16. Matarasso, A., Kim, R. W., & Kral, J. G. (1995). The Impact of Liposuction on Body Fat. *Cosmetic Surgery Review.*

https://doi.org/10.1097/00006534-199810000-00057

17. Benatti F.B., Solis M.Y., Artioli G.G., et al. (2012). Liposuction Induces a Compensatory Increase in Visceral Fat Which Is Effectively Counteracted by Physical Activity: A Randomized Trial. *Diabetes Metab Syndr Obes,* 5, 77–85. doi: 10.2147/DMSO.S28475

https://doi.org/10.1210/jc.2012-1012

**저속노화
다이어트의 정석**

ⓒ 유혜미

초판 1쇄 인쇄 | 2025년 7월 18일

지은이	유혜미
디자인	ziwan
마케팅	모티브
펴낸곳	모티브
ISBN	979-11-94600-52-7(03510)
이메일	motive@billionairecorp.com

• 파본은 구입하신 서점에서 교환해 드립니다.
• 이 책은 저작권법에 의해 보호를 받는 저작물이기에 무단 전재와 복제를 금합니다.

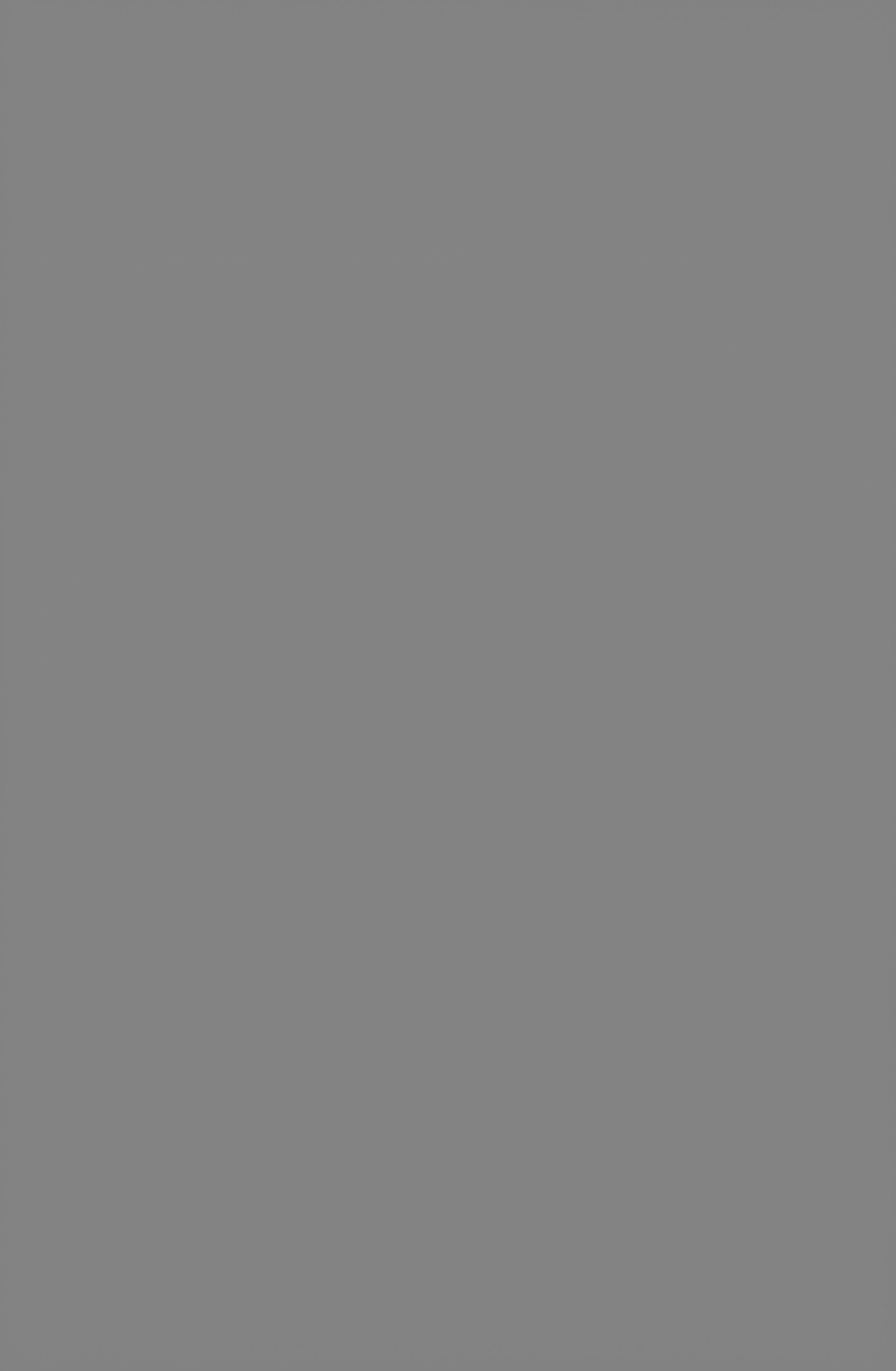